엄마와 함께 읽는 만화
소아비만과 소아당뇨

추천사

최근에 전 세계적으로 당뇨병 발병이 날로 증가되고 있으며, 국내에서도 급격하게 증가된다는 보고와 함께 2010년에는 490만 명, 2020년에는 620만 명, 2030년에는 722만 명으로 전 인구의 14.37%로 추정되고 있습니다.

이러한 당뇨병의 증가는 주로 비만증으로 인하여 초래된다는 것은 잘 알려진 사실입니다.

성인 비만증의 많은 원인은 소아 비만증에서 시작되며, 어렸을 때부터 지방세포가 많아진 비만증은 쉽게 성인 비만증으로 연결됩니다. 그러므로 어려서 비만했던 경우 성인에서 비만치료를 하더라도 세포 수가 이미 많아졌기 때문에 치료도 힘들며 많은 합병증에 초래됩니다.

따라서 소아 때부터 비만증이 생기지 않도록 예방하는 것이 무엇보다 중요합니다.

최근 통계에 의하면 패스트푸드와 운동부족에 의해서 소아비만증이 날로 증가되고 있습니다. 이러한 소아비만증은 소아 연령에서도 성인형 당뇨병이 증가되는 원인이 되고 있으며, 고혈압, 심장병 및 대사증후군을 초래하고 있습니다.

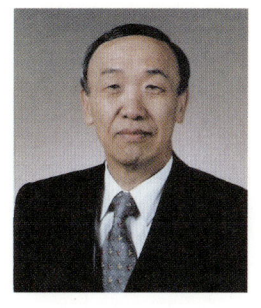

전 대한 당뇨병학회 회장 및 대통령 주치의
현 대한의사협회 국민건강위원회 위원장
허 갑 범 연세의대 명예교수

　이러한 시기에 세브란스 어린이 병원장이신 김덕희 교수께서 "소아 비만과 소아당뇨"란 책을 발간하게 되었음을 무척 반갑게 생각하는 바입니다. 특히 많은 그림과 만화를 그려 넣어 이해를 하기 쉽게 만들어진 것이 더욱 좋았습니다.

　김교수 께서는 소아내분비 전문가로 그동안 많은 비만과 당뇨병 환아들을 치료한 경험을 함께 담아 소아연령에서 비만이 생기지 않기 위해서는 어떤 생활태도를 가져야 할 것인가를 식생활부터 운동에 이르기까지, 또 필요한 경우 약물을 사용해서라도 소아 비만증이 생기지 않도록 하였으며, 비만증이 생겼을 때 치료하는데 도움이 되도록 많은 내용을 담고 있습니다.

　비만증은 당뇨병 뿐 만 아니라 고혈압, 대사 증후군 이외에 암의 발생까지 증가시키는 망국병이라고 흔히들 불리움으로 소아기 에서부터 예방하고 치료하여야 하겠습니다. 그리하여 우리 나라에 비만증과 당뇨병이 없는 이상형의 사회가 되었으면 하는 마음에 이 책을 추천합니다.

책머리에

소아비만과 소아당뇨에 대하여

경제 성장으로 생활환경이 편리해지고 인스턴트 식품의 범람으로 영양섭취가 증가하여 소아비만이 급격히 증가하고 있는 실정입니다. 비만은 고혈압, 당뇨병, 지방간과 심장질환 등 각종 합병증 및 사망률을 증가시키며, 비만아동은 비만아닌 아동에 비해 성인이 되었을 때 비만증이 지속될 위험이 더 높은 것으로 알려져 있습니다. 그러므로 비만과 연관된 여러 가지 합병증을 예방하기 위해서는 소아기부터 비만을 관리하는 것이 중요하므로 소아 비만에 대한 올바른 지식이 없으면 비만의 효과적인 치료와 예방을 기대하기 어렵습니다. 비만아 중에는 관리와 의학적인 치료의 대상이 되는 어린이들도 있지만, 대다수의 경우에는 영양소가 골고루 든 균형 잡힌 식사를 규칙적으로 섭취하고 열심히 운동하는 지극히 평범한 습관을 지속한다면 비만을 해소할 수 있습니다.

성인 비만과는 달리 소아 비만의 치료와 예방에는 부모의 역할이 매우 직접적이고 큰 비중을 차지하므로 부모님들의 적극적이고 헌신적인 노력과 보살핌이 필요한 것입니다. 또한 비만인 어린이들은 학교에서 따돌림을 당하거나 소심해지기도 하고, 식사량감소로 고통스러워하기도 합니다. 그러한 자녀를 격려하여 비만을 극복하게 하려면 부모를 비롯한 가족들의 이해와 협조가 있어야 비로소 가능해집니다. 소아비만은 어린이들만의 문제가 아닙니다. 비만은 어린이를 둘러싼 환경과 깊은 관계가 있다는 것을 인식하고, 생활 전반의 근본적인 개선책을 모색해 주어야만 합니다. 나아가서는 가족 구성원 전체의 건강으로도 이어질 것입니다.

  소아당뇨는 비만과 관계없이 인슐린을 분비하는 췌장의 파괴로 오는 1형 당뇨와 비만증으로 초래되는 2형 당뇨병이 있으며, 최근에 비만증으로 인한 성인형 당뇨병인 2형 당뇨병이 많이 증가되고 잇습니다. 소아 및 청소년들이 비만증을 예방하여 건강한 성인이 되기를 기원합니다.

좋은날

차례

추천사 ········· 2
책머리에 ········· 4

−소아비만−

비만은 환경 개선으로 예방할 수 있다 ········· 12
살찌기 쉬운 어린이들의 생활패턴 ········· 14
비만이 신체에 미치는 영향 ········· 15
비만증의 원인 ········· 23
어린이들의 좋아하는 음식, 싫어하는 음식 ········· 31
정서적으로 안정된 비만과 불안정한 비만 ········· 32
3~12세경까지의 비만은 각별한 주의가 필요하다 ········· 33
비만아는 성인병에 걸릴 위험이 더 크다 ········· 34
밥, 면류의 과식, 체중을 줄이는데 있어서 중요한 점 ········· 35
비만아의 부모가 가져야 할 바람직한 7계명 ········· 36
엄마 알고 계세요? ········· 38
비만의 치료 요법 세가지 ········· 39
유산소 운동 ········· 40
운동 부족을 해소 하려면? ········· 42
운동의 여러 가지 장점 ········· 43
식사요법과 행동요법 ········· 46
약물요법과 수술요법 ········· 47
단순성 비만과 증후성 비만 ········· 49
여기는 방울이네 집 ········· 51
비만 어린이에 대한 엄마의 관심 12가지 ········· 55
비만 아동의 식습관을 이렇게 바꿔보세요 ········· 56
비만아에 대한 자극 조절 ········· 57
간식 ········· 60

엄마 알고 계세요? ········ 62
설탕과 지방은 함께 먹으면 살찌기 쉽다 ········ 63
심리 ········ 64
비만을 부추기는 과보호와 무관심 ········ 65
외식을 효과적으로 이용하는 요령 ········ 75
찜, 구이, 무침 등의 조리법을 잘 활용하자 ········ 34
비만아에게 유익한 작용을 하는 식이성 섬유 ········ 77
운동부족을 해소하려면? ········ 79
자각증상이 없어 위험한 소아비만병 ········ 82
우리 주변식품들의 열량가 비교 ········ 84
비만아를 둔 엄마는 ········ 90
야식(밤찬)의 나쁜 습관 ········ 109
불규칙한 식사는 소화, 흡수 리듬을 깨뜨린다 ········ 111
영양의 균형이 중요한 건강 다이어트 (11가지) ········ 112
생선에는 몸에 좋은 지방이 함유되어 있습니다 ········ 118
비만 아동들에게 유용한 식이성 섬유 ········ 120
폭식과 빨리 먹는 나쁜 습관들 ········ 122
비만이 지질 대사에 나타나는 영향 ········ 126
비만이 호흡기에 미치는 영향 ········ 128
동맥경화 ········ 129
간 기능에 나타나는 영향 ········ 130
비만이 뼈. 관절에 나타나는 영향 ········ 131
피부에 나타나는 질병 ········ 131
생식기능에 나타나는 영향 ········ 133
비만의 심리적 영향 ········ 134
비만아가 갖기 쉬운 콤플렉스 ········ 140
비만아에게 운동이 주는 여러 가지 장점 ········ 141

-소아당뇨-

당뇨병이란 ········· 147
당뇨병의 분류 ········· 147
인슐린 저항성과 비만 ········· 151
제 1형 당뇨병 치료의 기본 ········· 152
당뇨병 발병시 연령에 따른 심리적 변화양상 ········· 154
인슐린 의존성 당뇨병으로 진단시 연령별 심리적 변화 ········· 157
당뇨환아 일상생활 중 문제점 ········· 159
사춘기 연령에서의 당뇨 조절 ········· 161
사춘기의 심리적 변화 ········· 162
당뇨에 의한 합병증 ········· 164
발의 세균감염과 예방 ········· 170
몸에 다른 질환이 생겼을 때 ········· 171
아픈날의 당뇨병 관리요령 ········· 172
당뇨병의 식사요법 ········· 173
당뇨병과 외식 ········· 178
저혈당 ········· 181
저혈당 발생시 응급처치 법 ········· 182
저혈당의 예방 ········· 184
비만과 당뇨 ········· 185
당뇨병에 이로운 곡류 ········· 187
치킨 문화 ········· 188
단식&물 ········· 189
민간 요법 ········· 190
엄마와 아이 ········· 191
고혈당의 원인이 되는 일반적인 이유 세가지 ········· 195
방학이나 여행중 당뇨조절 ········· 196
혈당조절 ········· 197

방학기간중 당뇨조절 검사상태를 점검하기 위한 검사들 ········ 198
외국여행시 당뇨조절 ········ 199
당뇨병환자에게 잘 생기는 감염 ········ 201
정신적멍에 ········ 203
당뇨병의 만성 합병증 ········ 205
신장의 합병증 ········ 206
당뇨병의 발 궤양 ········ 209
소아당뇨캠프 ········ 210
영, 유아기의 당뇨병〈3세 이전에 발병한 당뇨병〉 ········ 213
청년기에서의 당뇨 조절 ········ 219
당뇨병에서 성장 및 사춘기 발달상태 ········ 228
소아 및 사춘기 연령에서의 2형 당뇨병 (인슐린 의존성 당뇨병) ········ 234
소아당뇨병의 근본적인 치료방법 ········ 240
소아당뇨병의 치료현황및 전망 ········ 245
적극적인 인슐린치료 ········ 248
소아 및 청소년 비만증과 당뇨병 예방정책 ········ 249

맺음말 ········ 251

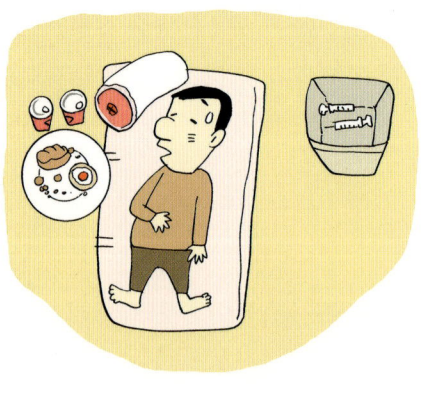

소아비만

◆ 비만은 환경 개선으로 예방할 수 있다.

  비만에 대한 매우 흥미로운 조사가 있었는데, 일란성 쌍둥이나 형제 중에서 다른 집에 양자로 보내진 어린이들을 추적 조사해 보았다. 그 결과 양부모가 비만인 가정에서 자란 어린이는 비만이 되는 경향이 있었으며, 비만이 아닌 양부모 밑에서 자라난 어린이는 비만 경향이 적었다고 한다.

  여기서 두 가지 교훈을 얻을 수 있다. 한 가지는 유전적으로 비만체질이 아니라도 비만에 걸리기 쉬운 환경이라면 비만이 될 가능성이 높다는 것이며, 또 한가지는 유전적인 체질이라 해도 환경에 의해 피할 수 있다는 것이다. 비만은 어린이의 장래에 큰 영향을 미치므로 생활 개선을 통해 미리 예방할 수 있다면 하루라도 빨리 행동에 옮기는 것이 중요하다.

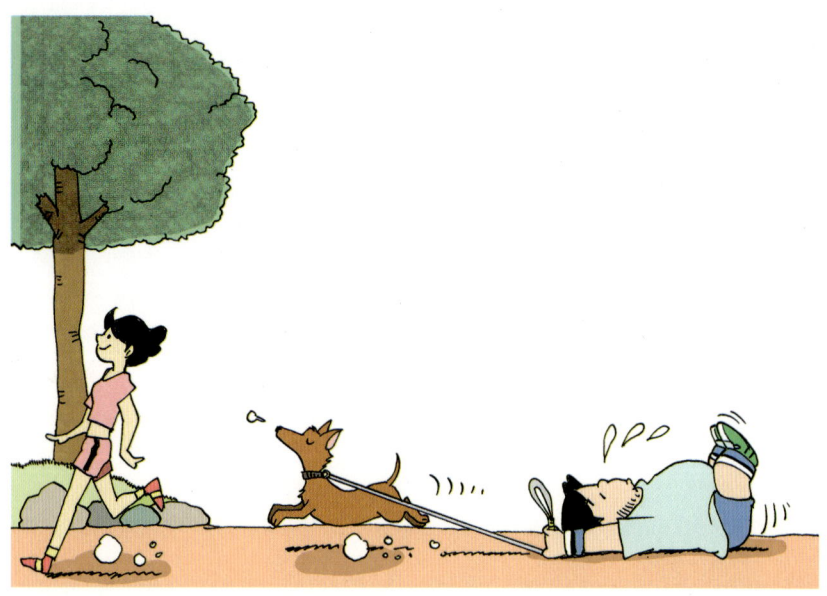

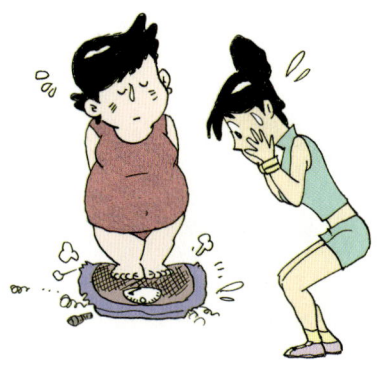

　지금 우리들의 자녀들은 풍요로움과 맛 좋은 많은 음식 속에 배고픔을 모르고 자라고 있습니다. 생활의 편리함은 운동 부족과 과식으로 인해 소아비만을 증가시키고 있으며 건강까지 위협받게 되었습니다. 비만이란 특정한 원인이 있다기보다 생활 속 여러 가지 요인에 의해 발생하는 것이며 부모의 관심이 없으면 소아 비만의 심각성을 절대로 해결할 수 없는 것입니다.

　비만아들은 학교 친구들에게 요즘 말로 "왕따" 당하거나 자신을 주체 못해 고통스러워 합니다. 또한 어른들만 해당될 줄 알았던 성인병인 고혈압, 당뇨병의 위험이 이젠 어린이들에게까지 노출되어 있다는 점이 심각한 현실입니다.

◆ 살찌기쉬운 어린이들의 생활패턴

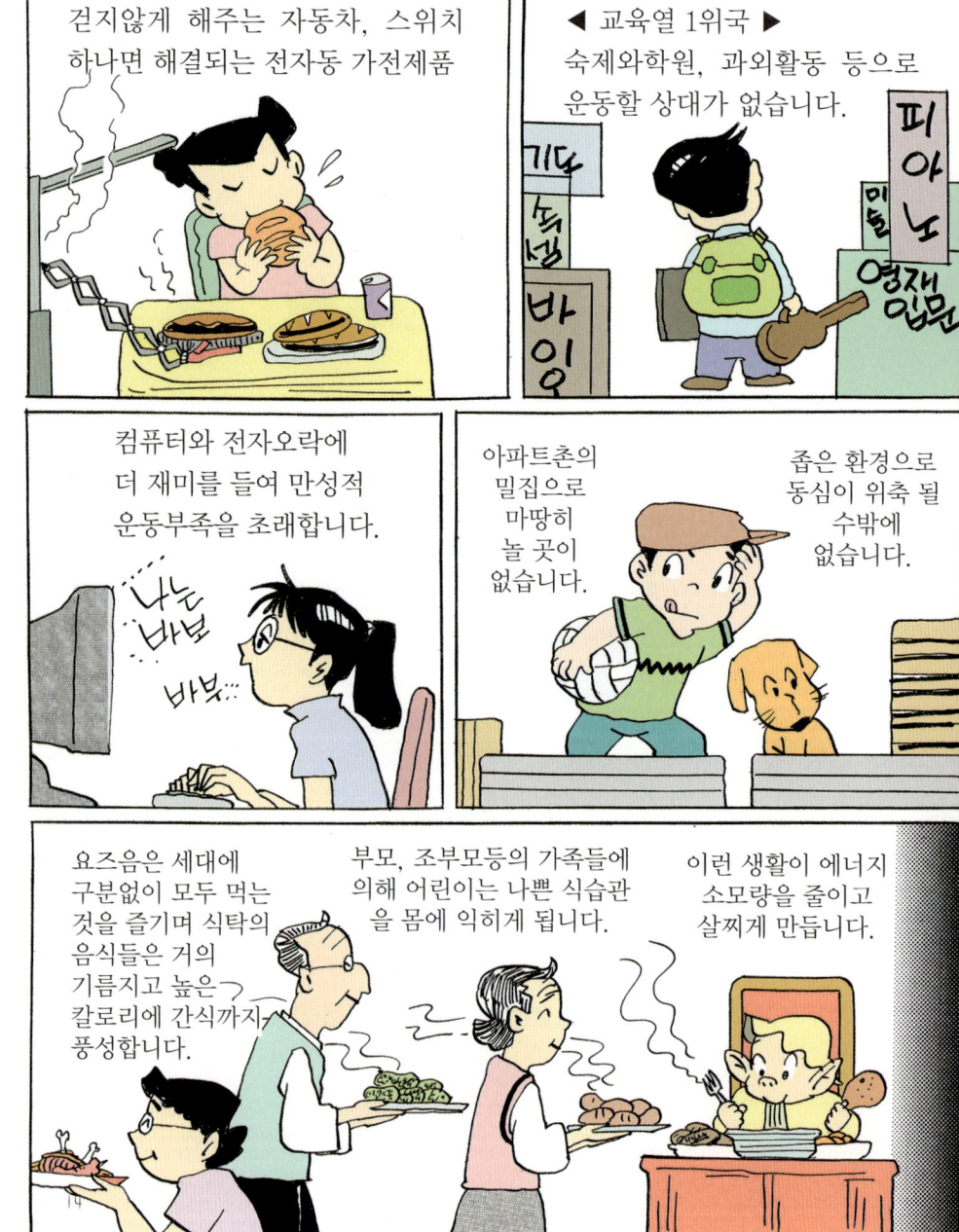

◆ 비만이 신체에 미치는 영향

비만이 유발하는 질병은 내과적 질환, 정형외과적 질환, 그리고 피부 이상 등 매우 광범위하다. 이들은 서로 관련을 맺으며 악순환을 거듭하여 사태를 더욱 더 악화시키므로 신속한 대응이 요구된다.

▶ 순환기에 나타나는 영향

1 고혈압

발생 원인
고혈압에는 원인이 분명한 2차 성 고혈압과 원인이 불분명한 1차 성 고혈압이 있으며, 일반적으로 비만에 동반된다고 보여지는 것은 1차 성 고혈압이다. 어린이의 경우, 비만인 어린이는 그렇지 않은 어린이보다 고혈압에 걸릴 확률이 배나 높다는 자료가 있다. 30~40대의 어른들이 8배라고 하므로 어린이들이 훨씬 높은 것이다. 이렇게 비만아들이 고혈압에 걸릴 확률이 높은 것은 복잡하게 뒤엉킨 몇 가지 요인들이 작용하고 있기 때문이다.
주요 원인으로 비만에 걸려 신체의 체적이 커지면 혈액의 양도 증가한다. 살이 쪄서 부피가 늘어난 신체의 구석구석까지 혈액을 공급하려면 보통 체격인 사람보다 더 많은 혈액이 필요하게 되고 단위 시간 내에 혈관을 흘러가는 양도 증가한다. 그 결과 혈액에 가해지는 압력도 높아져 고혈압이 된다. 그 밖에 염분의 과잉 섭취를 꼽을 수 있다. 염분은 체액의 균형을 조절하는 역할을 하고 있어 생명 유지에 없어서는 안 되지만, 지나치게 섭취해 체내의 나트륨 농도가 진해지면 혈관 벽이 두꺼워 져 혈압을 상승시킨다. 그러나 염분이 고혈압과 깊은 관련이 있는 것은 사실이지만 염분의 양을 줄이지 않아도 감량하면 고혈압은 개선될 수 있으므로 염분은 한 원인에 불과하다. 오히려 그와 아울러 비만에 수반되어 발생하는 고인슐린 혈증(혈중 인슐린이 비정상적으로 증가한 상태)이나 교감 신경의 작용이 복잡하게 관련되어 고혈압으로 발전된다고 분석하고 있다. 또한 다른 질병이 있을 때처럼 명확한 원인이 있는 경우 (2차 성 고혈압)를 제외하면 소아 고혈압은 비만에 의한 것도 있지만 유전적인 요인도 강하게 작용한다.

치료와 대책

어린이들은 연령이 높아질수록, 또한 비만도가 클수록 고혈압으로 발전할 빈도가 높아진다. 대체로 11세 이상으로 비만도 50%이상인 어린이 가운데 약 15%의 어린이에게서 고혈압이 발견된다. 게다가 고혈압이 치유되지 않고 10세가 넘은 비만아는 성인이 되어서도 고혈압이 될 확률이 높으므로 하루 속히 비만을 치료해야 한다.

치료는 강압제를 먹는 것보다 식이 요법과 운동 요법으로 감량 계획을 세우는 것이 좋다. 비만에 동반되는 고혈압이라면 체중 감량만 해도 정상으로 되돌아오기 때문이다.

식이 요법은 단기간에 유효한 강압 효과가 있고, 운동 요법도 장기적으로 보면 매우 효과적이다. 특히 신장이나 심장 질환, 호르몬이나 혈관 이상 등과 같은 구체적인 원인이 있는 2차 성 고혈압에 관해서는 원인으로 보여지는 질병을 집중적으로 치료하는 것이 무엇보다 중요하다.

2 동맥 경화

발생원인

동맥 경화란 산소가 들어 있는 혈액을 신체 구석구석에 운반하는 동맥의 벽에 콜레스테롤 등이 침적되어 딱딱하고 약해지면서 내부가 좁아지는 것을 말한다. 동맥 경화가 심해져 심장의 혈관이 좁아지면 협심증이나 심근 경색을 일으키기도 하고, 뇌에 연결된 혈관에 발생하면 뇌졸중을 일으키기도 한다. 동맥 경화는 고혈압, 고지혈증(콜레스테롤 등과 같이 혈중 지방이 많은 상태) 등의 질병이 있으면 더욱 빠르게 진행

된다. 이것들은 모두 비만한 사람에게 일어나기 쉬운 질병으로 동맥 경화의 주된 위험 인자가 된다.

소아 성인병에는 세 그룹이 있다.
① 어릴 때 걸렸던 질병이 어른이 되어도 지속적으로 발병하는 것.
　만성위염, 선천성 심장병, 갑상선 이상 등이며 현재 문제가 되고 있는 병들과는 다소 차이가 있지만 예전부터 소아기에 흔히 발견되던 질병이다.
② 증상은 어른이 된 후에 나타나지만 원인은 아동기의 생활습관과 관련이 있는 것.
　예를 들어 심근경색이나 뇌경색은 암과 함께 3대 성인병이라고 일컬어지며 성인사망 원인의 대부분을 차지하고 있다. 그 원인이 되는 동맥경화나 고혈압이 이미 유아기부터 진행되고 있다는 사실이 밝혀졌다.
③ 성인에게 발병되는 질병들이 소아연령에서 발견 되는 것.
　위궤양, 십이지장궤양, 성인형 당뇨병, 1차 성 고혈압, 고지혈증 등이 있다. 전혀 무관할 것만 같았던 유아들에게서 이러한 질병들이 발견되고 있으며 증가하고 있는 추세이다.
②, ③ 그룹은 최근 까지 '소아기 질병'으로 그다지 주목 받지 못했다. 그러던 것이 최근 자주 발견 되는 것은 이에 대한 관심이 높아지고 검사기술이 향상 되었기 때문이라는 측면도 있다. 그러나 현재 어린이들을 둘러싸고 있는 환경을 생각해 보았을 때, 잠재적인 위험인자를 가진 성인병 예비군들이 우리가 지금 알고 있는 것보다 훨씬 더 많은 것은 아닐까하고 염려되는 것은 사실이다.
　더욱 심각한 것은 소아 성인 병의 대부분은 비만의 그늘에 가려져 눈에 잘 띄지 않기 때문에 자각증상이 없는 상태로 진행 된다는 점이다. 예를 들어 동맥경화는 이러할 자각증상이 없는 상태로 진행되다가 어느 날 갑자기 심장발작이나 뇌경색을 일으키기도 한다. 그래서 '침묵하는 질병'이라고 부르는데, 이 '침묵하는 질병'의 위험인자를 어린이들이 안고 있다는 사실은 우리의 미래를 한층더 불안하게 만들고 있다.

비만증이 있는 어린이는 동맥경화증을 초래시킨다.

혈액 속의 콜레스테롤 수치가 높아져 걱정되는 것은 동맥경화가 진행되고 있는 어린이가 증가하는 것은 아닐까 하는 점이다. 고지혈증은 혈액 속에 콜레스테롤 등과 같은 지방질이 많이 함유되어 있는 상태를 말한다. 일반적으로 고지혈증은 혈청 콜레스테롤수치가 200mg을 초과하는 경우를 가리키며, 그중 치료와 관리가 필요한 것은 대략 1/3정도 일 것으로 예상된다. 또한 콜레스테롤이 증가하면 혈관 벽에 들러붙어 혈액 순환을 악화시키므로 콜레스테롤 수치가 높다는 것은 그만큼 동맥 경화에 걸릴 가능성도 높아짐을 의미한다. 지방의 과잉 섭취가 콜레스테롤수치를 상승시킨다는 것은 잘 알려진 사실이다. 특히 최근에는 어린이들이 식사를 통해 섭취하는 지방이 적정량보다 상당히 초과하고 있는 만큼 더욱 각별한 주의가 요구된다.

HDL(고밀도)콜레스테롤 수치가 낮은 것도 문제다

이와 같이 콜레스테롤은 성인병의 가장 큰 적이자 공포의 대상이긴 하지만, 여기서 주의해야 하는 것은 콜레스테롤 수치가 낮다고 안심할 수 없다는 점이다.

혈중 콜레스테롤에는 2가지 종류가 있다. 그 가운데 하나는 동맥경화의 원인으로서 흔히 저밀도(LDL)콜레스테롤이라 부르는 것이며, 나머지 하나는 혈액 속의 잉여 지방분을 제거하고 우리 몸에 유익한 작용을 하는 고밀도(HDL)콜레스테롤이라고 부르는 것이다. 물론 콜레스테롤의 총 수치가 높으면 건강한 상태는 아니지만 HDL콜레스테롤 수치가 낮은 것도 좋은 것은 아니다. 특히 HDL콜레스테롤 수치는 비만이 있으면 낮아지고, 운동을 하면 개선된다고 알려져 있다. 일반적으로 50mg/dl이하면 좋지않다. 뚱뚱하고 운동 부족인 현대의 어린이들에게 고 LDL 콜레스테롤 · 저 HDL콜레스테롤 현상이 나타나고 있다.

초 · 중학생중1-2%에게서 고혈압이 발견된다

지금까지 어린이들에게는 고혈압이 많지 않았지만 최근 들어 성인병 예방의 일환으로 어린이의 혈압에 대한 관심이 커지고 있다. 고혈압에는 원인이 분명한 것과 그렇지 않은 것의 두 종류가 있다. 전자는 2차성 고혈압이라고 하며 심장과 신장 질환, 호르몬과 혈관 이상 등으로 인해 발생되는 것으로. 질병의 원인을 치료함으로써 대처할 수 있다. 그에 비해 후자의 경우는 특별한 원인이 없고 일반적으로 나이가 들면서 나타나는 것으로 1차 성 고혈압이라고 한다. 1차 성 고혈압은 성인 고혈압의 90%를 차지하며 동맥 경화를 진행시키고 나아가서는 심근 경색이나 뇌경색 등을 일으키는 원인이 된다. 이러한 성인형 고혈압이야말로 '문제 있는 고혈압'이다. 현재로서는 1차 성 고혈압이 소아 고혈압에서 차지하는 비중이 얼마나 되는지 정확히 알 수 없다. 어린이들의 1차 성 고혈압이 문제가 되는 것은 부모의 체질이나 생활 습관이 그대로 자녀에게 반영되어 일단 발병하면 어른이 된 후에도 지속되는 경향이 있다. 외국의 어떤 연구에 의하면 5-10세 사이에 고혈압이 된 어린이는 그 후에도 고혈압일 확률이 높다고 한다.

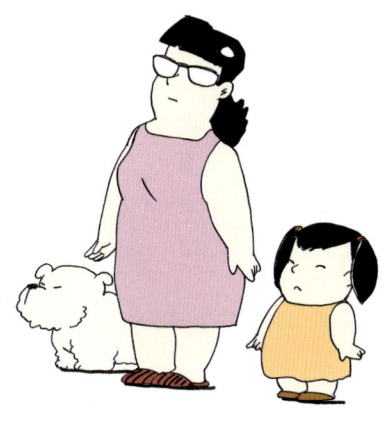

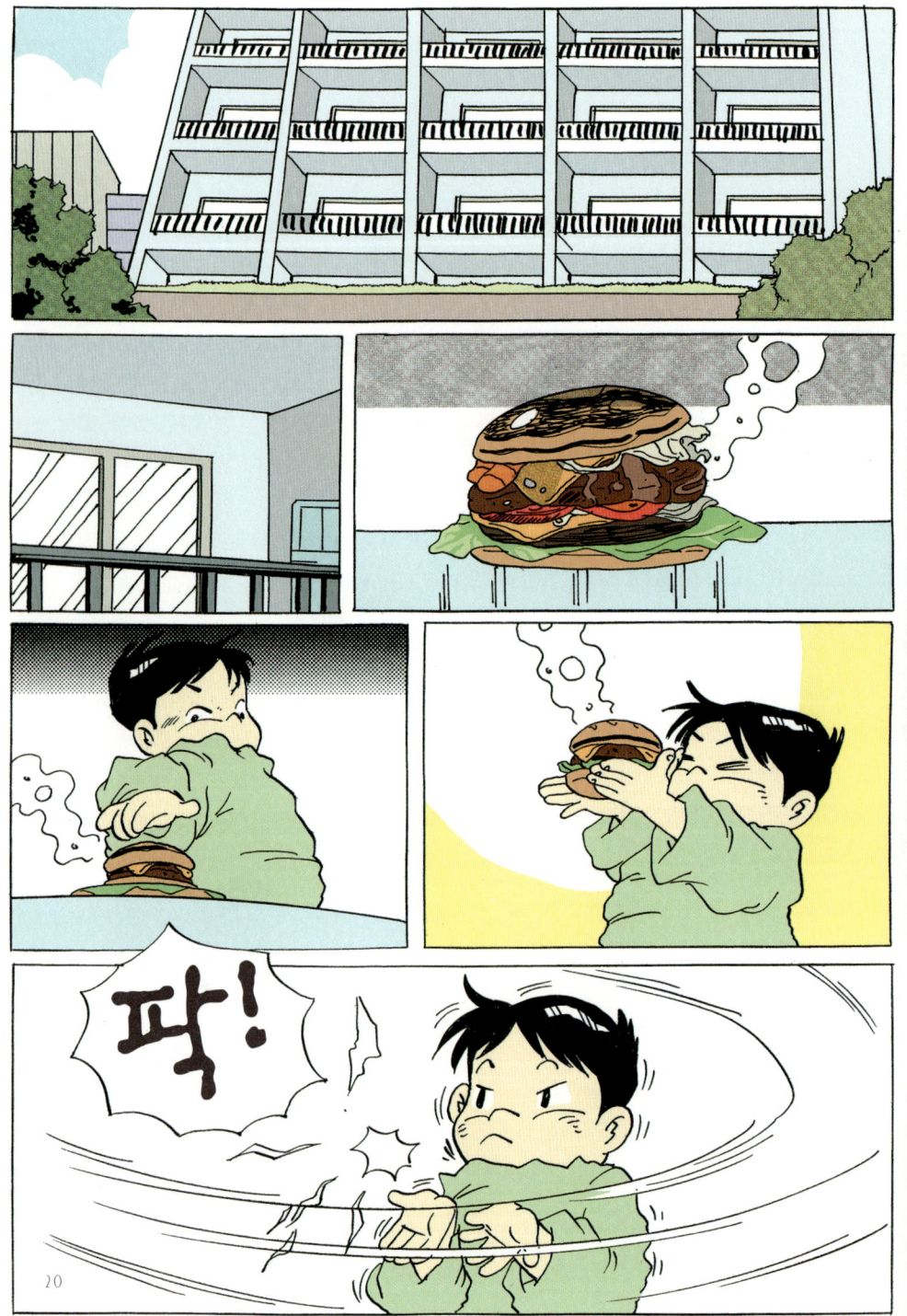

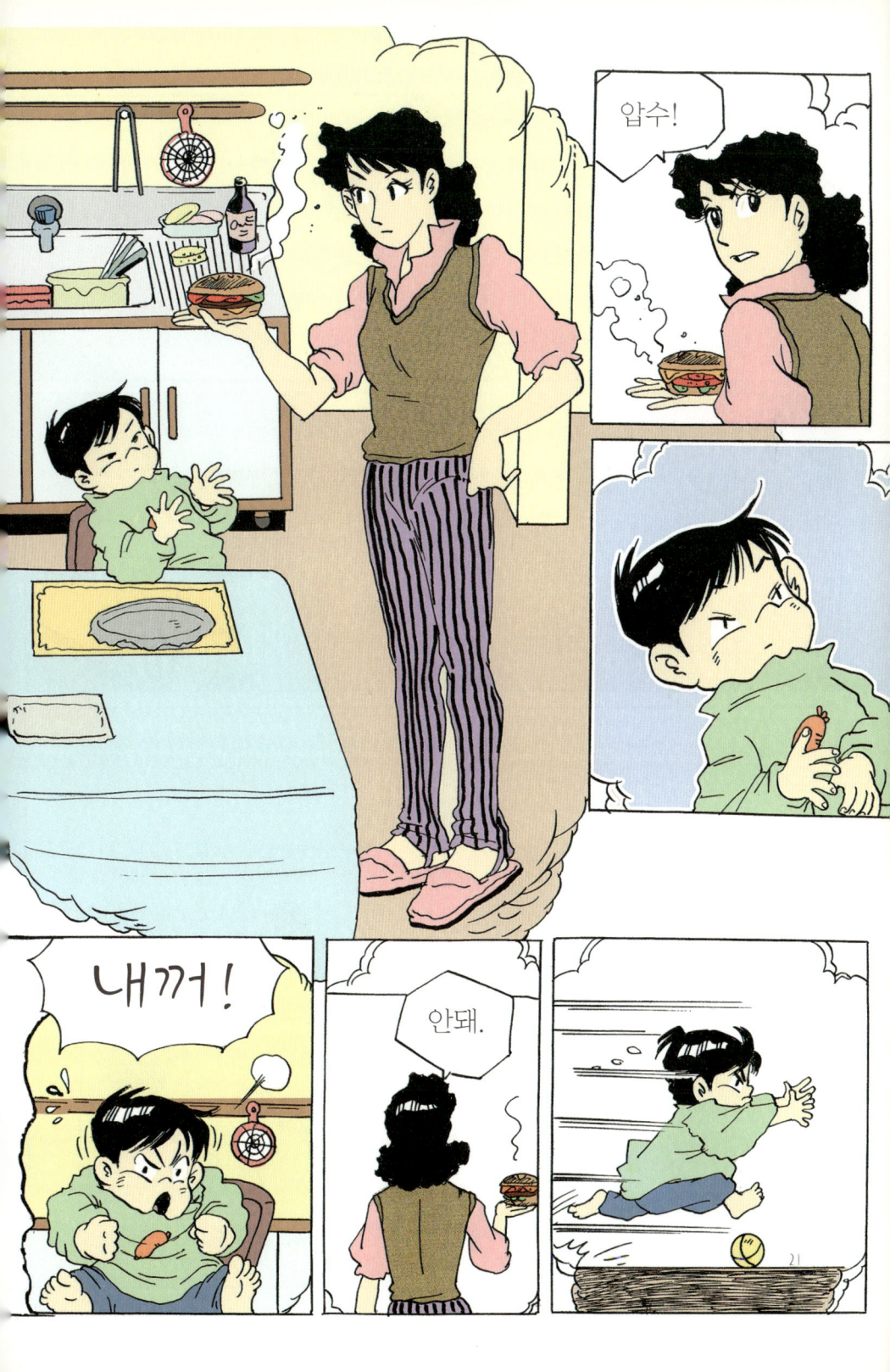

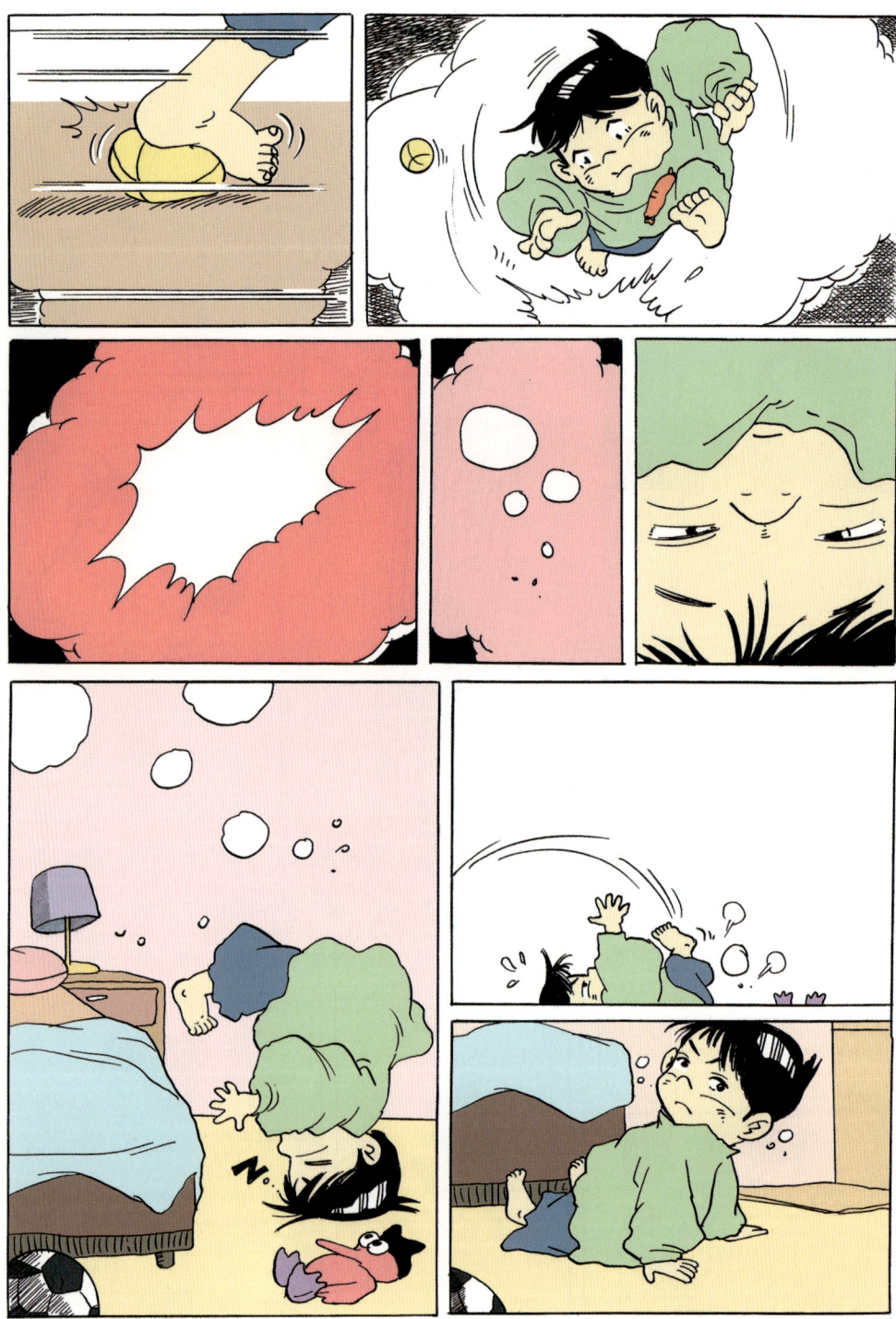

◆비만증의 원인

비만증의 원인은 크게 3가지로 분류합니다.
1. 과식으로 인한 외인성 비만증
2. 내분비질환 및 약물에 의해 초래된 비만증
3. 유전질환에 의해 초래된 비만증

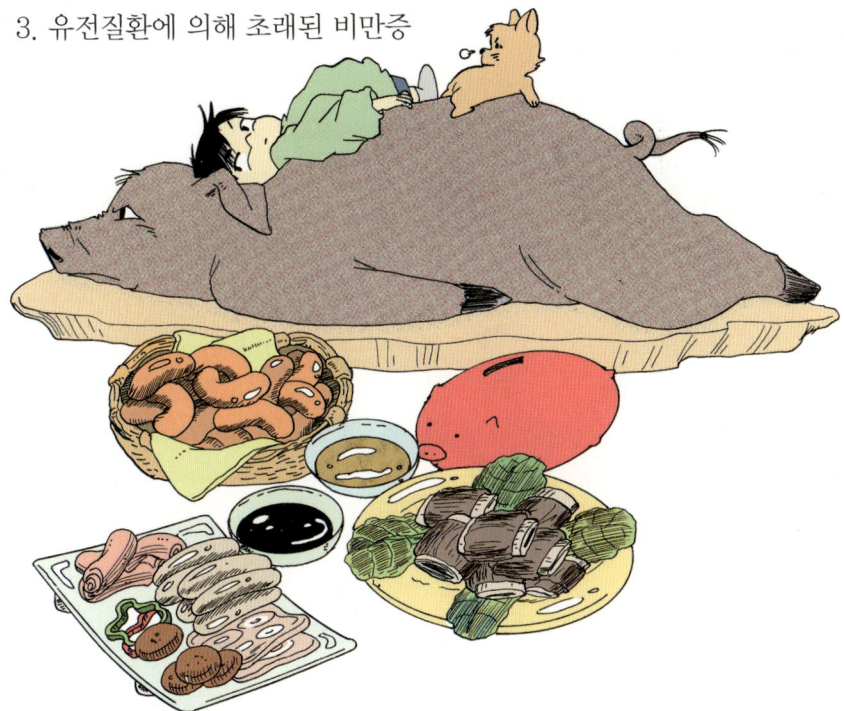

　경제적 발달과 함께 비만증은 소아나 성인에 있어서 흔히 문제점으로 대두되며 의학적인 문제점뿐 만 아니라 합병증으로 인한 생명단축 등으로 사회적인 문제점으로 대두되고 있습니다. 비만증이란 에너지 섭취가 소모보다 많아 에너지가 지방조직으로 축적되어 지방조직이 과잉상태인 경우입니다. 표준체중보다 120%이상 증가되거나 체질량지수(체중kg을 키m^2로 나눈 값)가 25~30이상인 경우를 비만증(정상인 경우는 20~25이하)이라 하며 40 이상인 경우 고도 비만증으로 간주하며 많은 합병증이 초래됩니다.

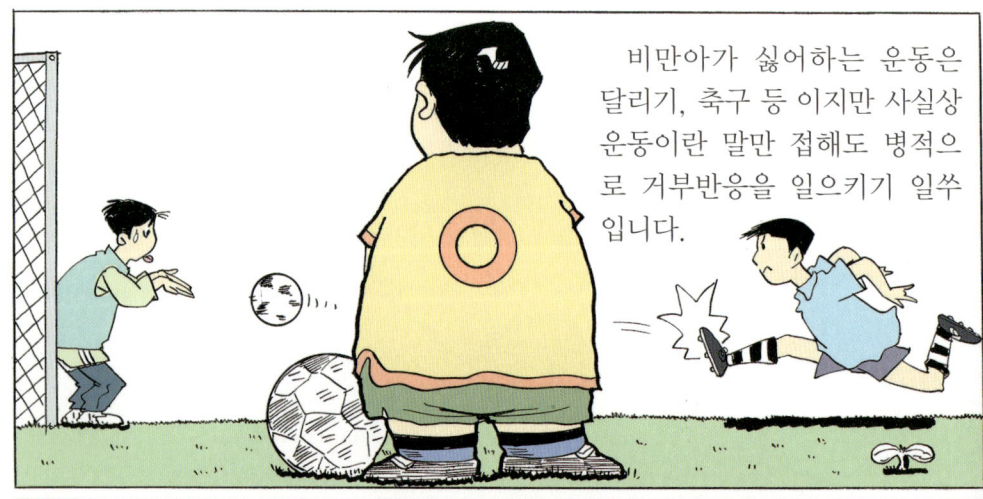

비만아가 싫어하는 운동은 달리기, 축구 등 이지만 사실상 운동이란 말만 접해도 병적으로 거부반응을 일으키기 일쑤입니다.

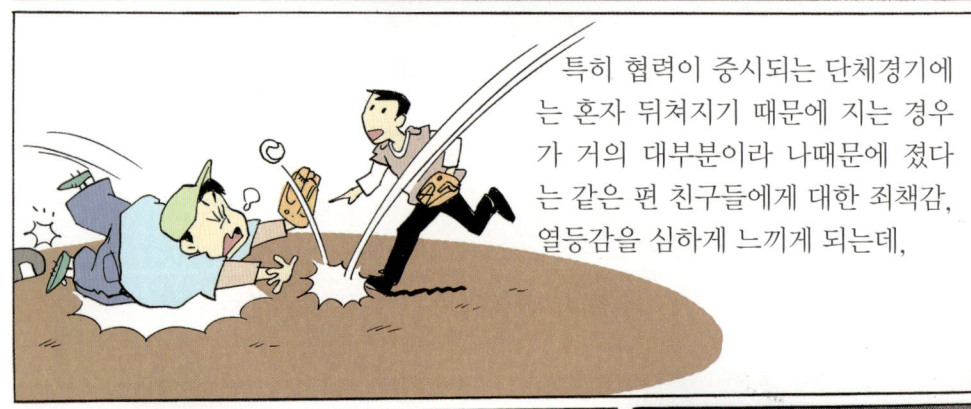

특히 협력이 중시되는 단체경기에는 혼자 뒤쳐지기 때문에 지는 경우가 거의 대부분이라 나때문에 졌다는 같은 편 친구들에게 대한 죄책감, 열등감을 심하게 느끼게 되는데,

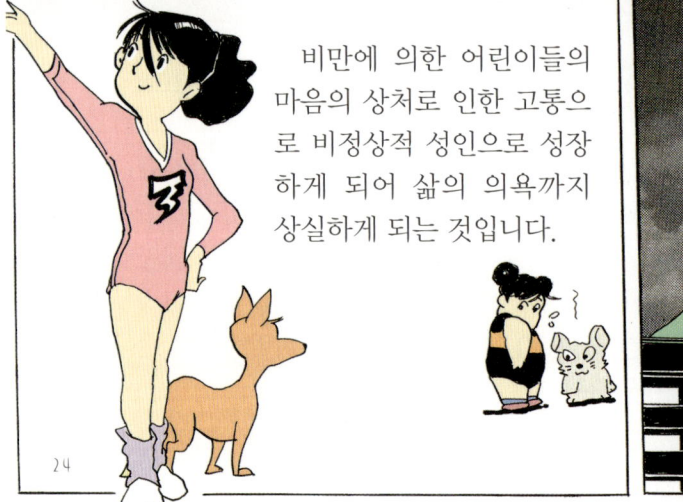

비만에 의한 어린이들의 마음의 상처로 인한 고통으로 비정상적 성인으로 성장하게 되어 삶의 의욕까지 상실하게 되는 것입니다.

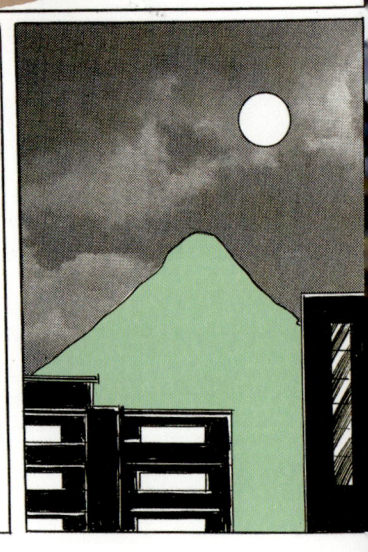

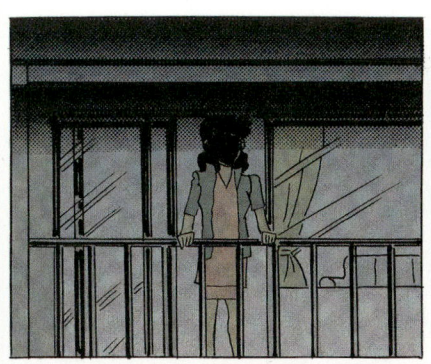
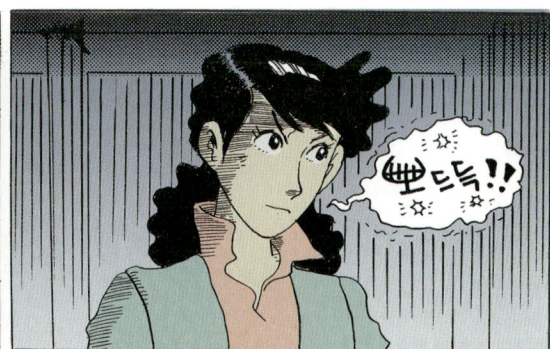
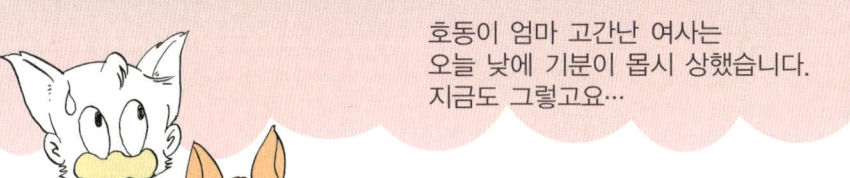

호동이 엄마 고간난 여사는 오늘 낮에 기분이 몹시 상했습니다. 지금도 그럴고요…

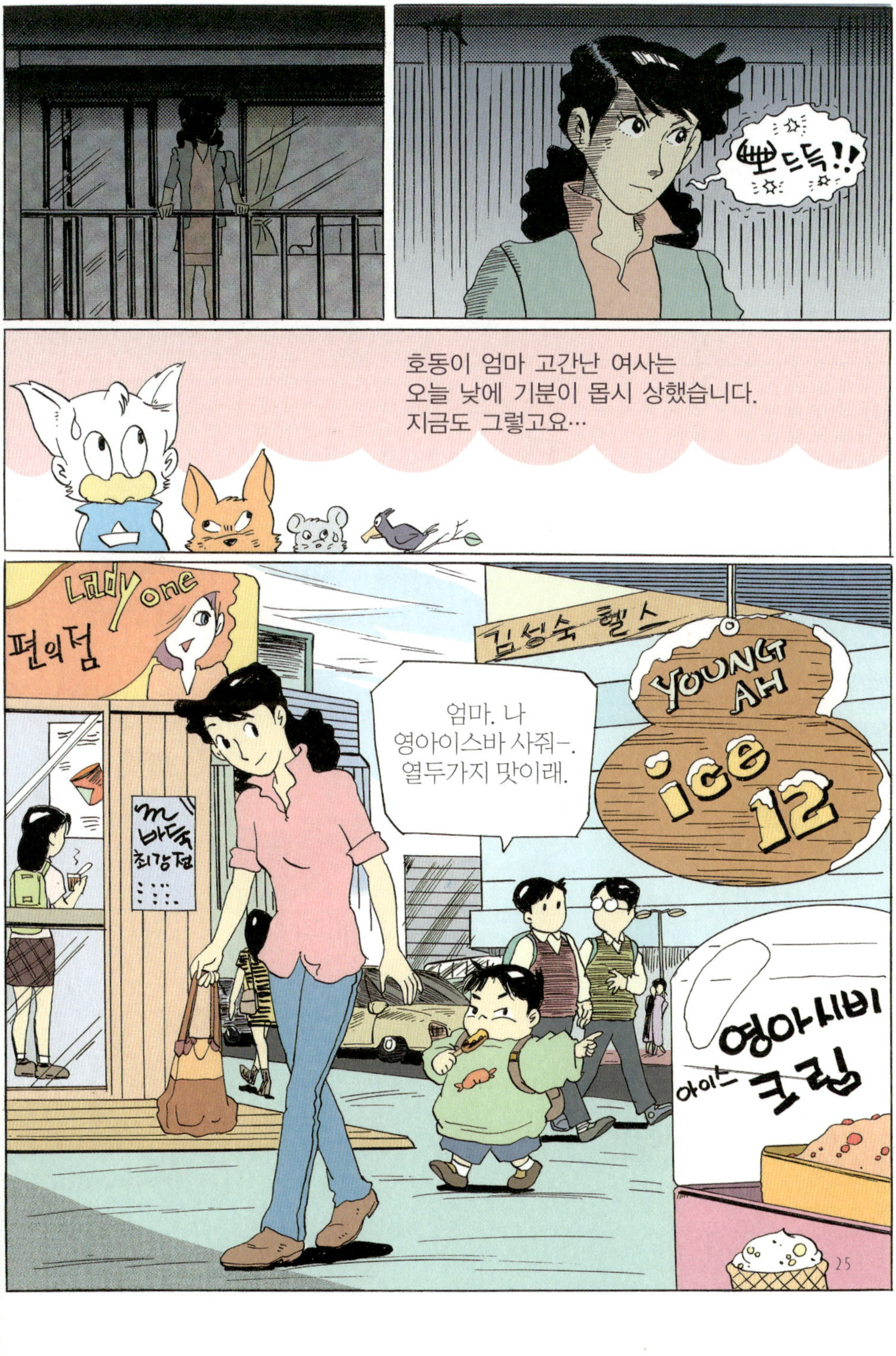

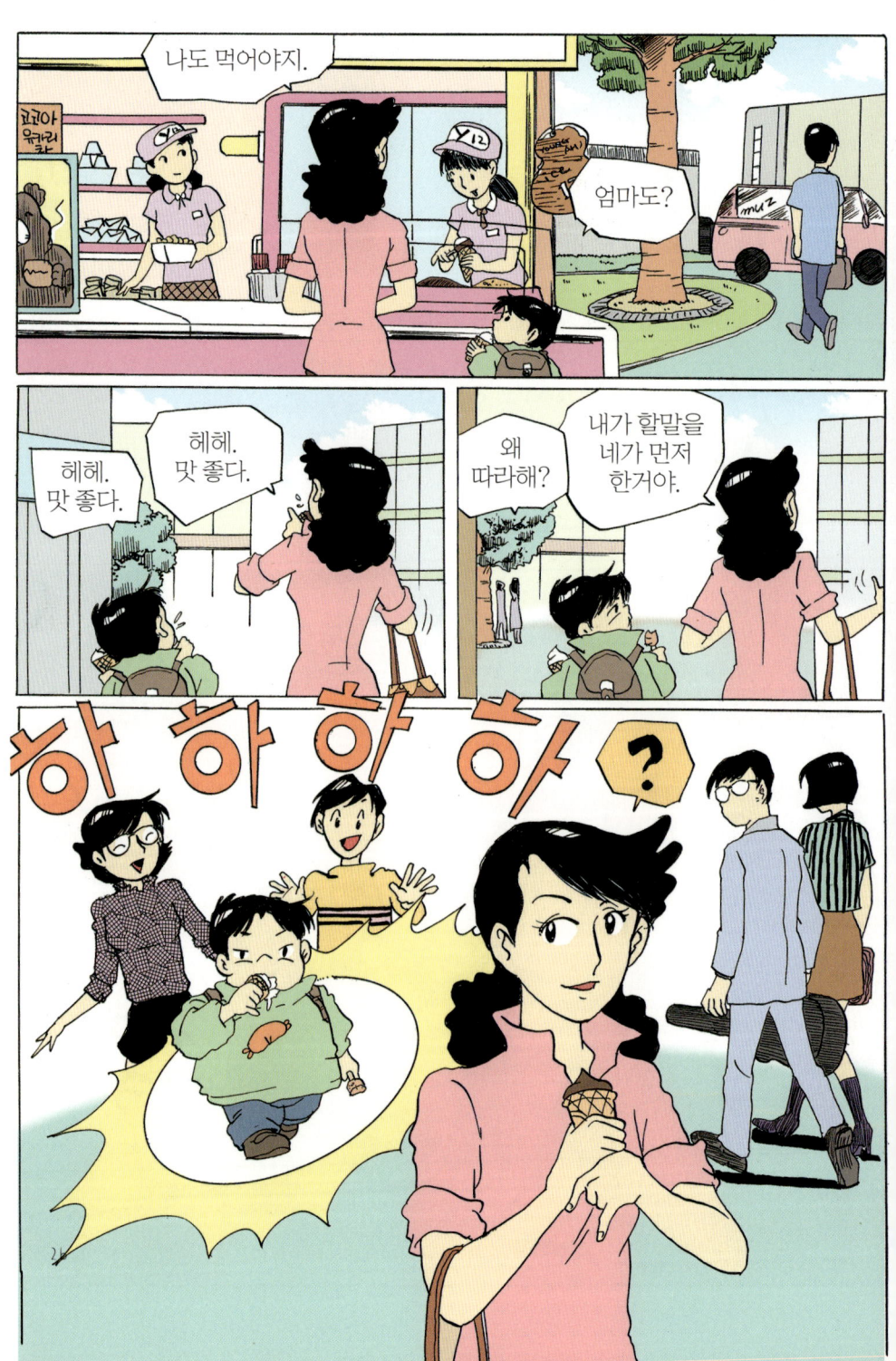

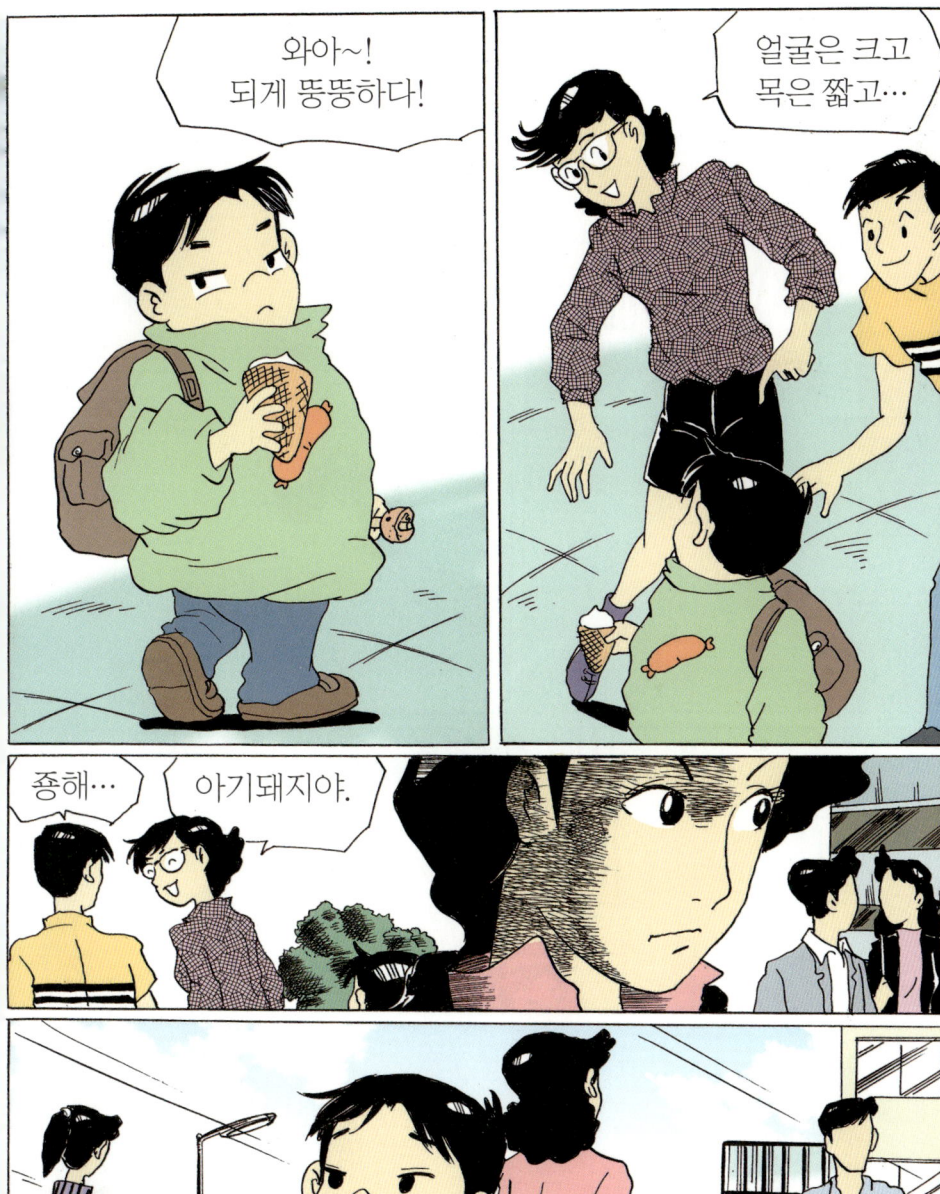

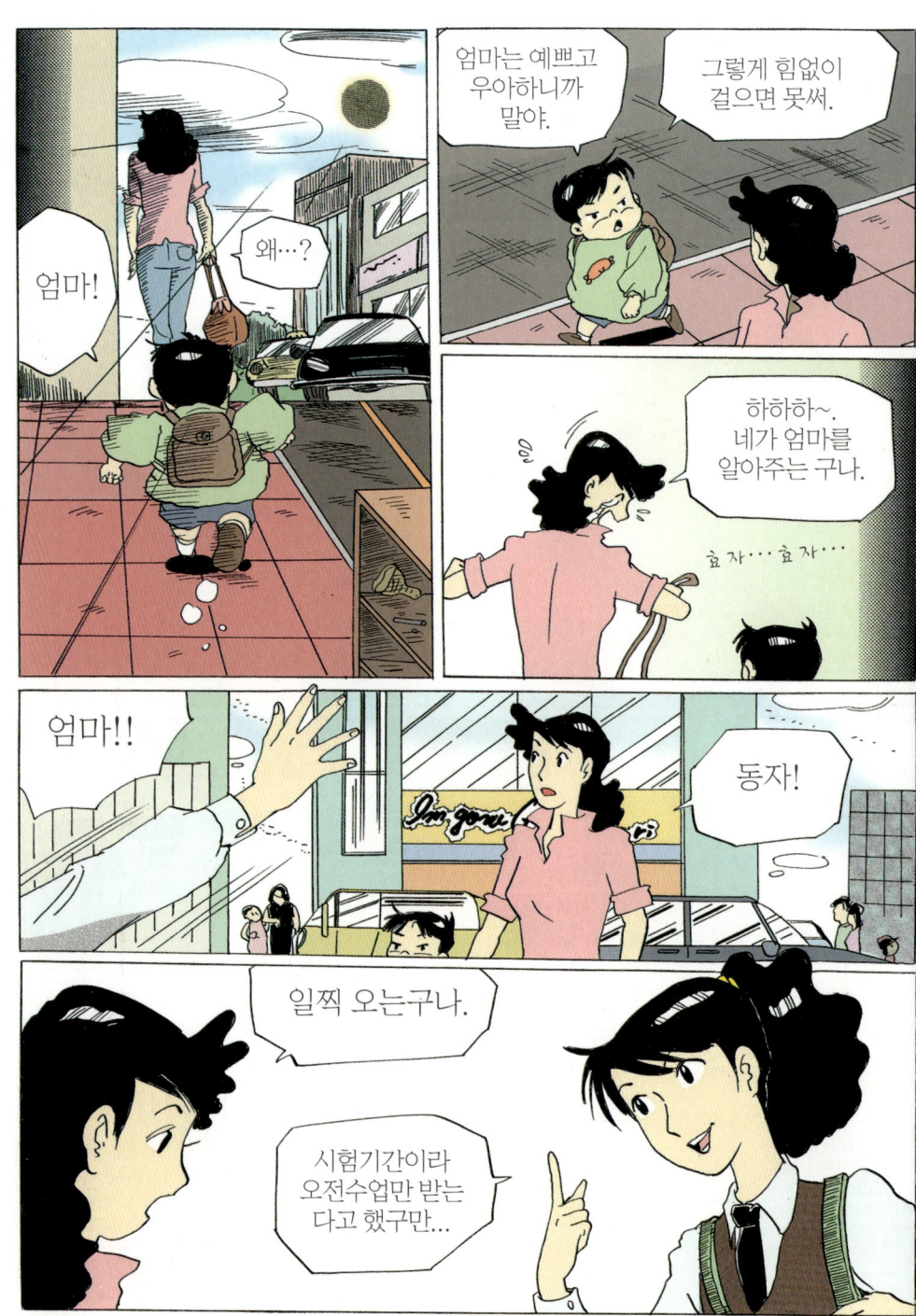

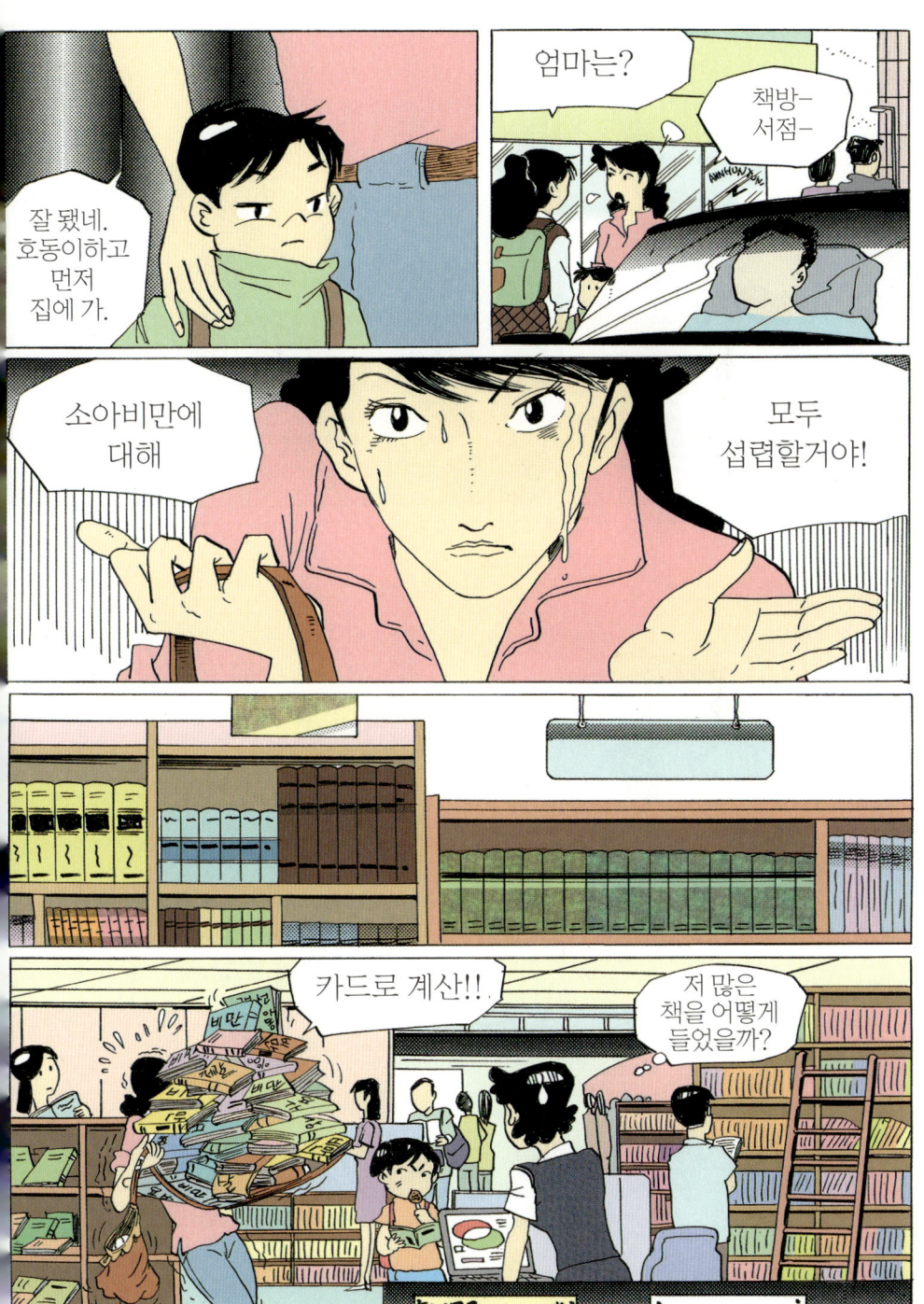

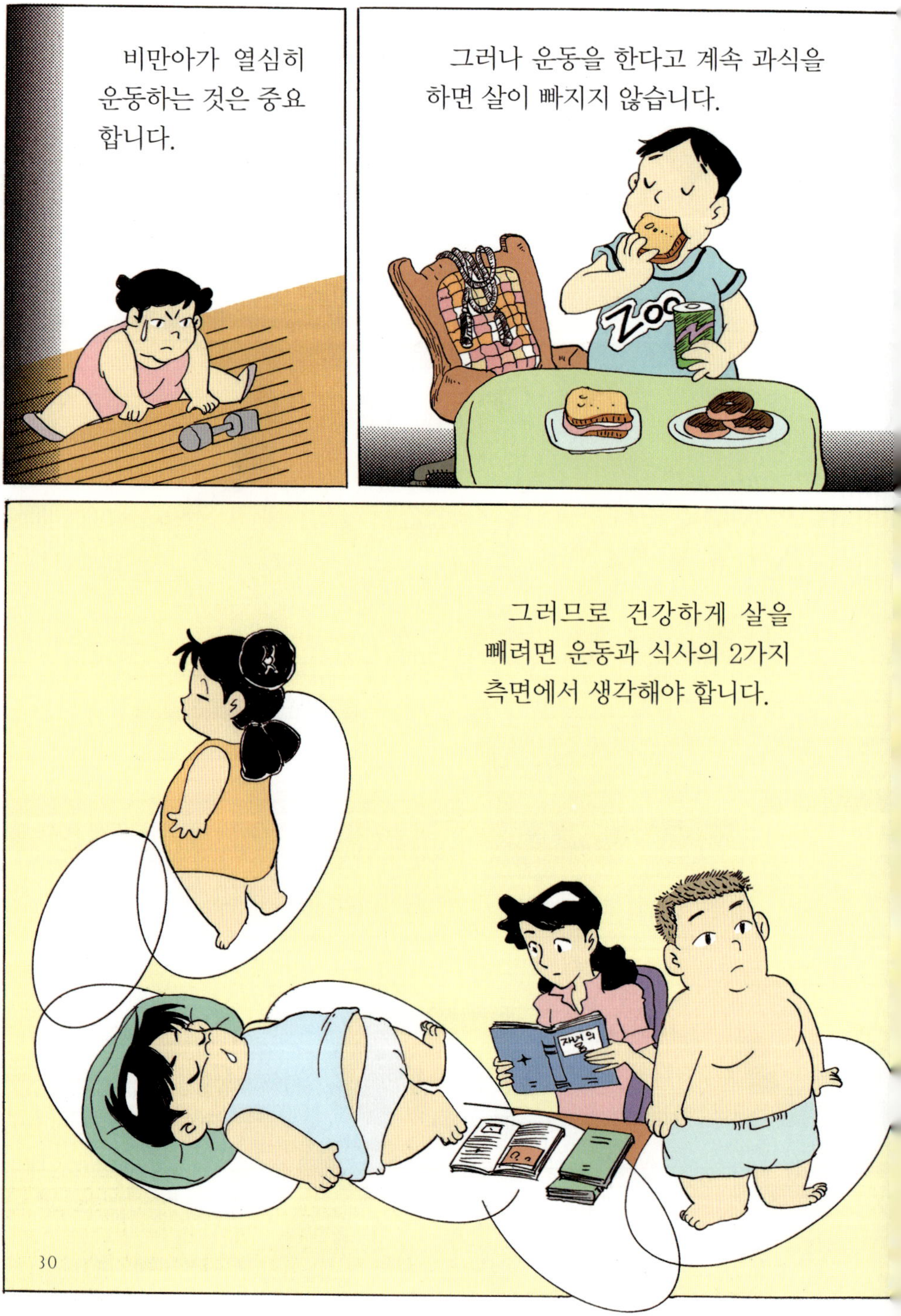

비만아가 열심히 운동하는 것은 중요합니다.

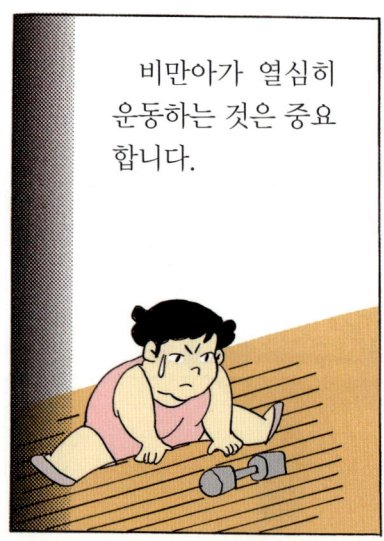

그러나 운동을 한다고 계속 과식을 하면 살이 빠지지 않습니다.

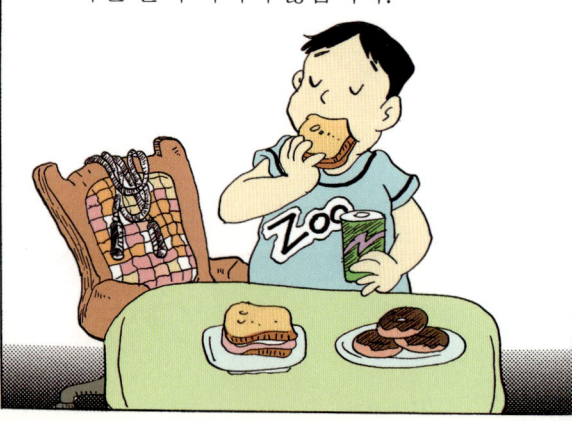

그러므로 건강하게 살을 빼려면 운동과 식사의 2가지 측면에서 생각해야 합니다.

◆어린이들의 좋아하는 음식, 싫어하는 음식

▶ 좋아하는 것

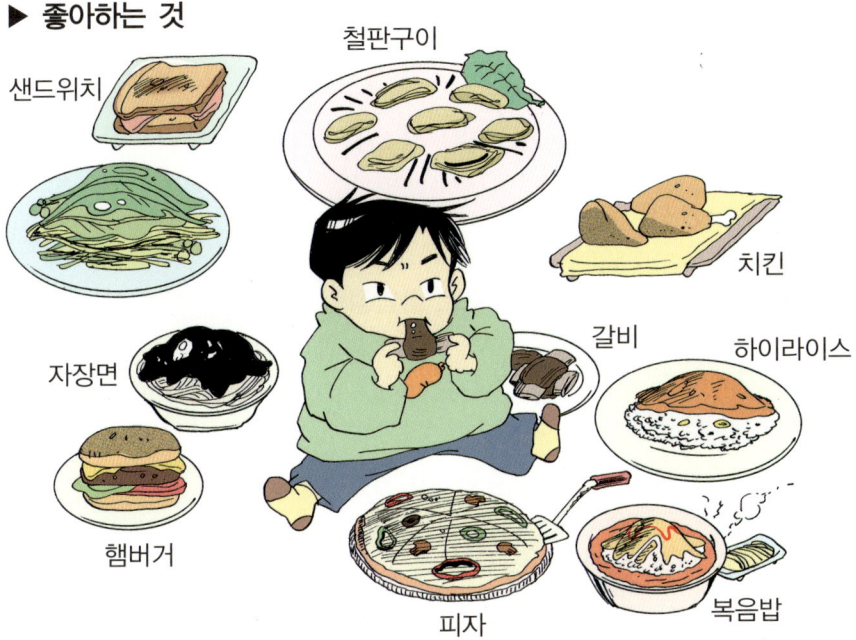

▶ 싫어하는 것

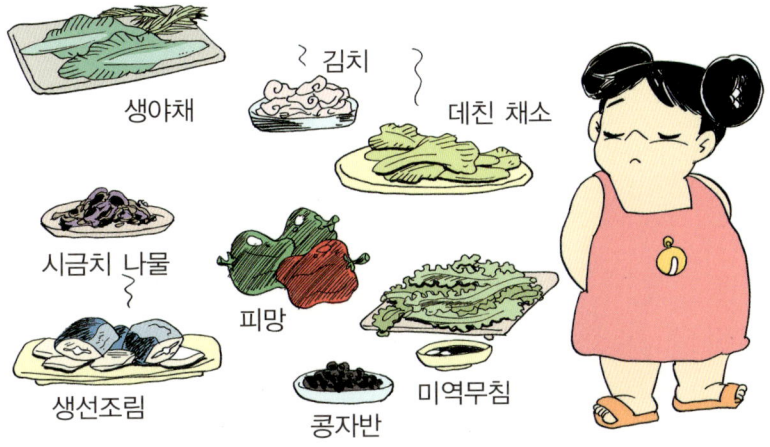

◆ 정서적으로 안정된 비만과 정서적으로 불안정한 비만

정서적으로 안정된 비만
1. 매우 활발하고 끊임없이 움직인다.
2. 정서적으로 안정되어 있고, 성적도 우수하다.
3. 성인병으로 이어질 이상 징후가 없다.

정서적으로 불안정한 비만
1. 비만 정도가 점점 심해짐
2. 열등감을 갖고 있으며 몸 움직이길 싫어한다.
3. 정서불안, 성적하향
4. 혈중지질에 이상이 있다.

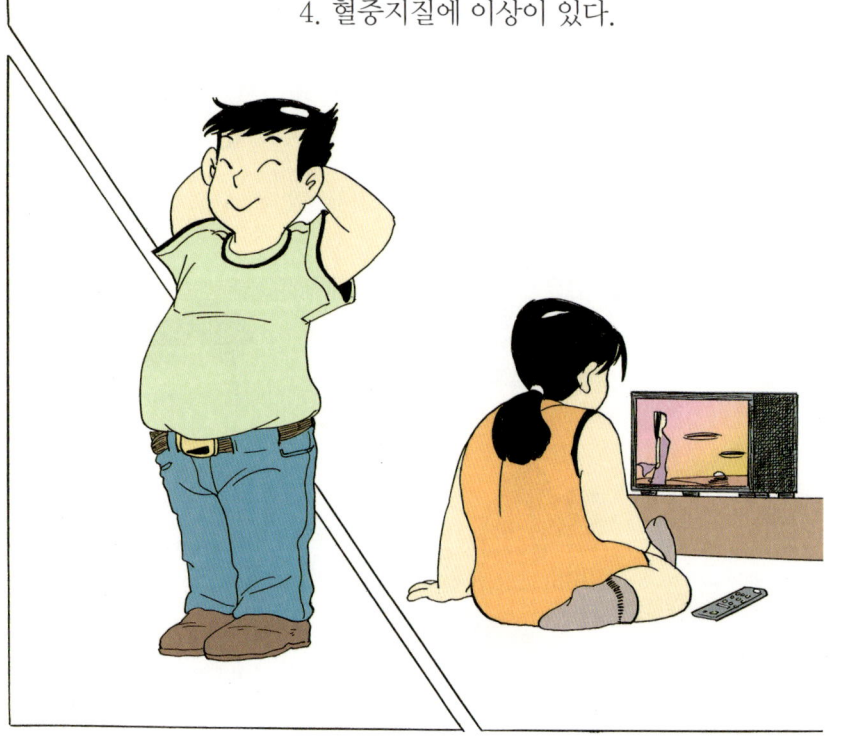

◆ 3~12세 경까지의 비만은 각별한 주의가 필요하다.

비만아의 연령층이 낮아지고 있다.

소아 비만이 처음으로 사회 문제가 된 것은 지금으로부터 20여 년 전의 일이다. 그동안 3~4배나 증가했으며, 최근에 두드러진 현상은 비만아의 연령층이 낮아지고 있다는 것이다.

비만에 걸린 어린이의 연령을 조사한 바에 의하면, 대체로 비만아의 50% 혹은 그 이상이 0~4세 사이에 발병했다. 그리고 5~11세는 30% 안팎, 나머지가 11세 이상이다. 결국 유아기부터 비만이 시작된 아이가 가장 많고 그것은 계속될 확률이 매우 높아 의학상으로 경과가 나쁜 비만이 된다. 예를 들어 3세 때 비만아였던 어린이가 초등학교 때에도 비만일 확률은 약 50%, 그리고 생활 습관이 개선되지 않은 채 사춘기에 이른 경우 그 중 약 80%가 성인 비만으로 이어진다.

간혹 생후 몇 개월밖에 안 된 아기의 비만을 걱정하는 젊은 엄마들이 있는데, 문제는 유아기가 지나도 살이 빠지지 않는 경우이다. 대체로 2세 무렵부터 살찌기 시작하는 경우라고 알려져 있다.

청소년기 비만은 심리적으로도 악영향을 준다.

비만이 많이 발병하는 시기인 7~11세 때에도 주의해야 한다. 이 연령은 남녀 모두 생리적으로 체중이 증가하는 사춘기보다 비만이 발생하기 쉬운 시기이며 살이 빠지기도 어렵다.

비만아들을 8세 이전부터 살이 쪘던 어린이들과 8세 이후에 살이 쪘던 어린이들로 나누어 심리 테스트를 한 결과, 전자는 사회 적응도 잘하고 정서적으로도 안정된 어린이들이 많았지만, 후자는 집단 행동에 참가하기를 꺼리며 정서적으로도 불안정한 어린이들이 많다고 한다. 이처럼 심리적인 면에서도 좋지 않은 영향을 준다.

◆ 비만아는 성인병에 걸릴 위험이 더 크다.

만성 성인병을 가진 비만아가 늘고 있다.

　비만아에게 미치는 영향 중에서 가장 염려되는 것은 성인병으로 이어지는 문제이다. 당뇨병, 고혈압 등은 원래 어른들에게서나 볼 수 있는 성인병이었으나, 이제는 어린이들에게도 나타나고 있다. 서울의 한 초등학교의 1965년도 졸업생 751명을 현재까지 추적 조사한 결과, 초등학교 때의 비만과 성인기의 비만 사이에 관련성이 있었다. 특히 4~6학년 때에 비만이었던 사람은 그렇지 않은 경우보다 성인기에 비만할 위험이 약 2배나 되었다. 또한 초등학교 3학년 때 비만이었던 사람은 그렇지 않은 경우보다 성인기에 고혈압이 발생할 확률이 1.4배 높게 나타났다. 이 조사결과는 소아기 비만이 성인기 비만과 고혈압을 유발한다는 사실을 시사하며, 소아기 비만을 보다 적극적으로 치료해야 각종 성인병의 발생을 사전에 예방할 수 있다는 근거를 제시하고 있다. (강제헌〈소아기 비만이 성인기 비만과 고혈압 발생에 미치는 영향〉,1998년)

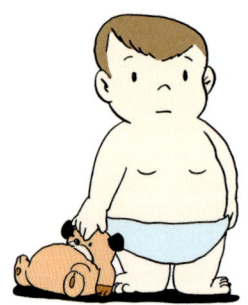

◆ 밥, 면류의 과식. 체중을 줄이는 데 있어서 중요한 점,

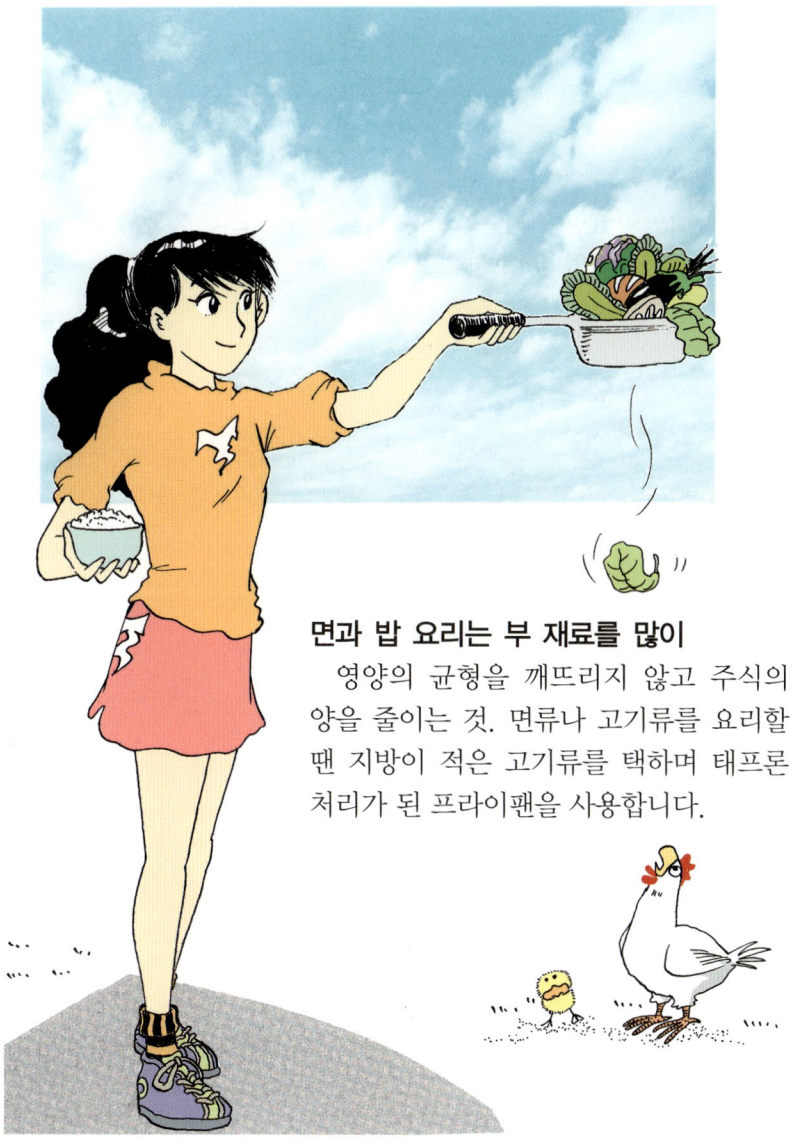

면과 밥 요리는 부 재료를 많이

　영양의 균형을 깨뜨리지 않고 주식의 양을 줄이는 것. 면류나 고기류를 요리할 땐 지방이 적은 고기류를 택하며 태프론 처리가 된 프라이팬을 사용합니다.

◆ 비만아의 부모가 가져야 할 바람직한 7계명

자녀의 건강 조절은 엄마의 냉정한 판단력에 달려 있습니다.

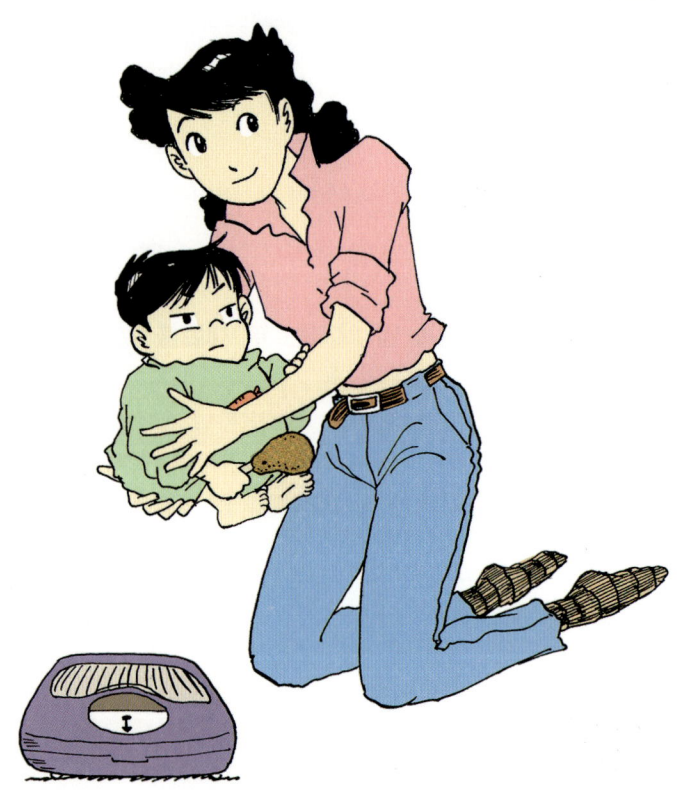

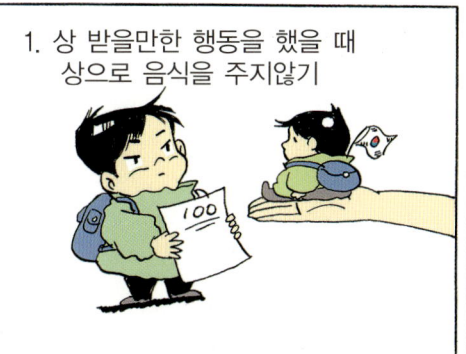
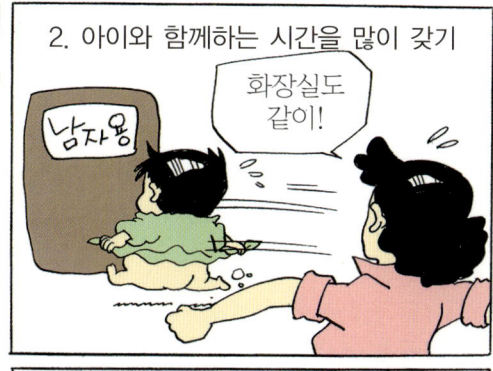
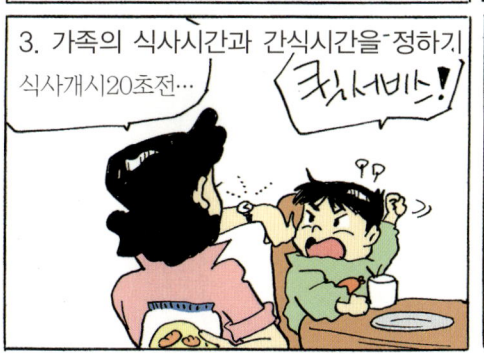
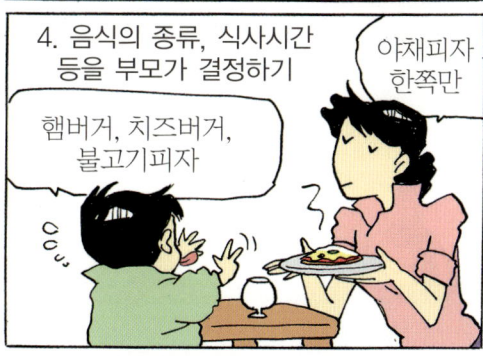
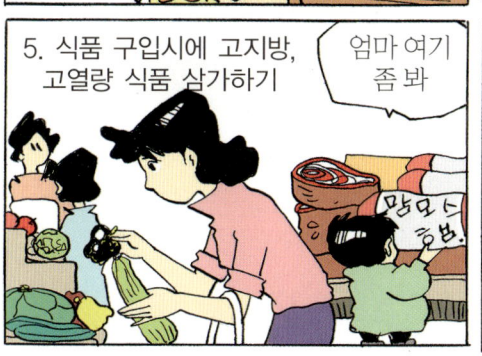
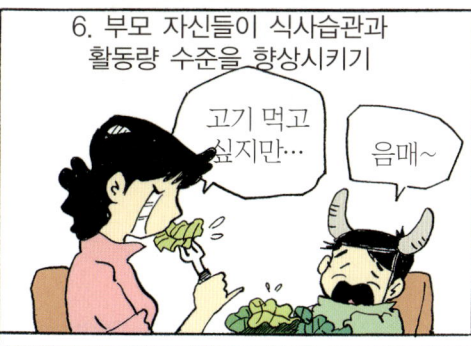
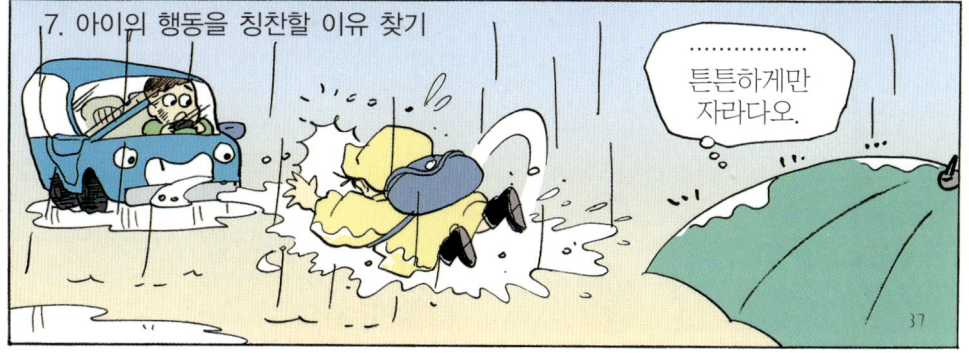

◆ 엄마! 알고 계세요?

비만은 고혈압, 제 2형 당뇨병, 지방간, 고지혈증, 퇴행성 관절염 등 질환들을 유발할 수 있으므로 비만을 하나의 질환으로 인식하고 치료할 필요가 있습니다.

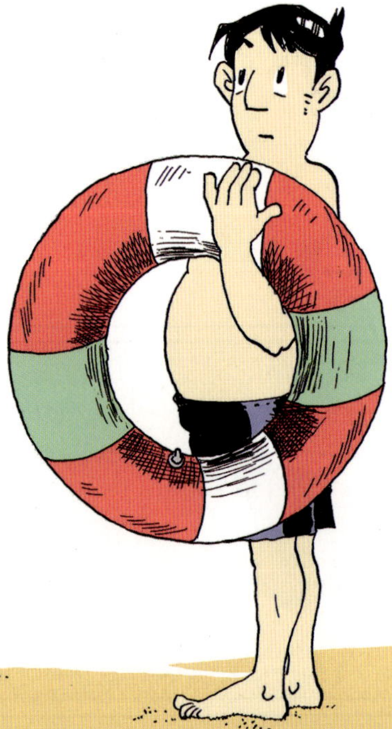

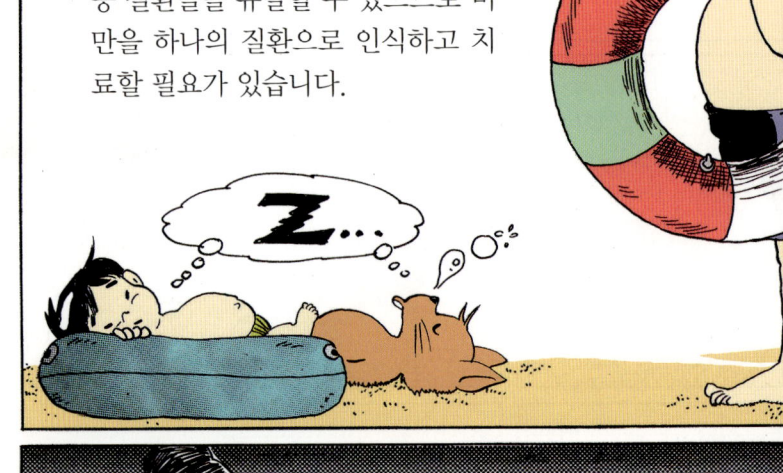

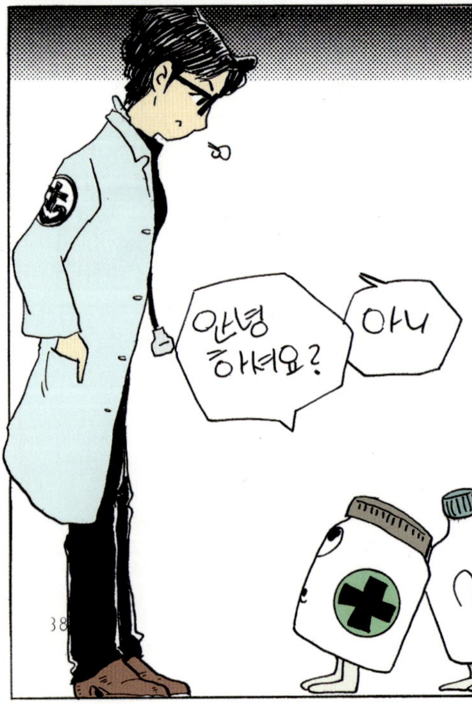

대부분의 의사들은 비만의 약물 치료에 대해 부정적입니다. 이런 부정적인 인식이 조성된 대에는 여러 가지 요인이 작용되었지만 초창기에 사용된 암페타민 계 약물들이 의존성이 있었다는 점이 크게 작용하였습니다.

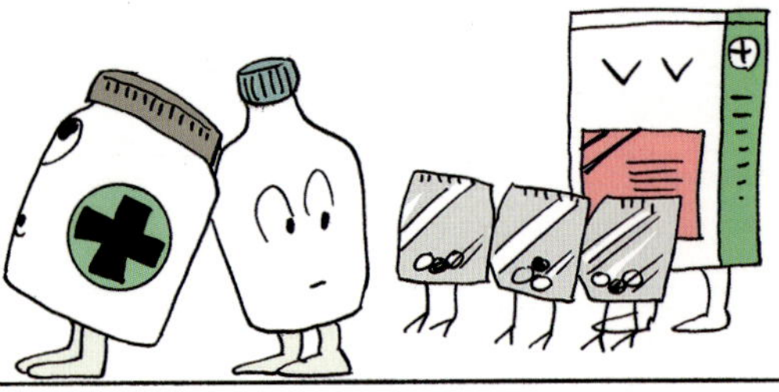

◆ 비만의 치료요법 세가지

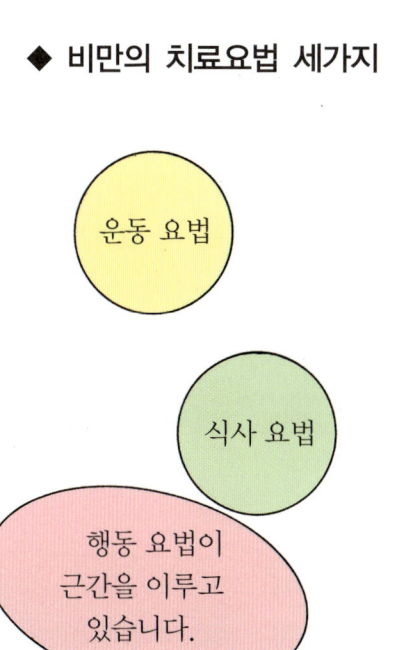

운동 요법

식사 요법

행동 요법이 근간을 이루고 있습니다.

발육기에 있는 어린이들에겐 이 세 가지의 요법을 부모님의 관심 아래 적절하게 잘 응용하면 가장 바람직한 치료 효과를 볼 수 있다고 생각합니다.

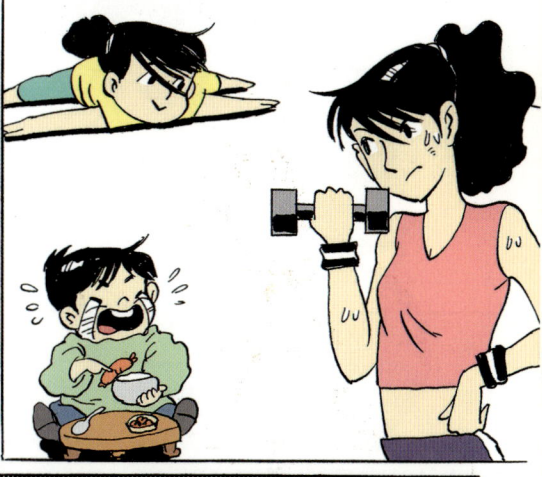

▶ 운동 요법

운동의 장점은 체중 감소, 심폐기능의 강화, 감소된 체중의 유지 효과등에 있습니다.

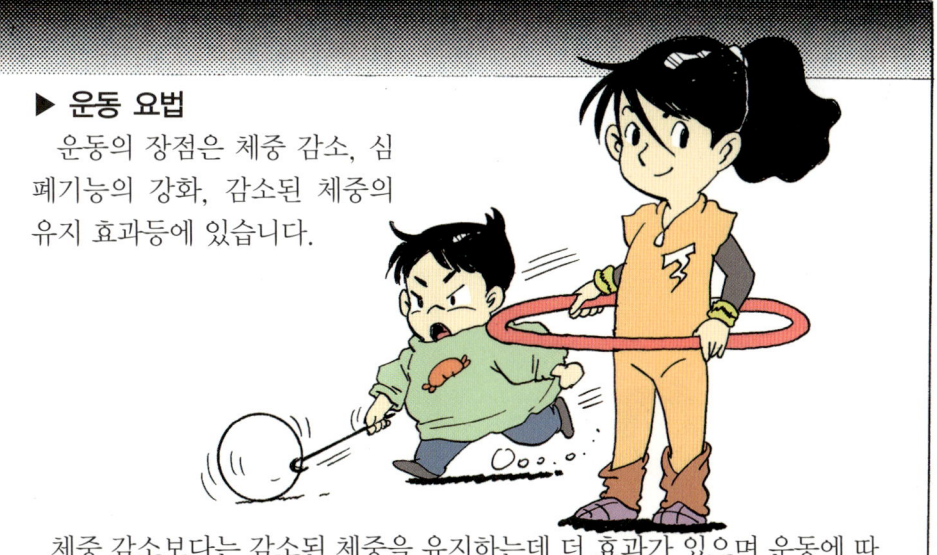

체중 감소보다는 감소된 체중을 유지하는데 더 효과가 있으며 운동에 따른 에너지 소비는 크지 않으므로 규칙적이고 지속적인 운동을 해야 합니다. 운동 요법은 유산소 운동과 활동량을 증가시키는데 있습니다.

◆ **유산소 운동**

달리기, 걷기, 자전거 타기, 수영 등.

① 운동량
- 횟 수 : 최소한 일주일에 3~5번
- 강 도 : 최대 활동량의 50~60%
- 시 간 : 처음에는 15분 간 으로 시작하고 운동 시간을 1시간 될 때까지 서서히 증가시키며, 1일 1시간, 주말에는 등산으로 2시간 운동을 하게 합니다. 여러 아이들과 옥외에서 뛰어다니며 놀면 그것만으로 충분한 운동이 됩니다.

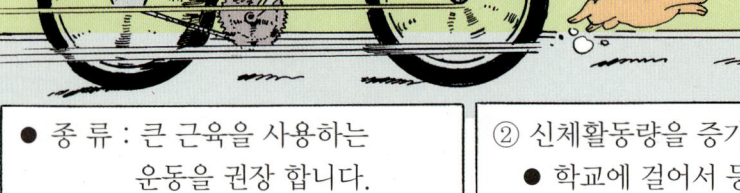

- 종 류 : 큰 근육을 사용하는 운동을 권장 합니다. (걷기, 조깅, 수영, 사이클, 줄넘기, 등산, 에어로빅 등)
- 본인이 좋아하고 재미있는 운동을 권장(어린이 에어로빅) 합니다.

② 신체활동량을 증가시키자
- 학교에 걸어서 등교하기
- 승강기보다 계단을 이용하고
- 자동차보다 자전거를 이용합시다
- TV시청을 오래 한다거나 식사 후에 눕는 활동량이 적은 습관을 고치도록 합시다.

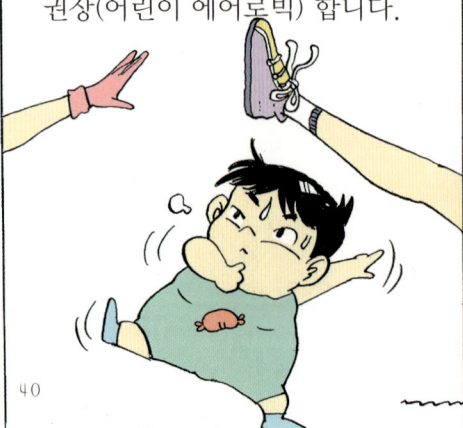
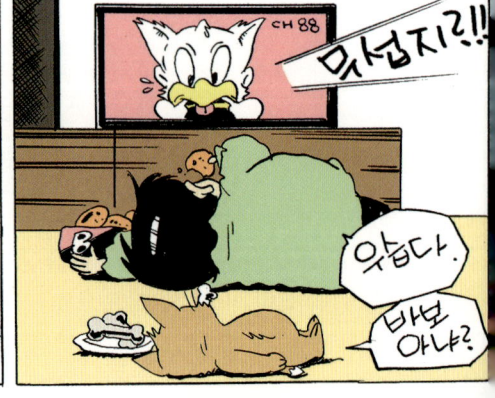

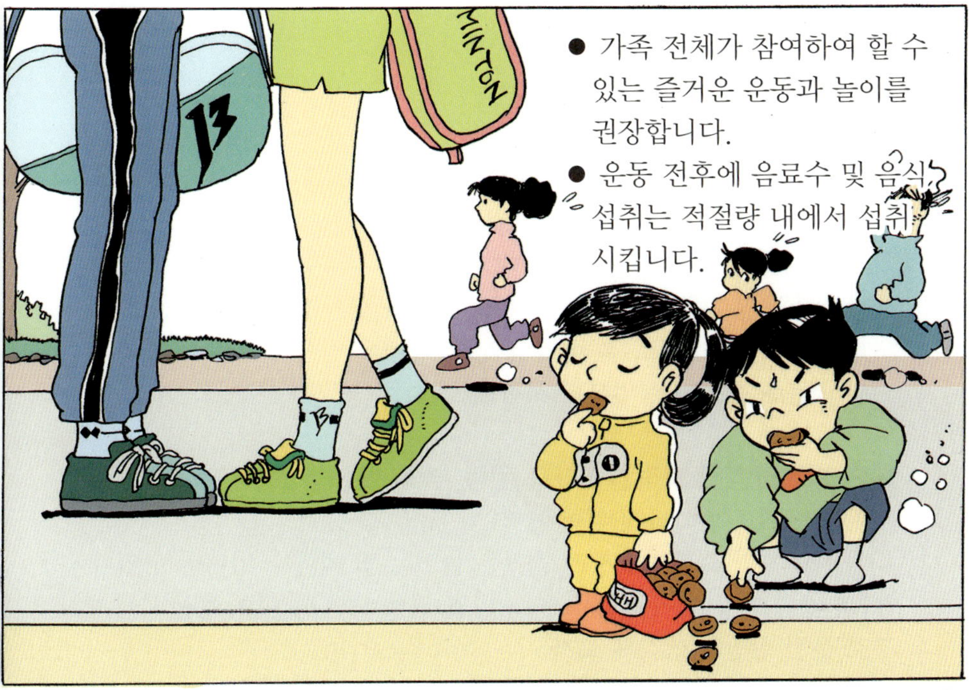

● 가족 전체가 참여하여 할 수 있는 즐거운 운동과 놀이를 권장합니다.
● 운동 전후에 음료수 및 음식 섭취는 적절량 내에서 섭취시킵니다.

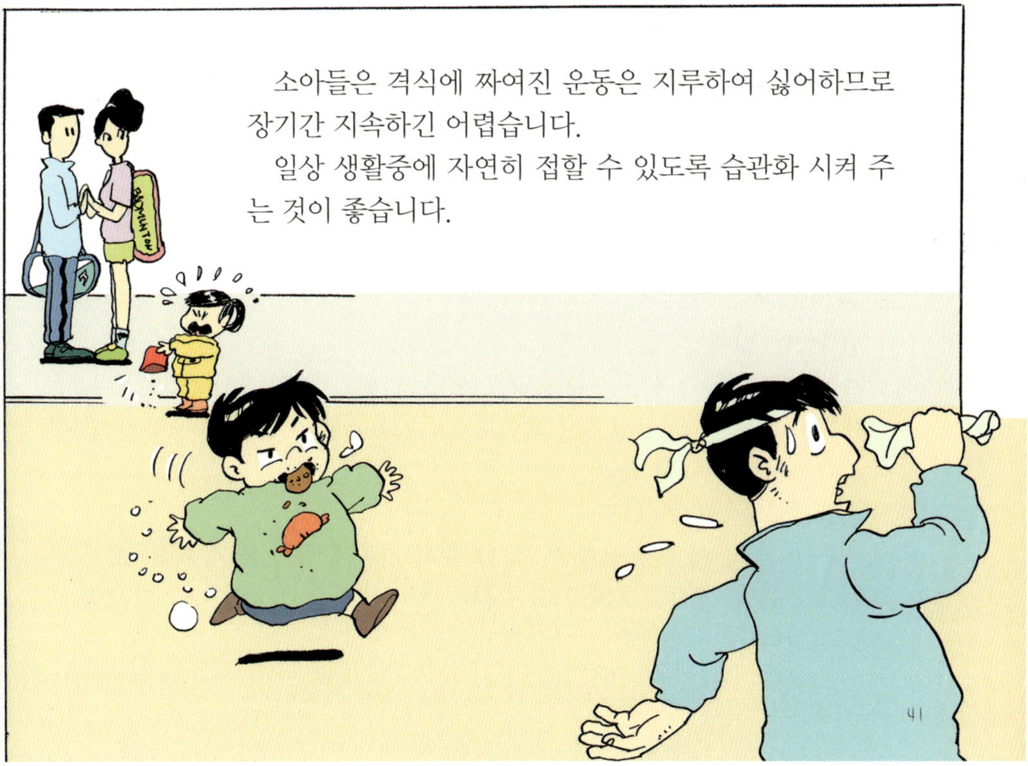

소아들은 격식에 짜여진 운동은 지루하여 싫어하므로 장기간 지속하긴 어렵습니다.
일상 생활중에 자연히 접할 수 있도록 습관화 시켜 주는 것이 좋습니다.

◆ 운동 부족을 해소하려면 ?

일상 생활에서 몸을 자주 움직이는 것이 중요하다.

비만을 해소하는 데는 뭐니뭐니해도 식생활 개선과 규칙적인 운동이 가장 중요하다. 그렇지만 비만아의 대부분은 운동을 싫어하고, 현대의 생활환경은 운동을 하기에는 장소와 시설에 갖가지 제약이 따르는 것도 사실이다. 그러므로 우선 일상 생활 속에서 엄마와 아이가 함께 부지런히 몸을 움직이는 일부터 시작해 보자.

매일 반복하면 효과적인 5가지 운동 부족 해소법

①집 밖에서 씩씩하게 뛰어 놀자!

컴퓨터 게임도 재미있지만 즐거운 놀이는 집 밖에도 얼마든지 있다. "아빠와 함께 공 놀이 할까?" 하고 말을 건네 보는 등 아이의 관심을 밖으로 돌릴 방법을 생각해 보자.

②집 안에서 빈둥대지 말라!

방바닥을 뒹굴면서 만화를 읽거나 TV를 보고, 옆에는 항상 과자 봉지가 놓여 있는 생활로는 비만을 해소할 수가 없다. 우선 방에는 뒹구는 습관부터 고치도록 한다.

③공부하다가 틈틈이 가벼운 운동을

요즘 어린이들은 학교에서 돌아와도 숙제나 시험 때문에 책상 앞에서 떨어질 수가 없다. 공부가 끝나면 실내에서 할 수 있는 간단한 체조를 하는 습관을 기르자.

④가능한 많이 걷자!

전철, 버스, 자가용차등의 발달로 걸을 기회가 부쩍 줄어들고 있다. 자가용 의존도가 높아 걸어갈 수 있는 장소도 차를 이용하는 경우가 많다. 절대 귀찮아 하지 말고 걷도록 하자.

⑤집안일을 거들게 하자!

목욕탕 청소, 화분에 물주기, 식사 준비 거들기 등을 시켜 매일 조금씩이라도 몸을 움직이도록 한다. 사회성도 높일 겸 적극적으로 가사를 거들게 한다.

◆ 운동의 여러 가지 장점

① 운동 부족을 실감한다.
　비만인 아이가 운동을 시작하면, 지금까지 얼마나 운동 부족이었던 가를 이해하고 살을 빼야겠다는 각오를 하여 적극적으로 운동에 참여하게 된다
② 에너지 소모가 증가한다.
　운동만으로 감량하려는 것은 문제가 있지만, 균형잡힌 식사를 일정량으로 제한하고 운동으로 에너지 소모를 증가시키면 효과가 있다
③ 근육량을 늘리고 근육 위축을 막는다.
　식사 제한만으로 체중을 줄이면 근육이 위축되어 몸이 물렁물렁해지고 탄력성이 떨어진다. 근육이 붙은 단단한 체형을 만들기 위해선 운동을 해야 한다. 또한 근육이 붙은 단단한 체형을 만들기 위해선 운동을 해야 한다. 또한 근육량이 늘어나면 기초 대사량이 증가하여 1일 에너지 소모량도 증가한다.
④ 몸이 단련된다
　비만한 아이는 조금만 달려도 숨이 차고 지치기 때문에 움직이는 것을 몹시 싫어한다. 그러나 조금씩 운동을 해나가다 보면 심폐기능이 단련되어 힘들지도 않고 자신감도 붙게 된다.
⑤ 고밀도 콜레스테롤이 증가한다
　비만아는 혈액 속의 잉여 지방 때문에 고지혈증이 많아진다. 그러나 운동을 꾸준히 하면 동맥 경화를 진행시키는 콜레스테롤(LDL콜레스테롤)이 감소하고, 동맥 경화가 진행되는 것을 억제시키는 고밀도콜레스테롤(HDL콜레스테롤)이 증가된다.
⑥ 인슐린 반응이 정상으로 된다.
　비만에 걸린 사람의 몸은 혈당을 조절하는 인슐린이라는 호르몬의 반응이 적어져 인슐린의 분비가 증가, 피하 지방이 축적되기 쉬워진다. 의학적으로 인슐린 저항성이 증가 된다고 한다. 그 이후에도 비만이 지속되는 경우 당뇨병이 초래된다. 하지만 운동을 하면 인슐린 반응이 회복된다.

⑦ 기초 대사량이 증가한다.

몸을 유지하는데 필요한 에너지를 기초 대사량이라고 하는데 운동을 하면 기초 대사량이 많아진다. 그 결과 똑같은 양을 먹어도 1일 소모 열량이 증가하기 때문에 살을 빼기가 쉬워진다.

⑧ 심리적인 안정감을 얻는다.

엄격한 식사 제한을 계속하다 보면 어린이는 스트레스가 심해지기도 하고 반항적이 되기도 한다. 이럴 때 운동은 스트레스를 완화시켜 준다.

⑨ 운동하는 습관이 몸에 밴다.

운동하는 습관이 몸에 밴 어린이는 앞으로 운동을 열심히 하는 어른으로 성장하게 되고, 이것은 곧 평생 건강으로 이어진다.

힘든 운동을 억지로 시키면 오히려 역효과가 난다.

감량 효과나 체력 강화만을 생각해서 비만아에게 무리한 운동을 억지로 시킨다든지 싫어하는 철봉이나 전력 질주 등을 강요하는 것은 좋은 방법이 아니다. 운동은 고통스러운 것이라는 생각이 들어 더욱더 싫어하게 되기 때문이다.

일반적으로 비만아가 좋아하는 운동은 수영이나 리듬 체조같이 스스로 힘과 빠르기를 조절할 수 있어 심장과 폐에 부담을 주지 않는 운동들이다. 그리고 유도나 야구, 피구 등도 쉽게 친해지는 운동 들이다. 반면 민첩성이나 순발력, 지구력을 필요로 하는 운동은 힘들어 한다. 그러므로 처음 운동을 시작할 때는 아이의 흥미를 고려해서 기술적으로 쉽고 재미를 붙일 수 있는 것부터 시작한다.

1회 20분 이상 계속하는 것이 중요하다

어린이가 학교에서 돌아와 운동을 하는 환경에는 여러 가지가 있지만, 스포츠 게임에 참가할 기회가 적을 때에는 집에서 간단히 할 수 있는 체조를 해보자. 비만 해소를 위해서는 금방 지치는 격렬한 운동보다 체조처럼 가볍게 할 수 있는 운동을 지속적으로 하는 것이 더 효과적이다.

예를 들어 체조를 하기 전의 안정된 상태에서 근육은 지방을 에너지로 삼아 몸을 유지하지만, 운동을 시작하면 처음에는 근육 속에 저장되어 있거나 혈액 내에 들어 있는 당질을 이용한다. 그리고 20분 정도 지나야 비로소 몸에 붙은 지방이 주 에너지원으로서 이용된다. 반대로 심한 운동은 소모되는 에너지가 전부 당질에서 조달된다. 그러므로 효과를 거두려면 아이가 좋아하는 종목을 선택해서 1회에 20-30분, 1주일에 3-4회 정도는 반드시 해야 한다. 틈틈이 시간을 내어 운동하는 습관을 들이면 머리도 맑아진다. 적극적으로 집안일을 거들게 하자.

▶ 적극적으로 집안일을 거들게 하자

평소의 부지런한 몸놀림이 운동량을 상승시킨다

비만아에게 운동이 필요하다고 하면 뭔가 특별한 운동을 생각하기 쉽지만, 그런 것만이 운동량을 늘리는 방법은 아니다. 심부름, 이불 개기, 식사 뒷정리와 같은 집안일은 어느 정도 운동량이 된다. 이러한 사소한 동작들로 소모되는 에너지량은 의외로 많다. 아이의 연령에 맞게 할 수 있는 일들을 적극적으로 시킨다. 비만아는 과보호에서 기인하는 경우도 많기 때문에 자립심을 길러 줄 수 있는 좋은 기회가 되기도 한다. 그러나 운동과 달리 단조로운 집안일에 시큰둥해 하는 것도 사실이다. 심부름을 시킬 때도 코스를 이용하여 철인 3종 경기를 만들어 보면 재미있어 할 것이다.

원래 운동 부족은 걷는 양이 부족하거나 부지런히 몸을 움직이지 않는다거나 밖에서 놀지 않는 등과 같은 사소한 일들이 쌓여서 일어난다. 비만 해소를 위해서는 생활 습관부터 개선해야 한다.

◆ **식사요법**

육류는 단백질원으로 중요하지만 이와 함께 지방도 섭취하게 되므로 많이 먹으면 열량을 초과하게 됩니다. 특히 육류의 지방은 콜레스테롤 수치를 상승시키므로 예방측면에서도 주의가 필요합니다.

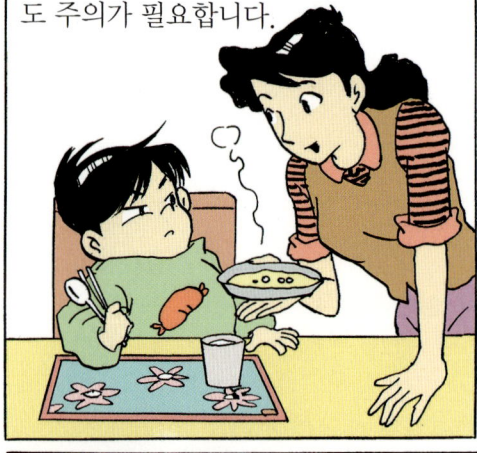

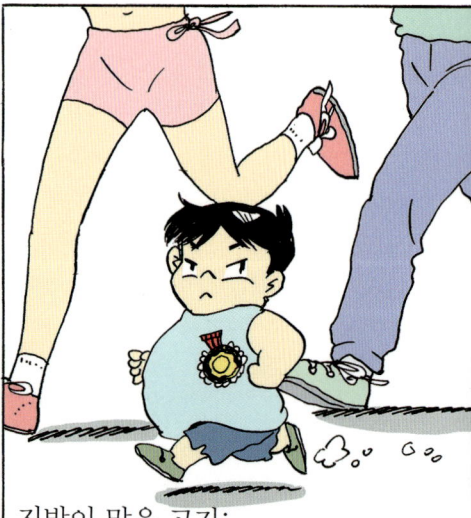

지방이 많은 고기:
    소 ; 허리의 등심, 채끝
    돼지; 삼겹살, 채끝 안심
    닭 ; 껍질 벗기지 않은 고기
지방이 적은 고기:
    소 ; 홍두깨, 살코기등심,
         목살, 간
    돼지; 등심, 사태, 목살, 간
    닭 ; 껍질 벗긴 다리 살,
         껍질 벗긴 뱃살, 가슴 살

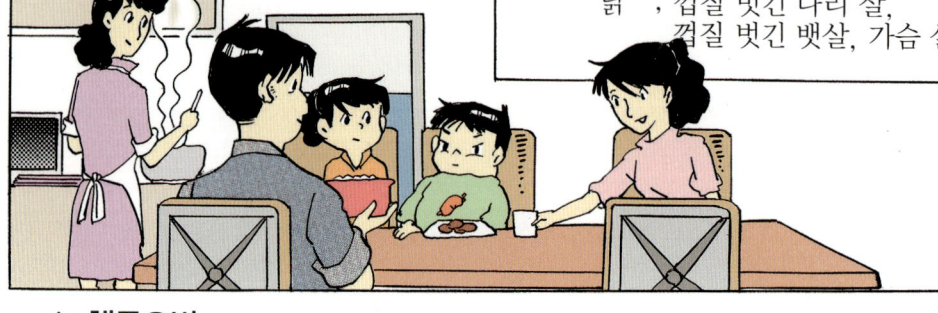

◆ **행동요법**

행동요법은 소아비만 치료에 가장 효과적인 방법입니다. 비만을 초래하는 잘못된 식이습관과 생활습관을 교정하여 음식 섭취량을 감소하고 활동량과 운동량을 증가시켜 열량균형을 적자상태로 만들어 체중감량 효과를 높이는 겁니다.

◆ 약물요법과 수술요법

▶ 비만증의 약물 요법

　소아비만증에서는 식이요법과 운동요법으로 체중감소가 안될 경우 약물요법을 사용하는데 전문의사의 지시를 받아야 한다.
　1. 비만증에서 지방흡수를 억제시키는 제제 제니칼은 소아연령에서도 사용가능하다. 식전 1알(120mg)을 하루 3번 투여한다.
　2. 글루코파지-당내성을 완화시키며 체중감소작용이 있다. 비교적 부작용이 적다.
　3. 비만증으로 우울증이 있을 때, 프로작 제제를 사용하면 우울증도 좋아지면서 더이상 비만증이 되는 것을 막아준다.

● 식욕억제제 : 포만감 증가나 식욕센터를 억제
　○Sibutramine(리덕틸) - 식욕을 억제시키는 약물
　○카데콜아민계 - Diethylpropion, Phentermine,
　　　　　　　　　　Mazindol, Phenylpropanlamine(로세카)
　○세로토닌계 - Fenfluramine, Dexfenfluramine,
　　　　　　　　　Fluoxetine(프로작)

● 열생산촉진제 : $\beta3$수용체에 작용
　○에페드린, 갑상선호르몬

● 흡수억제제 : 위장 관에서 흡수를 억제
　○섬유식품, Acarbose(glucobay), Oristat(제니칼)

● 새로운 치료제
　○렙틴제 ○성장호르몬

　소아연령에서는 제니칼이 비교적 안전하게 사용될 수 있으며, 리덕틸 같은 식욕억제제는 성인연령에서 사용하는 것이 좋다.

▶ 비만증의 수술요법

　비만증에서 약물요법으로 체중이 줄지않고 비만증으로 합병증이 심하게 있을때 시행하는 방법으로, 위 내용량 감소와 흡수를 적게하기 위한 수술이다.
　아래의 그림 (a)는 수술요법중, 위를 절제한 후, 위와 소장을 우회하는 방법이고, 그림 (b)는 위에서 바로 소장으로 우회하는 수술이다.

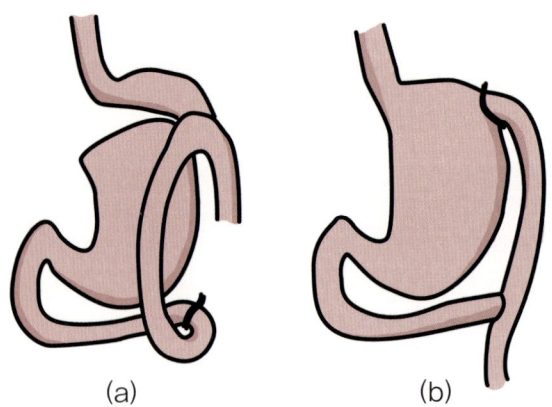

(a)　　　　　　　(b)

◆ 단순성 비만과 증후성 비만

단순성 비만의 의학적 원인은 아직 밝혀지지 않았다.

　비만을 크게 분류하면 단순성 비만과 증후성 비만의 2가지 유형으로 나뉜다. 단순성 비만이란 몸에 특별한 이상이나 원인 없이 발생하는 것으로서, 최근 들어 어린이들에게 자주 발견되고 있어 문제가 되고 있다. 대부분의 비만이 바로 이 유형에 해당한다. 단순성 비만은 몸이 필요로 하는 양 이상의 열량을 섭취하거나 혹은 섭취한 열량을 소비할 만큼 운동을 하지 않기 때문에 발생하는데, 결국 과식과 운동 부족이 주원인이라고 할 수 있다. 그러나 한 걸음 더 나아가 왜 과식을 하며, 왜 과잉이 되는가를 추적해 보면 의학적인 진짜 이유는 아직 밝혀지지 않고 있다. 또한 똑같이 먹어도 살이 찌는 사람이 있는가 하면 그렇지 않은 사람이 있다. 이에 관해서도 왜 이런 차이가 나는지 현재로선 정확히 밝혀진 것이 없다. 다만 여러 가지 측면에서 원인을 추측하고 있을 뿐이다. 예를 들면 인간에게는 과잉 섭취한 열량을 열로 바꿔 연소시켜 체중이 마구 증가하지 못하도록 하는 시스템이 마련되어 있는데, 비만인 사람은 이 시스템이 순조롭지 않아 지방이 축적되기 쉬운 것이라고 추측하고 있다.

　즉 어떤 이유로 식욕이 왕성해져 열량을 지나치게 섭취하여 비만이 발생하면, 이번에는 신체의 기초 대사(아무 것도 하지 않는 상태에서 몸의 유지에 필요한 에너지)가 저하되고 거기에 운동 부족과 같은 개인을 둘러싼 갖가지 환경적 요인이 더해져 소모되는 열량이 더욱더 낮아지면서 비만이 악화된다. 현재 단순성 비만이 발생하는 원인은 이렇게 추측되고 있다.

　과식 혹은 운동부족으로 잉여 에너지의 축적이 많은 단순성 비만증에서는 키가 평균보다 크다.

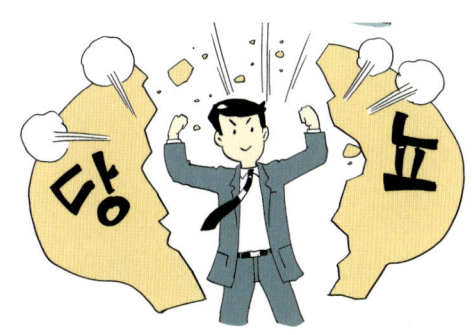

키가 비교적 작으면서 비만증은 증후성 비만의 의혹이 있다.

또 하나 증후성 비만이란 신체에 병적 요인이 있기 때문에 발생하는 비만을 말하는 것으로서, 다시 증후성 비만·내분비성 비만·유전성 비만으로 나눌 수 있다.

이들 증후성 비만은 뇌의 식욕을 조종하는 부분(시상하부)의 장애나 호르몬분비 이상등 근본적인 원인은 다른 곳에 있지만, 실제로 살이 찌는 것은 단순성 비만과 마찬가지로 열량 수급의 불균형에 의한 것이라는 원칙과 정확히 일치한다. 그래서 치료시에는 단순성 비만과 마찬가지로 식사 요법이나 운동 요법을 이용한다. 증후성 비만이 단순성 비만과 크게 다른 것은 지능 장애가 있거나 체형, 얼굴모양, 생식기 등에 이상이 있다는 점이다. 특히 단순성 비만인 아이의 대부분은 체격이 좋고 신장도 크지만, 증후성 비만인 경우에는 키가 작은 것이 특징이다.

증후성 비만은 검사를 하여 호르몬 분비 이상이나 뇌종양으로 인해 살이 찌는 것이 밝혀지면 치료를 통해 정상적인 상태로 돌아갈 수도 있다. 그래서 조기 발견의 중요성이 더욱 강조되는데, 여기서 주의할 점은 비만을 유발하는 질병들은 그 증상이 조금밖에 나타나지 않아 발견이 늦어지는 경우가 많다. 증후성 비만은 매우 드물어 극소수에 불과하지만 만일을 생각해서 키가 작고 비만이라고 생각되면 일단 정밀 검사를 받아 보아야 한다.

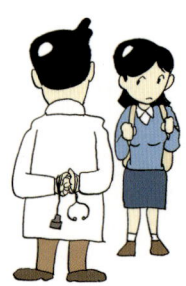

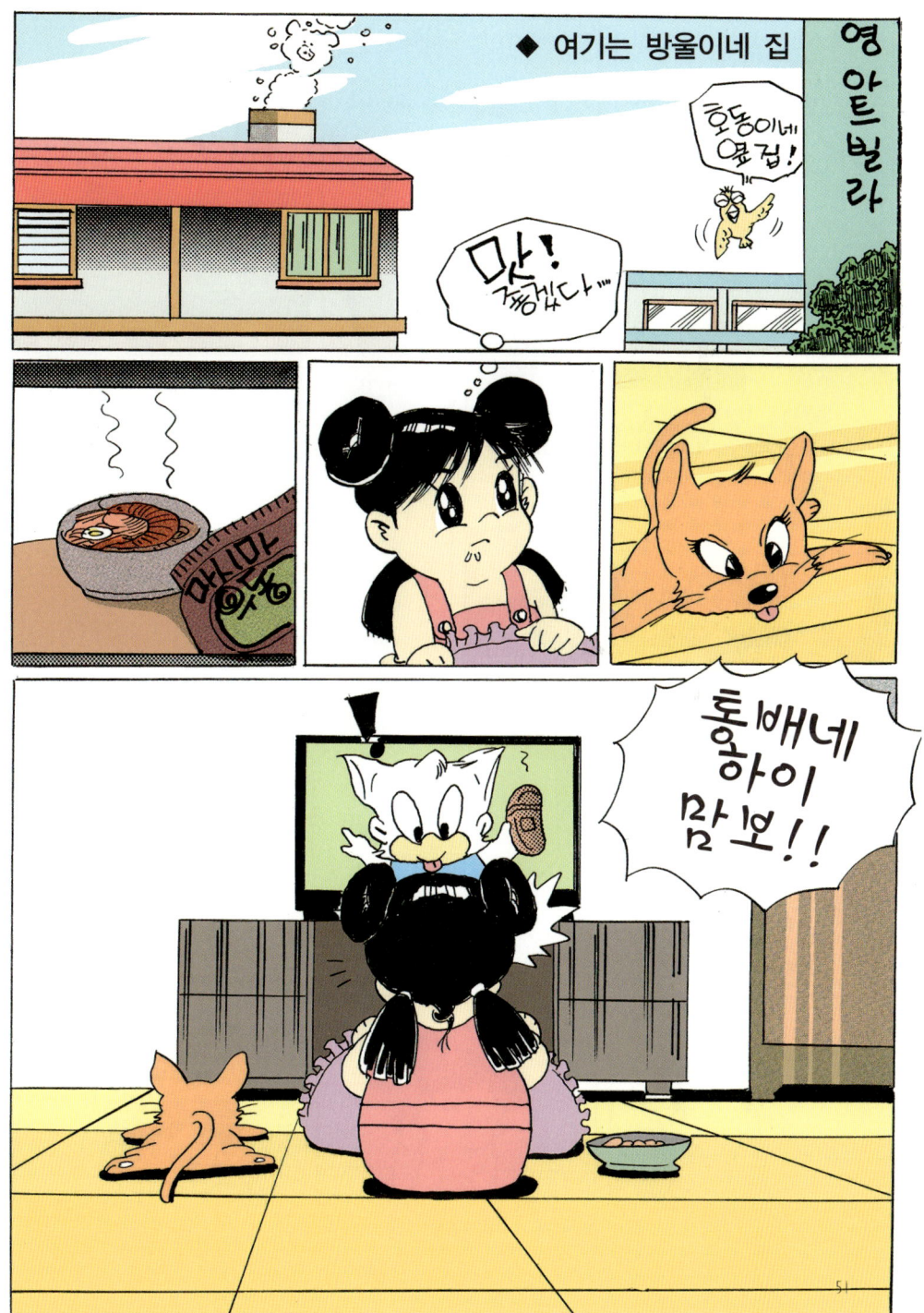

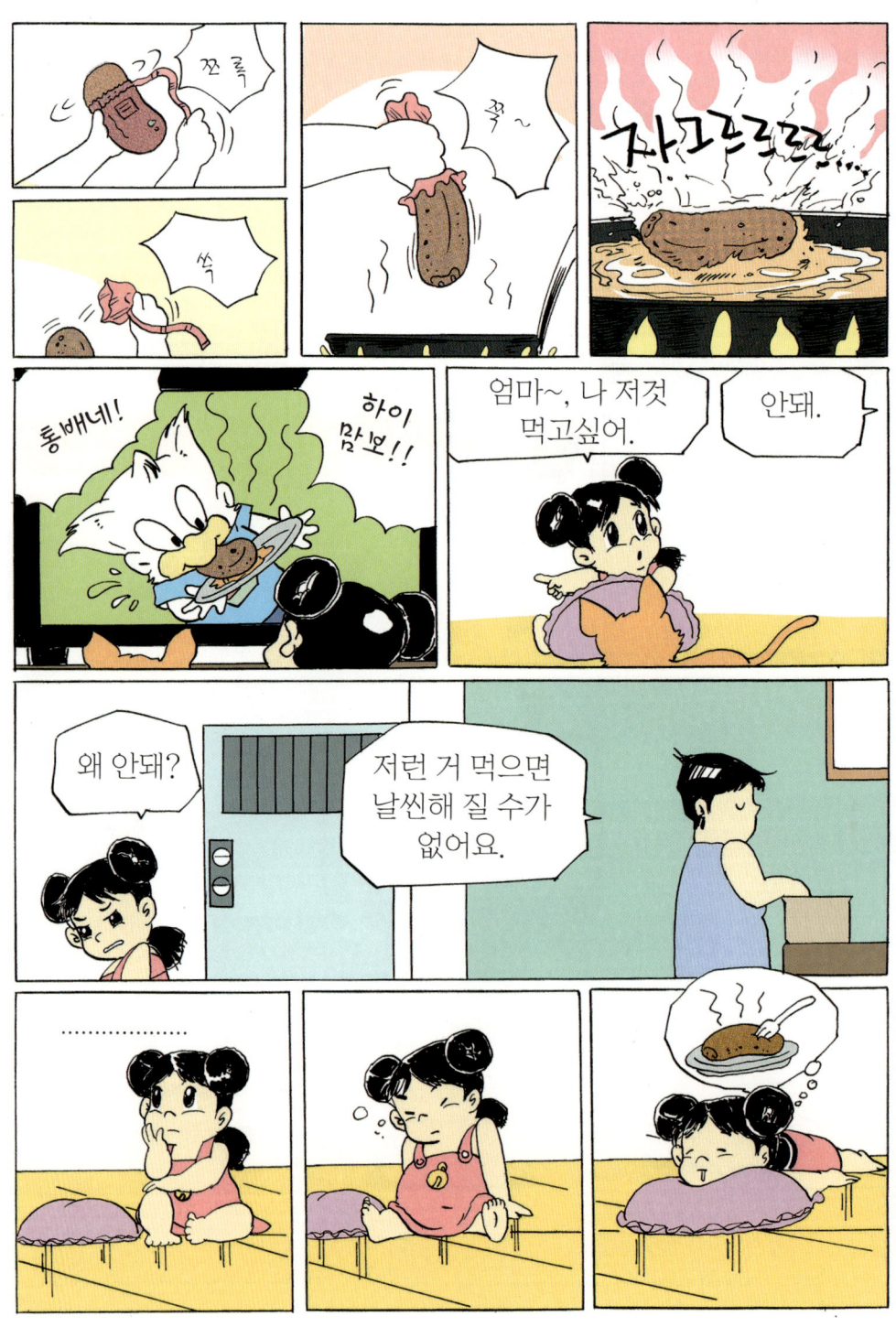

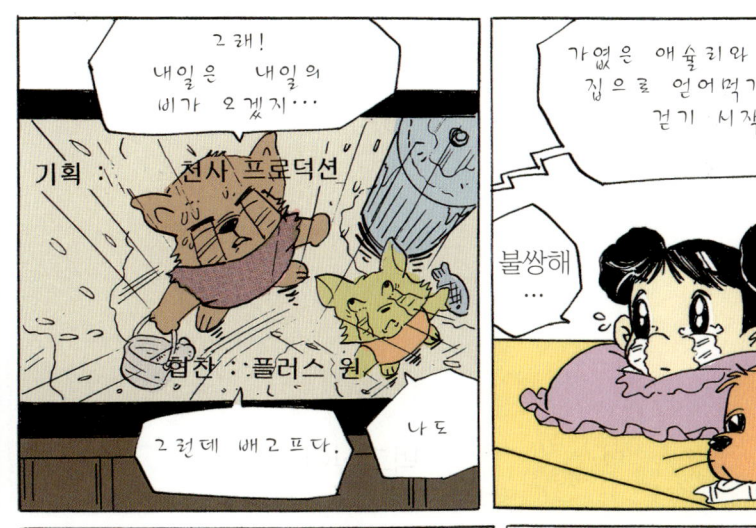
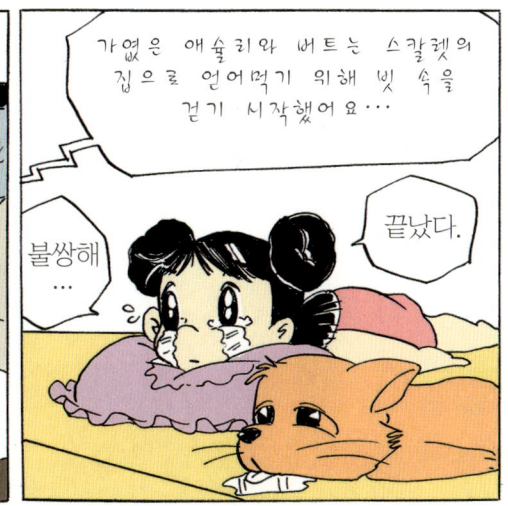
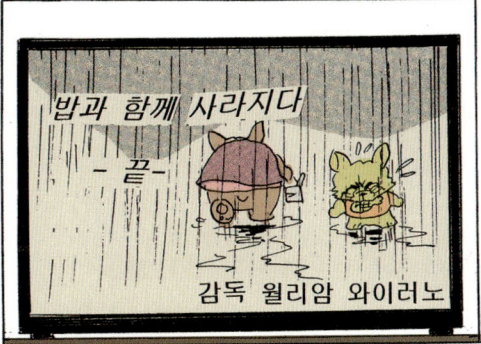
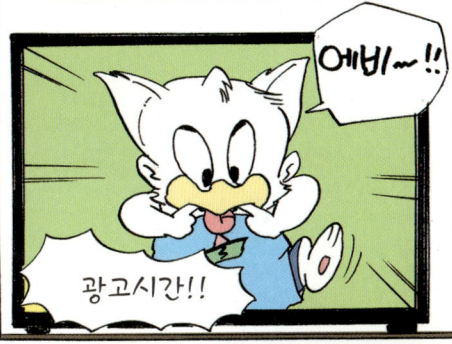
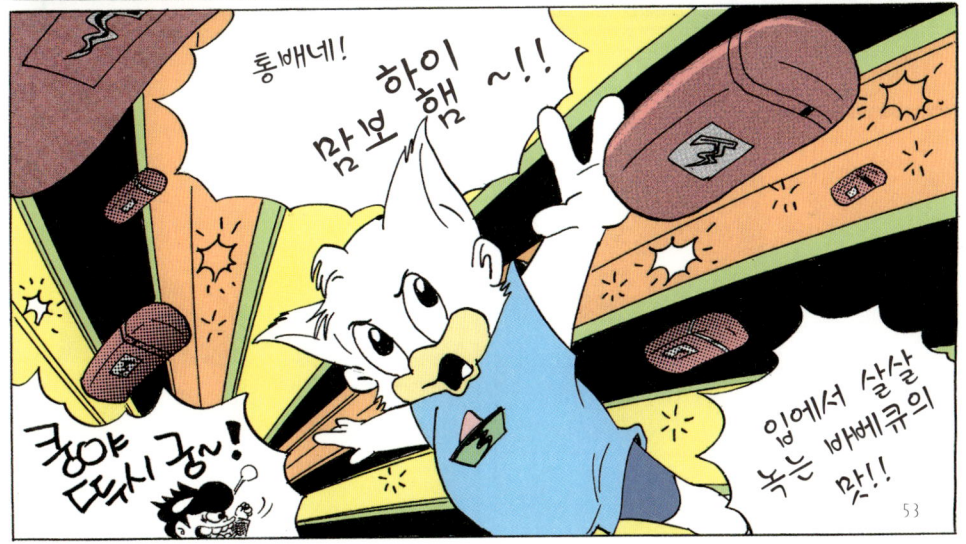

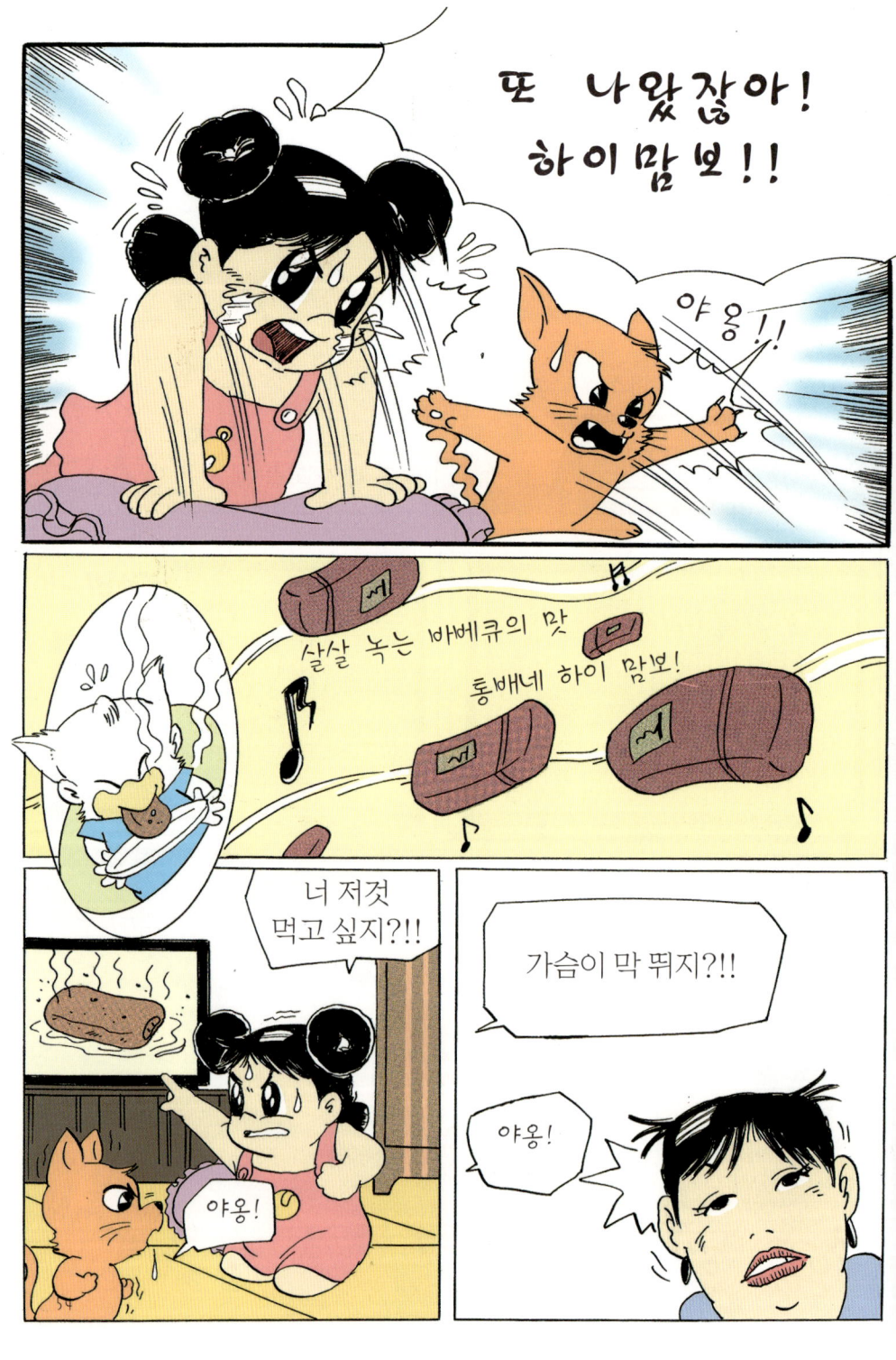

◆ 비만 어린이에 대한 엄마의 관심 12가지

1. 아침식사의 유무
2. 식사 장소
3. 식사와 관련 없는 일을 하면서 식사를 하는지?(TV시청, 독서)
4. 음식의 종류 (고지방 음식, 인스턴트식품, 음료수 등)
5. 식사 시의 기분
6. 같이 식사하는 사람 (나쁜 식사 습관을 조장하는 사람은 없는지?)
7. 배가 고플 때 먹는지, 그냥 습관적으로 먹는지?
8. 식사에 걸리는 시간 (다른 사람보다 빨리 먹는 지?)
9. 식탐이 있는지?
10. 좋아하는 음식
11. 잠자기전 간식
12. 가족단위 치료를 위해 가족 수와 구성, 가족들의 행동 조사, 음식 소비형태를 조사 분석합니다.

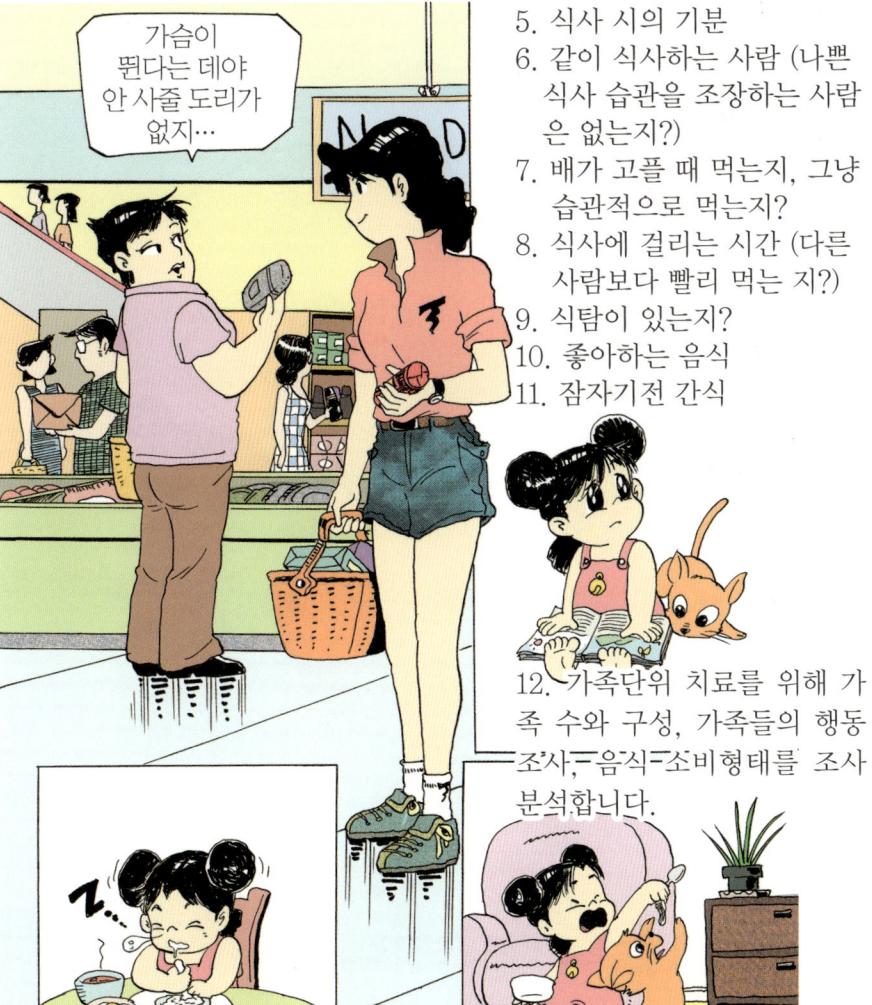

◆ 비만아동의 식습관 이렇게 바꿔보세요.

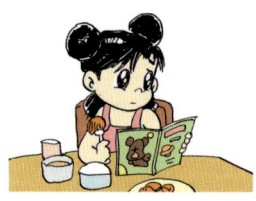

1. TV시청시간을 하루 1~2시간 정도로 제한, TV광고는 어린이들의 음식 욕구를 증가 시킵니다.
2. 방과 후에부터 자기 전까지 과식하는 습관을 줄이도록 합니다.
3. 방과 후에 운동 등을 하면서 친구들과 마음껏 놀게 합니다.
4. 컴퓨터게임, 전자오락보다는 친구들과 마음껏 놀게합니다.
5. 일 찍자고 일찍 일어나는 습관을 길러 줍니다.
6. 습관적으로 먹지않게 하고 폭식은 하지 않도록 합니다.
7. 음식은 미리 계획하여 구입하고 인스턴트 음식이나 조리가 되어있는 제품은 사지 않습니다.
8. 음식은 될 수 있는 대로 눈에 띄지 않는 곳에 보관합니다.
9. 문제가 되는 음식은 집에 들여놓지 않습니다.
10. 신선한 과일이나 야채를 먹게 합니다.
11. 항상 음식을 약간 남기는 습관을 기르도록 합니다.
12. 식사 후에 남은 음식은 치웁니다.
13. 먹는 동안 TV나 책읽는 것은 삼가 하도록 하고 식사시간은 20분에 걸쳐서 천천히 먹도록 합니다.
14. 한번에 한 가지 음식을 먹고, 한 숟가락씩 꼭꼭 씹어서 음미하면서 먹습니다.

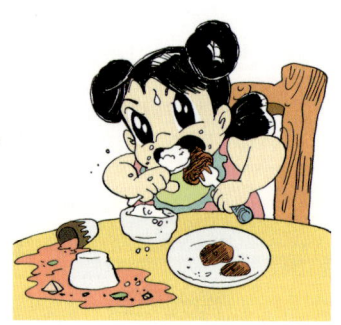

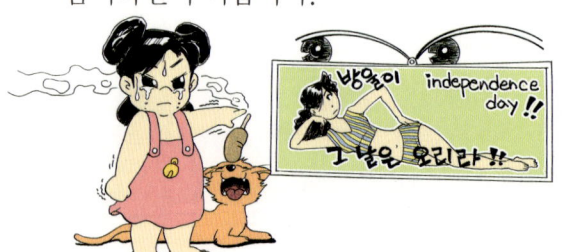

◆ 인식변화

비만을 치료하려는 긍정적인 인식을 가진 경우에 치료효과가 좋습니다.

◆ 비만아에 대한 자극조절

자극조절이란 부적절한 금식이나 운동을 초래하는 자극을 수정하는 것입니다. 식사일기와 활동 일기를 분석하여 문제점을 찾고, 문제행동을 유발하는 자극을 조절하기 위해 생활양식의 변화를 시도합니다.

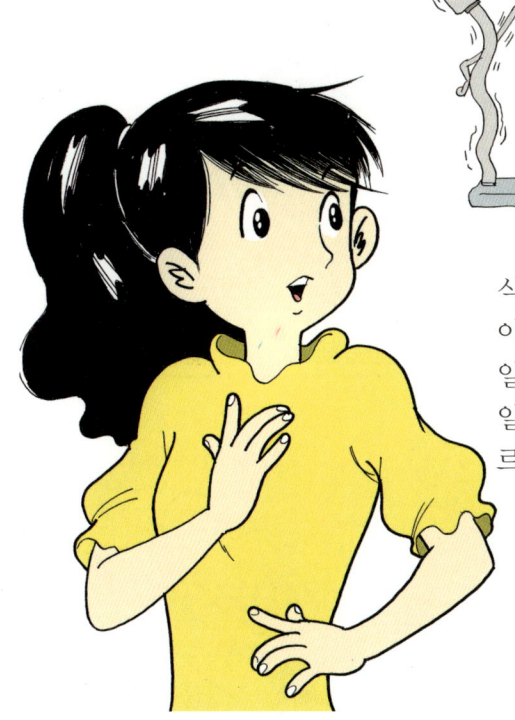

음식의 노출을 줄이고 식사와 관련된 자극을 줄이기 위한 다양한 방법과 일상생활에서 활동량을 늘일 수 있는 각종방법을 가르칩니다.

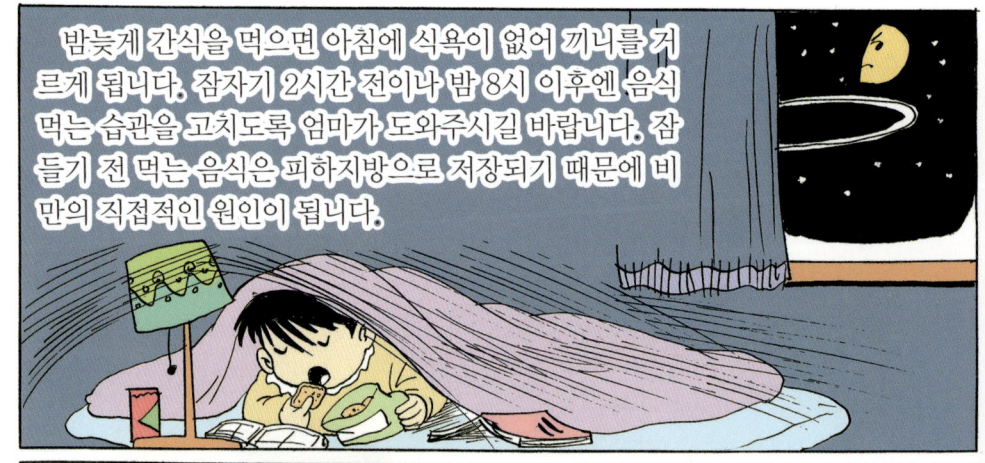

밤늦게 간식을 먹으면 아침에 식욕이 없어 끼니를 거르게 됩니다. 잠자기 2시간 전이나 밤 8시 이후엔 음식 먹는 습관을 고치도록 엄마가 도와주시길 바랍니다. 잠들기 전 먹는 음식은 피하지방으로 저장되기 때문에 비만의 직접적인 원인이 됩니다.

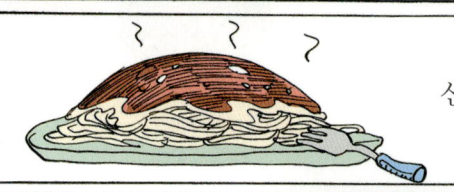

음식을 먹으면 위장에서 뇌로 신호를 보내게 됩니다.

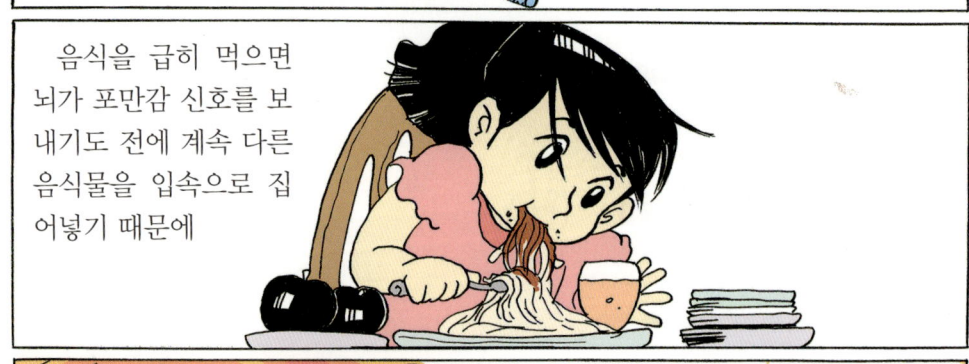

음식을 급히 먹으면 뇌가 포만감 신호를 보내기도 전에 계속 다른 음식물을 입속으로 집어넣기 때문에

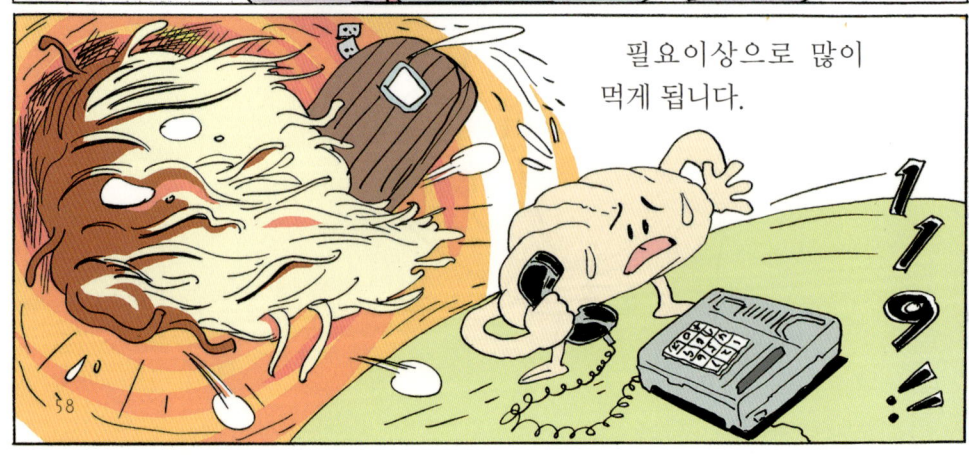

필요이상으로 많이 먹게 됩니다.

식사량이 같다고 해도 세번에 나누어 먹는 것과 한 번에 먹는 것은 지방의 축적방법이 다릅니다. 급하게 먹는 아이들은 너무 배고프지 않게 적당량의 간식을 먹이는게 중요합니다. 식사 때도 칼로리가 낮은 야채 등을 곁들여서 먹이는 습관을 들이면 포만감을 느끼게 되어 비만을 방지하게 됩니다.

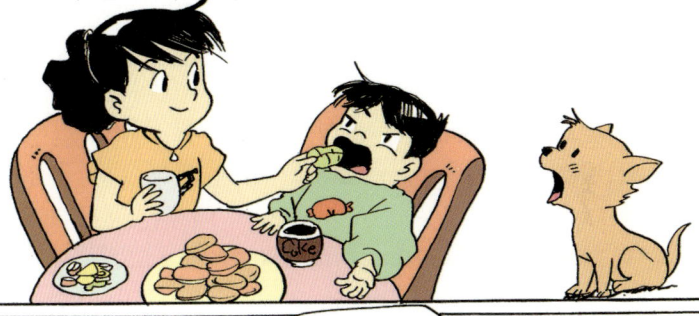

식사는 천천히 꼭꼭 씹어 먹는 습관을 들입니다.

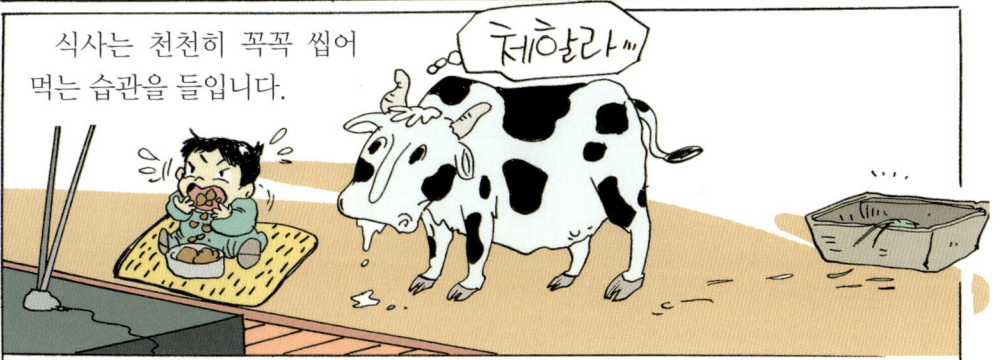

천천히 먹는 것과 종일 먹는 것은 큰 차이가 있습니다. TV를 보면서, 또는 책을 읽으면서 먹으면 먹었다는 실감이 나지않기 때문에 과식을 하게 되는 것입니다. 아이가 잘 이해할 수 있도록 주지시키며 적당량의 먹을 것을 그릇에 담아줍니다.

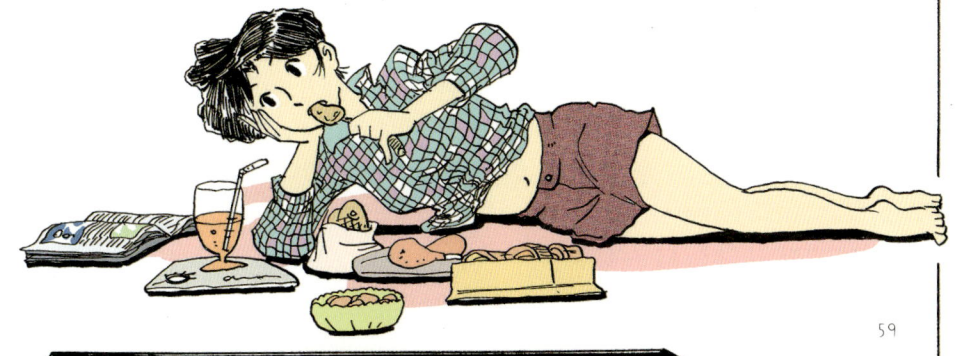

◆ 간식

원래 간식은 합리적인 영양 공급 방법이었다

　어린이들에게 점심과 저녁 식사 사이에 가벼운 간식을 주는 것은 원래 합리적인 영양 공급 방법이다. 뇌가 활동하려면 포도당이라는 당분이 없어선 안되는데 당분은 한 끼 식사로 저장되는 양에 한계가 있기 때문이다. 그래서 간식을 통해 영양을 보충해 주어야 한다. 간식이 문제가 되는 것은 음식을 마구 먹어대기 때문이다. 간식을 잔뜩 먹어 배가 부른 어린이는 정작 중요한 저녁 식사 때에는 배가 고프지 않기 때문에, 먹는 둥 마는 둥 하다가 밤늦게 서야 배가 고파져 폭식을 하게 된다. 이런 나쁜 습관들이 어린이들을 비만에 걸리기 쉽게 만드는 것이다.

어린이들은 살찌기 쉬운 식품 환경에 있다

　또한 현재는 자동 판매기나 편의점을 어디서나 볼 수 있으며 어린이들을 유혹하는 상품들이 진열대마다 넘쳐나고 있다. 이런 환경에서 어린이들은 약간의 용돈만 있으면 얼마든지 좋아하는 것을 마음껏 사먹을 수 있다. 이런 군것질 또한 비만을 증가시키는 요인이되 고 있다.
　최근에는 간편하고 편리한 패스트푸드점이나 패밀리 레스토랑과 같은 외식 산업이 성업 중이며 많은 사람들이 애용하고 있다. 이 역시 비만을 부추기는 요인 중 하나이다.
　현대인의 생활에서 외식은 하나의 즐거움이며 집에서 전화 한 통으로 주문해서 먹는 경우도 많지만, 일반적으로 외식의 메뉴는 열량이 높고 양념이 진한 것이 특징이다. 게다가 면류나 밥만으로는 탄수화물에 치우치기 쉽고 녹황색 채소가 부족해서 어린이의 건강에 좋지 못하다.
　유난히 외식이 잦은 가정이라면 면류는 가급적 메밀국수, 냉면 등을 선택하고, 혹 다른 종류의 식사를 할 때에는 영양 불균형을 보충하기 위한 이상적인 외식이 될 수 있도록 신경써야 한다. 이와 같이 어린이들은 늘 주어지는 풍족한 간식 거리와 군것질로 배고픈 줄 모르며 외식할 기회도 많기 때문에 살찌기 쉬운 환경에 있다. 최근의 비만아 증가에는 그만한 이유가 있는 것이다.

간식은 다른 음식과 함께 먹는다

시판 중인 과자를 안심하고 먹는 방법

몸에 좋지 않은 간식으로 가장 먼저 손꼽을 수 있는 식품에는 시판 중인 스낵과 청량 음료가 있다. 그러나 식품 자체보다는 먹는 방법에 문제가 있다. 예를 들어 염분, 당분, 기름기가 많은 스낵을 봉지 째 먹으면 열량도 많고 영양도 편중된다. 그러나 한 봉지를 여러 번에 나누어 먹고 대신 우유나 과일로 부족분을 보충하면 영양이 균형을 이루게 된다.

어린이에게 점심과 저녁 사이에 간식을 먹이는 것은 합리적인 영양 공급 방법이긴 하지만, 바쁜 현대 생활 속에서 매일같이 손수 만들어 주기란 쉬운 일이 아니다. 결국 시판 중인 과자나 케이크를 간식으로 택하는 경우도 종종 있게 된다.

그러나 시판 중인 과자류도 다른 식품과 함께 어떻게 먹느냐에 따라 얼마든지 내용물이 꽉찬 실속 있는 간식으로 손쉽게 바꿀 수 있으므로 현명하게 이용하자.

여러 가지 대체식품

- 청량음료 대신 우유
- 아이스크림 대신 요구르트
- 청량음료 대신 청량 과즙 음료
- 감자칩 대신 팝콘
- 도넛 대신 야채 섞인 샐러드

◆ 엄마 알고 계세요?

TV시청 시간만큼은 조금 엄격하게 제한할 필요가 있습니다.

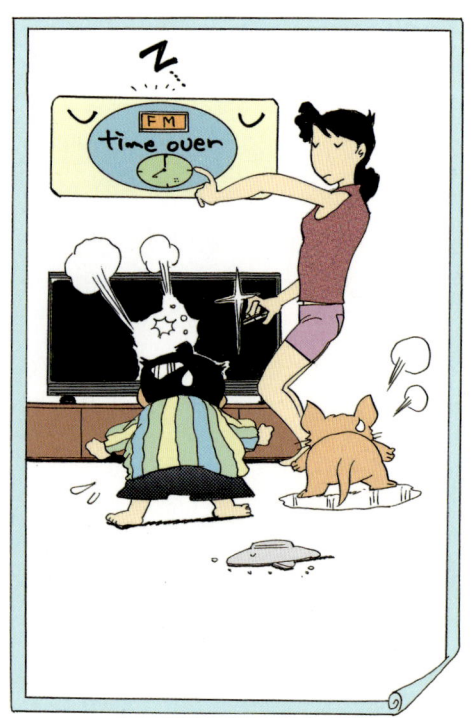

간식은 동물성 20%,
식물성 (야채,과일) 80%
비율로 먹입니다.

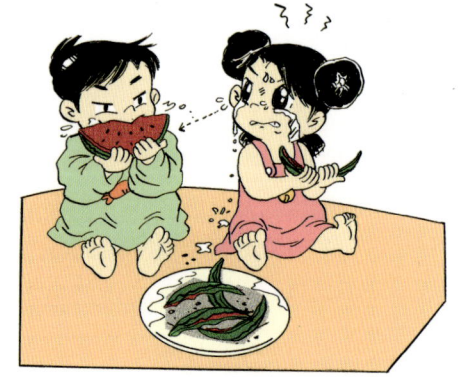

◆ 설탕과 지방을 함께 먹으면 살찌기 쉽다

어린이들이 좋아하는 단 음식은 설탕이 잔뜩 들어 있어 건강의 적이라고 한다. 설탕 1g은 4kcal의 열량을 갖고 있어 지방의 9kcal에 비하면 열량은 낮지만, 일단 체내에 들어오면 흡수가 잘되고 과잉 섭취하면 피하 지방이 되기 쉽기 때문이다. 같은 탄수화물이라도 밥이나 감자류는 다당류이므로 한 번 섭취하고 나면 에너지로 되기까지의 과정이 오래 걸리지만, 설탕의 경우는 단당류이므로 열량으로 전환되는 효율이 높고 지방으로 축적되기도 쉽다.

그러나 감량하고 있다고 해서 아이의 간식에서 갑자기 단것을 완전히 없애버린다는 것은 현실적으로 무리가 있다. 오히려 단 음식 가운데 저열량인 것으로 적당히 먹도록 하는 것이 현명한 방법이다. 가령 같은 과자라 해도 케이크에 비해 전통 과자 쪽이 훨씬 열량이 적다. 일반적으로 케이크 같은 양과자에는 다량의 지방이 포함되어 있어 설탕과 지방질을 동시에 먹게 되기 때문에 피하 지방으로 저장되는 효율이 그만큼 높아진다. 반면에 전통 과자에는 설탕이 많이 포함되어 있기 때문에 흡수 후 혈당치가 빨리 올라가 포만감을 빨리 느껴 많이 먹지 않게 되는 이점이 있다.

그렇다고 해서 전통 과자를 많이 먹어도 된다는 뜻은 아니다. 전통과자든 양과자든 감량 중인 아이에게는 그다지 권할 만한 것이 못되지만, 비만 해소에는 오랜 시간이 걸리므로 지나치게 제한해서 중도에 포기하고 마는 일이 없도록 1회 분량을 줄이고 먹는 방법과 질을 고려해서 무리 없이 식생활을 이끌어 간다.

즐겨 먹는 빵의 열량

케이크(200kcal), 파운드 케이크 1쪽(290kcal), 곰보빵(200kcal), 크로와상(350kcal), 크림빵225kcal), 애플파이(225kcal), 감자크로켓(450kcal), 머핀(250kcal), 핫도그(250kcal)

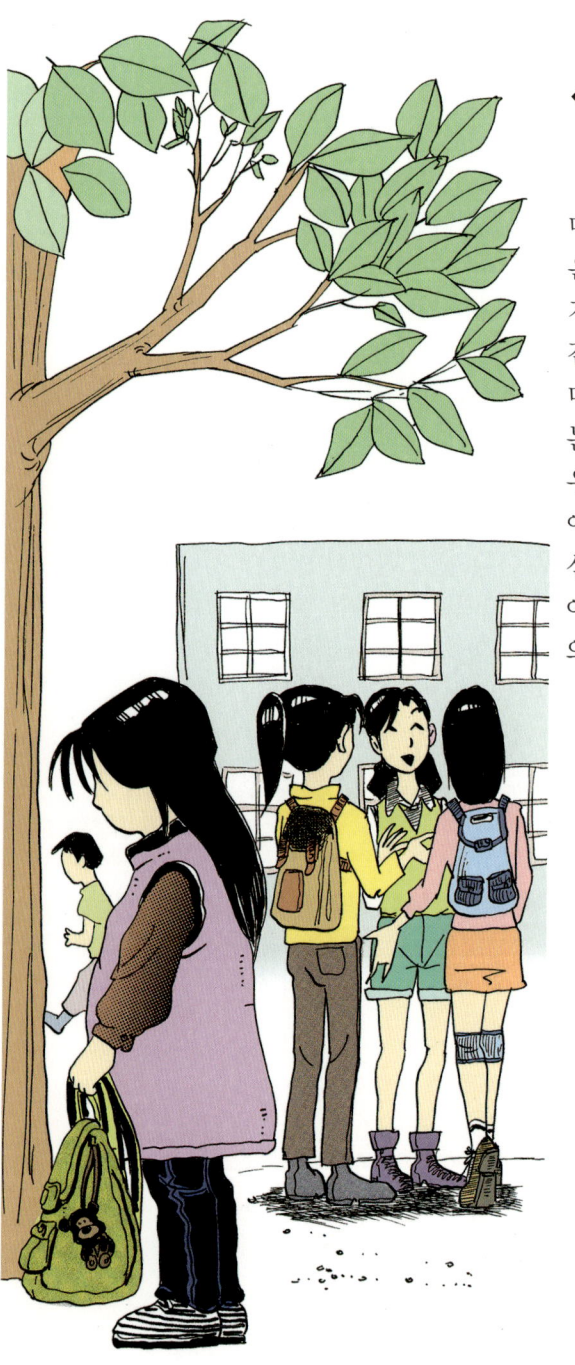

◆ **심리**

비만아들은 정신적 안정이 매우 중요합니다. 비만아들은 친구관계, 이성관계 등에 지나치게 걱정을 하고 열등감, 정서 불안으로 고통 받으며 적응능력의 저하를 보이는 경우가 많습니다. 비만은 우울증, 대인 공포증, 학습장애, 품행장애, 등교거부 등의 선행이유가 되기도 하는데, 이러한 경우에는 소아정신과 의사의 도움이 필요합니다.

◆ 비만을 부추기는 과보호와 무관심

최근에는 출생률이 낮아져 자녀 수가 감소하고 있기 때문에 하나뿐인 아이에게 추체할 수 없을 만큼 애정을 기울이는 탓에 그것이 비만을 부르는 요인이 되고 있다. 혹은 과보호와는 반대로 부모가 무관심하거나 지나치게 바쁜 나머지 아이에게 신경을 쓰지 않아 비만을 부르는 경우도 있다.

스낵도 한 봉지를 다 먹으면 과식이 된다.
엄마가 아이에게 주는 간식 가운데가장 많은 것은 스낵과 비스킷, 피자이다. 말하자면 인기 간식 메뉴들인데 이런 것들은 설탕과 기름을 많이 사용하기 때문에 단위 열량이 의외로 매우 높다. 게다가 봉지로 포장된 것들도 많아 보통 그냥 통째로 준다. 그 결과 소량이라면 열량이 낮은 간식인데도 한 봉지를 다 먹기 때문에 한 끼 식사 분이 훨씬 넘는 양을 섭취하게 되고, 그것이 바로 비만의 원인이 되는 경우가 흔히 있다.

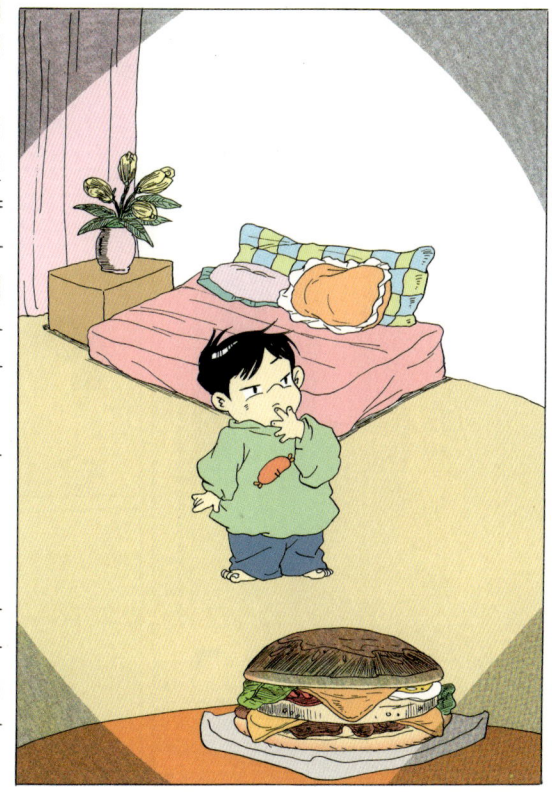

예상외로 열량이 높은 것이 청량음료로 초.중학생의 1일 당분 섭취량은 20g이 적정량이다. 그것을 기준으로 삼아 보면 콜라나 주스류 한 병에 당분이 20g이상 들어 있는 것이 많기 때문에 물 대신 마실 경우 당연히 열량 과잉 섭취의 원인이 된다. 일반적으로 외식하는 경우는 열량이 높고 양념이 진한 것이 특징입니다. 아이들은 외식 때 어른들과는 달리 샐러드 같은 야채류보다는 치킨이나 피자류만 먹길 좋아하기 때문에 영양의 불균형으로 인한 비만을 초래하게 된다.

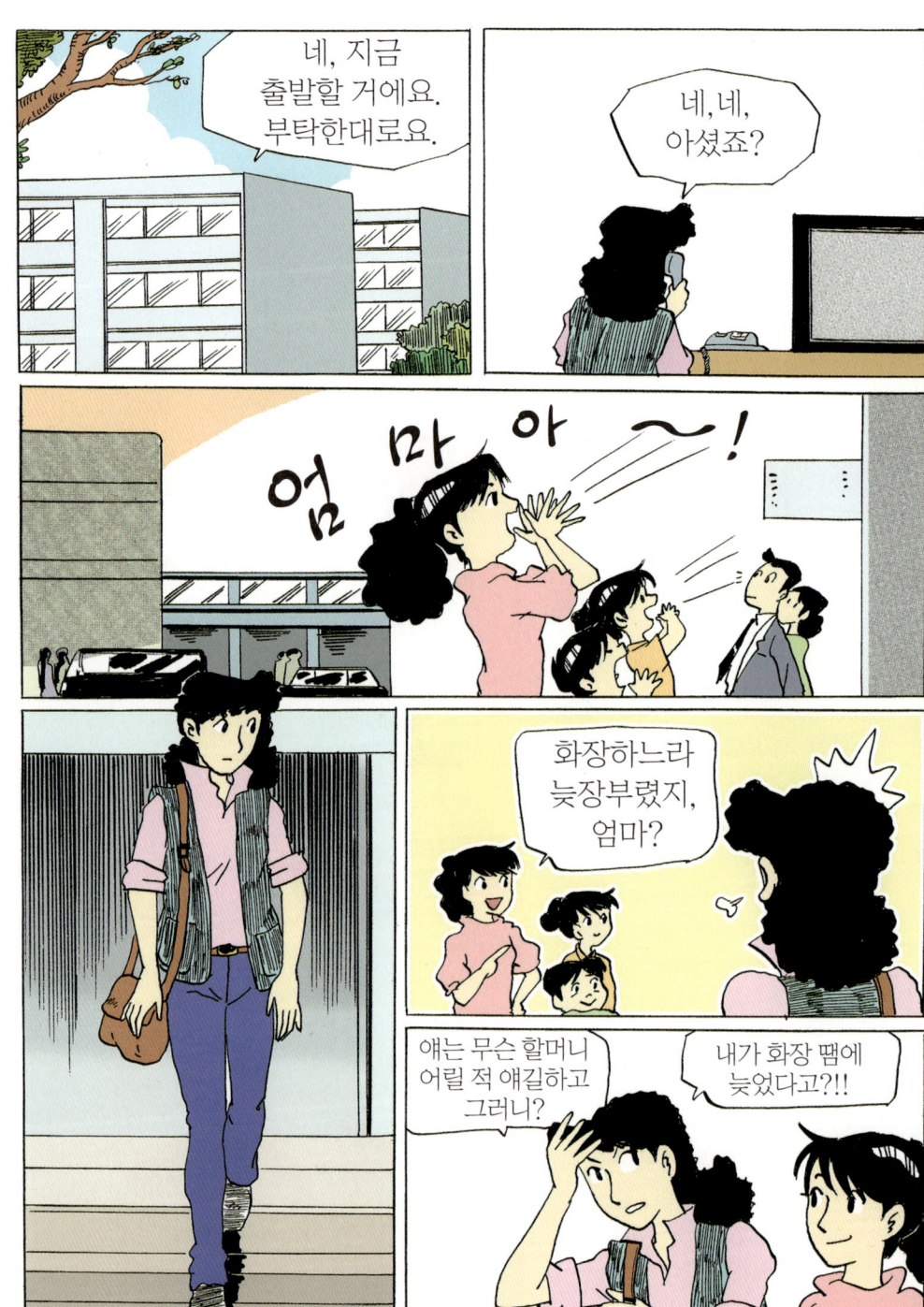

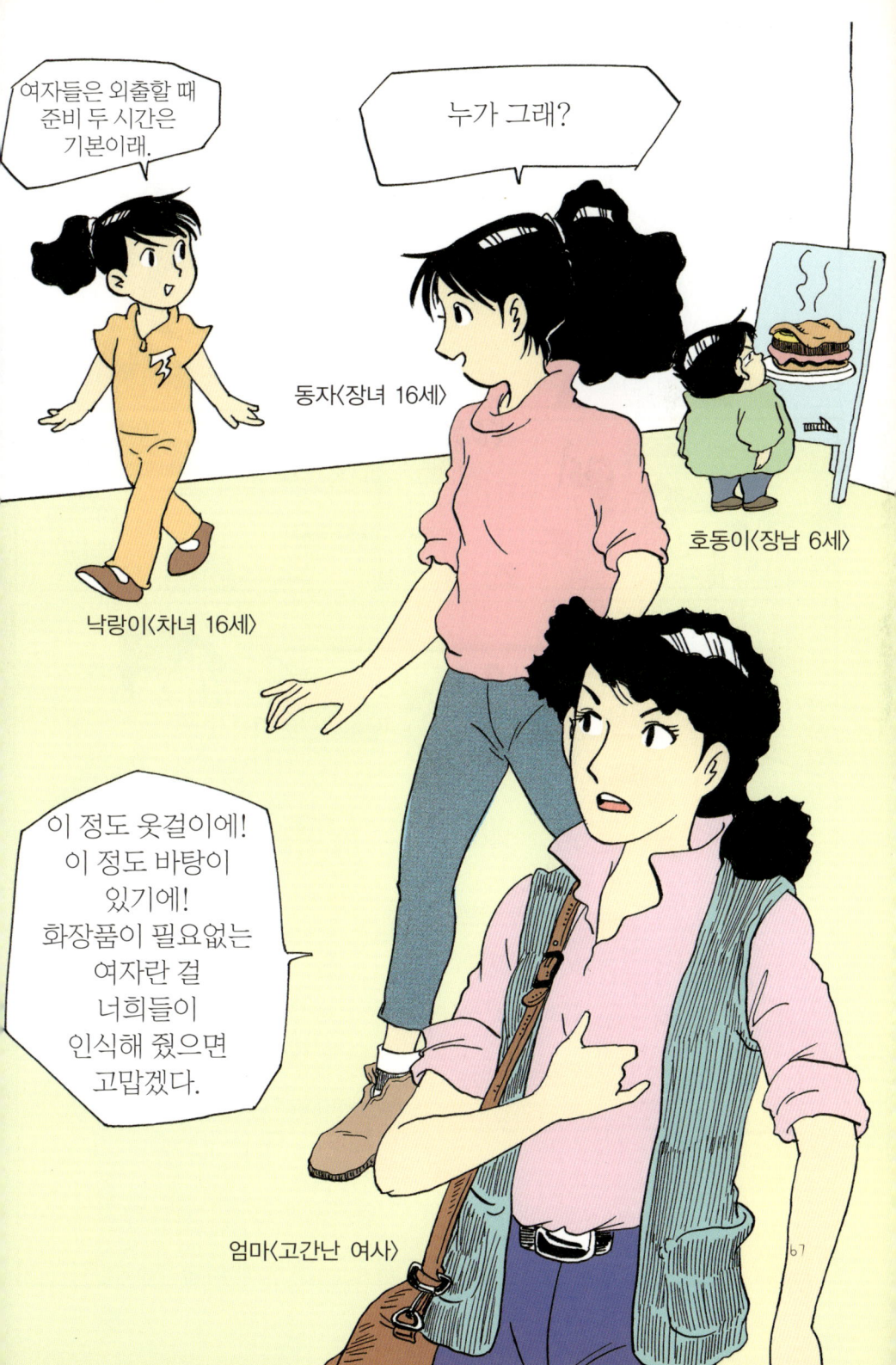

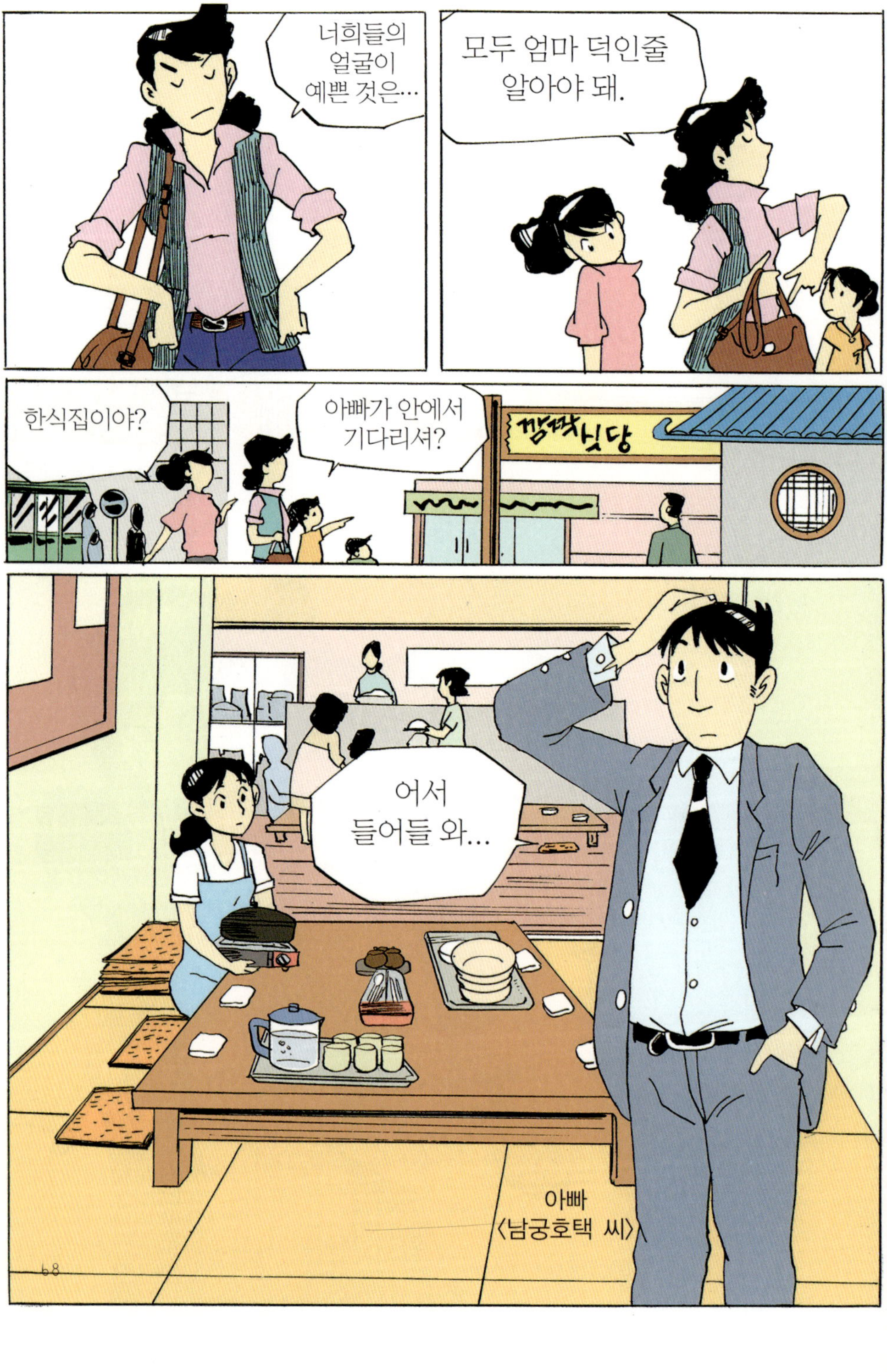

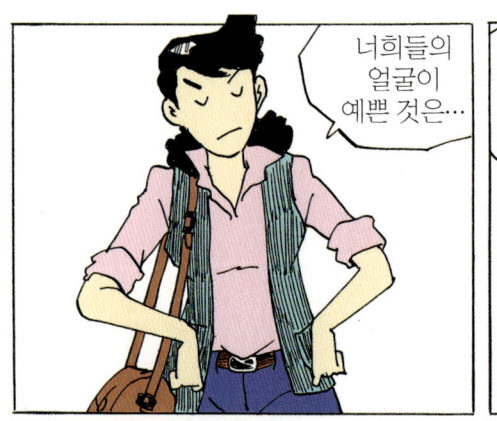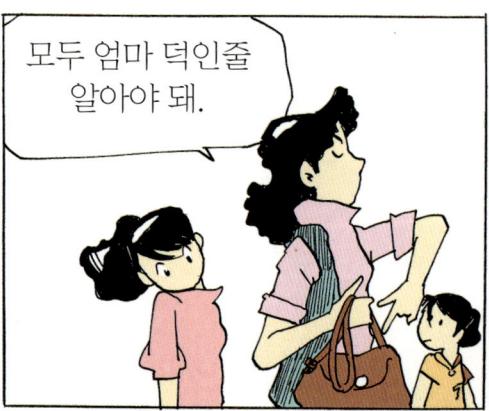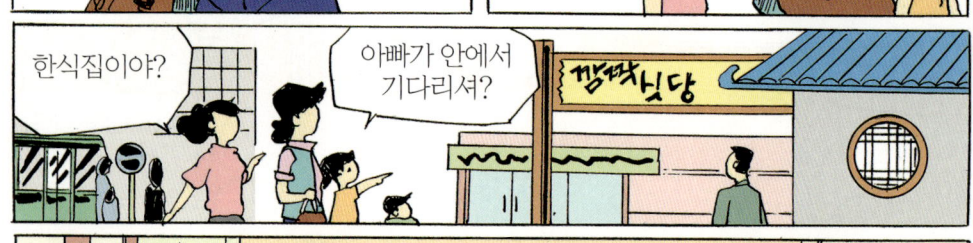

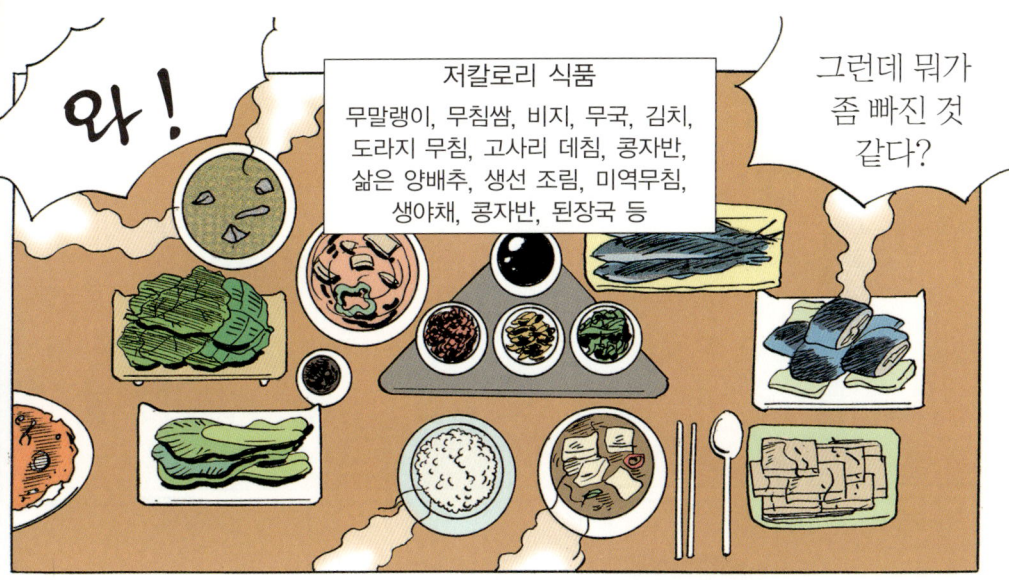

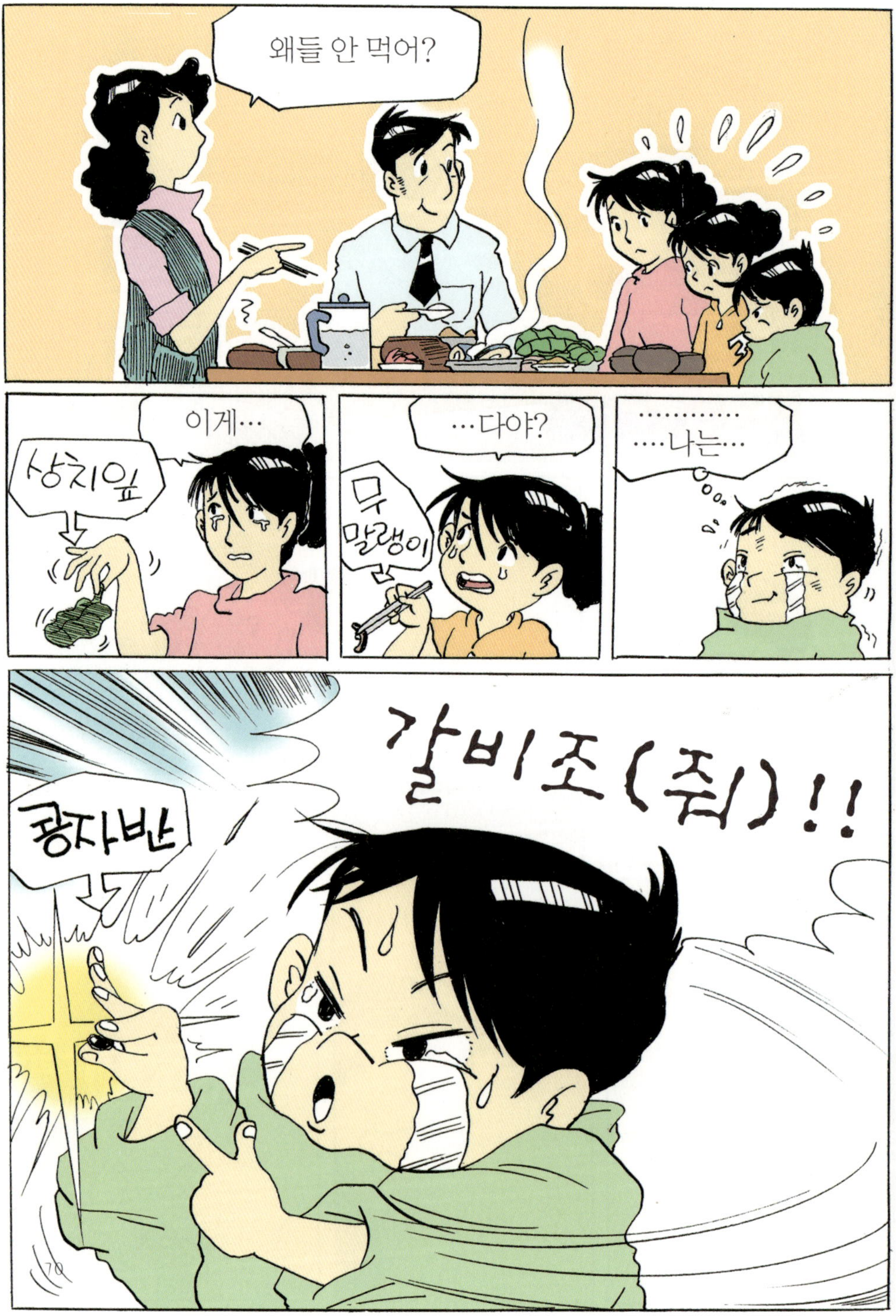

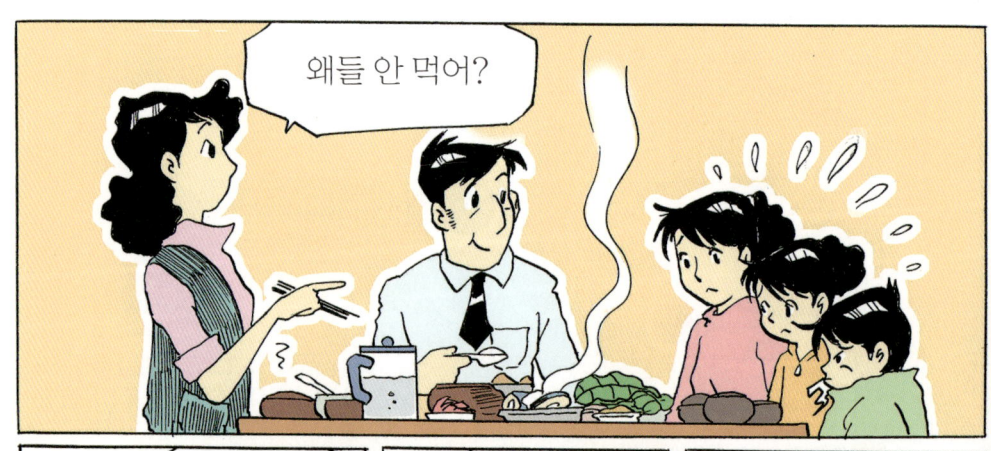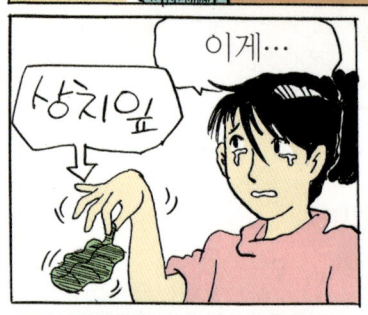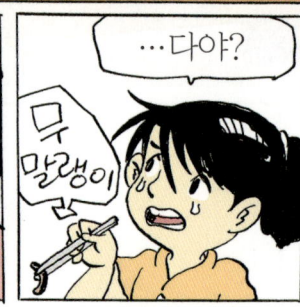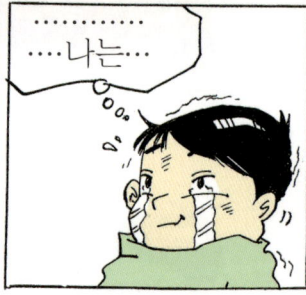

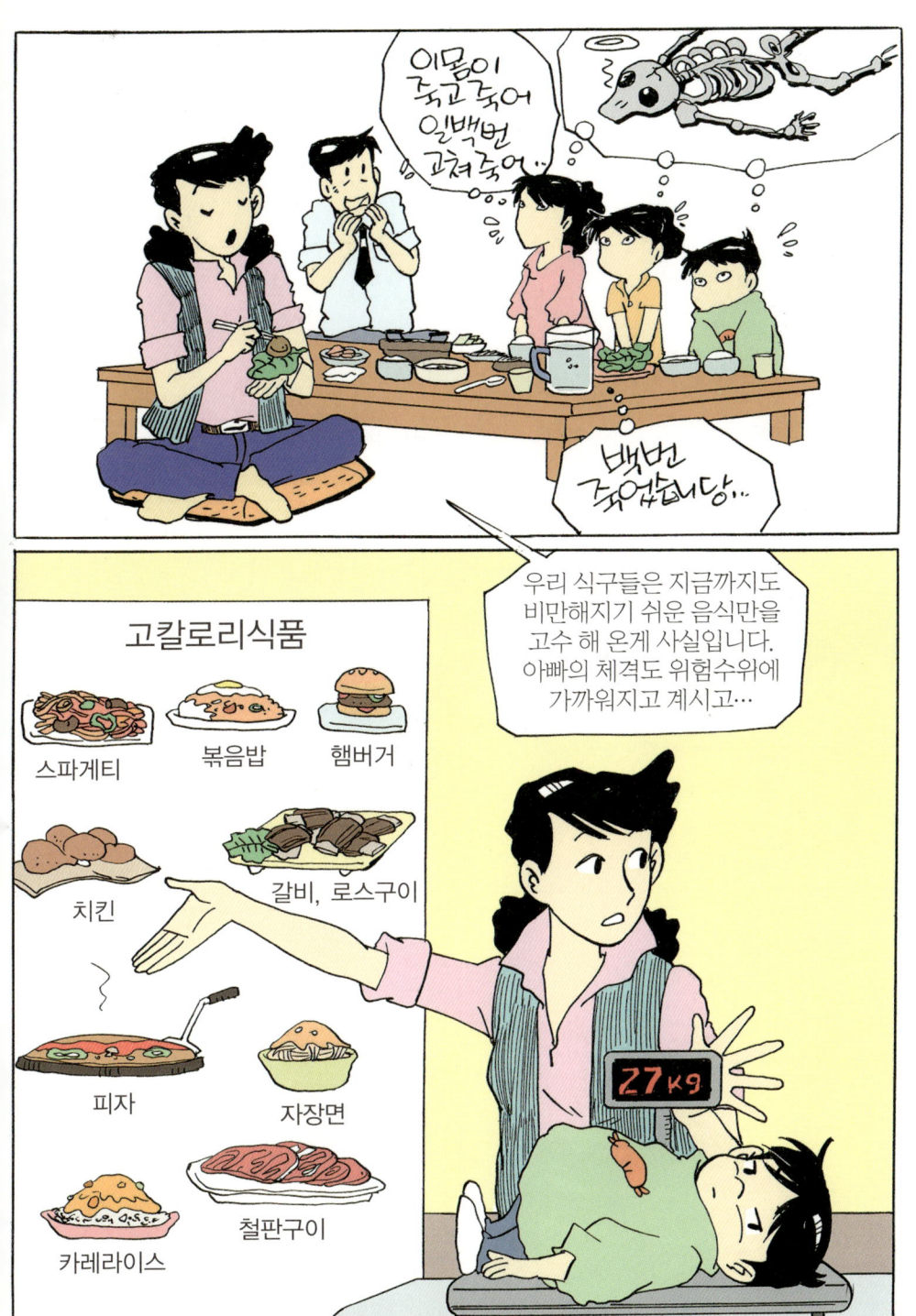

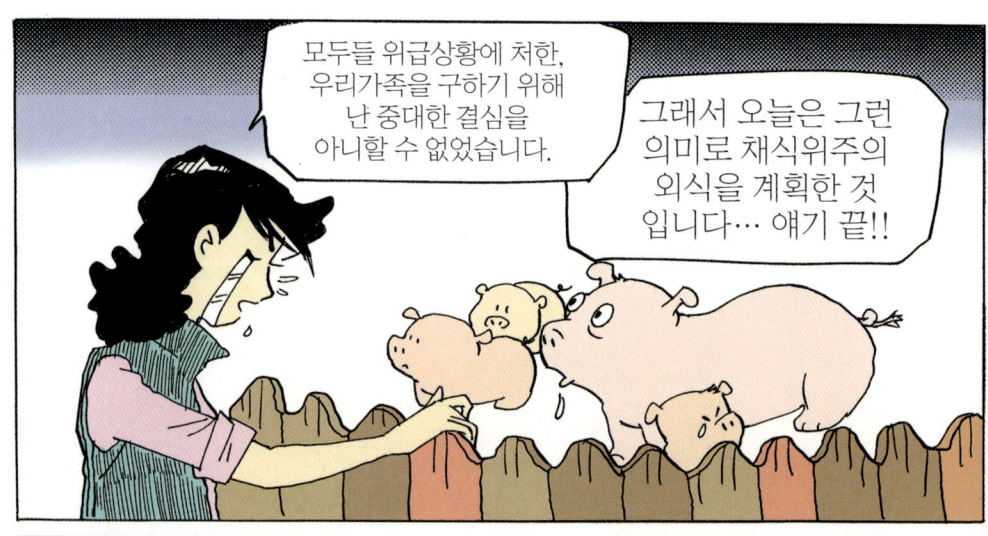
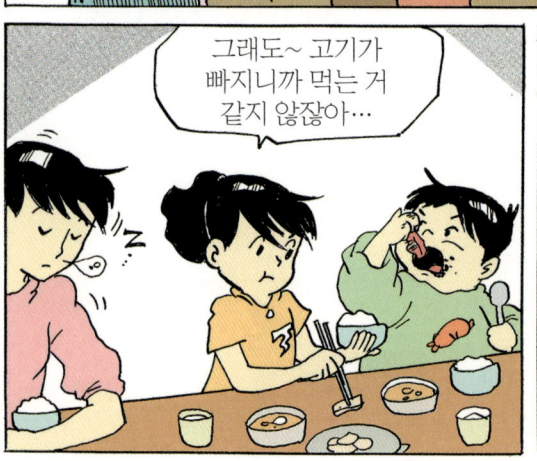
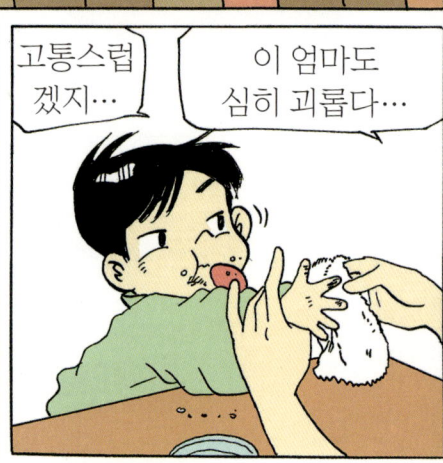
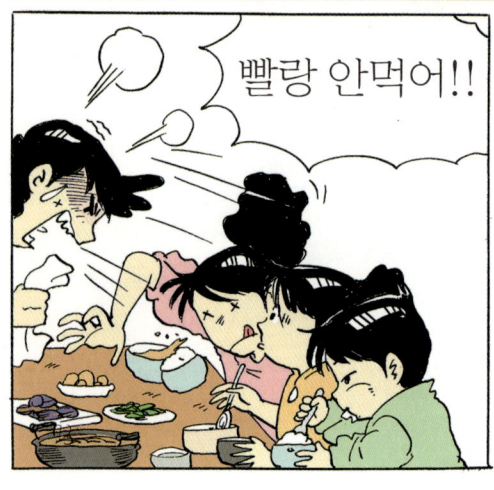
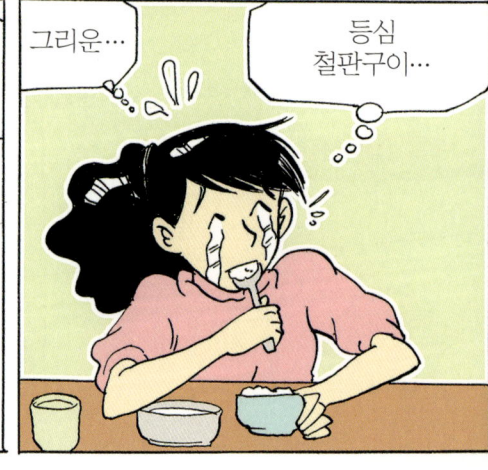

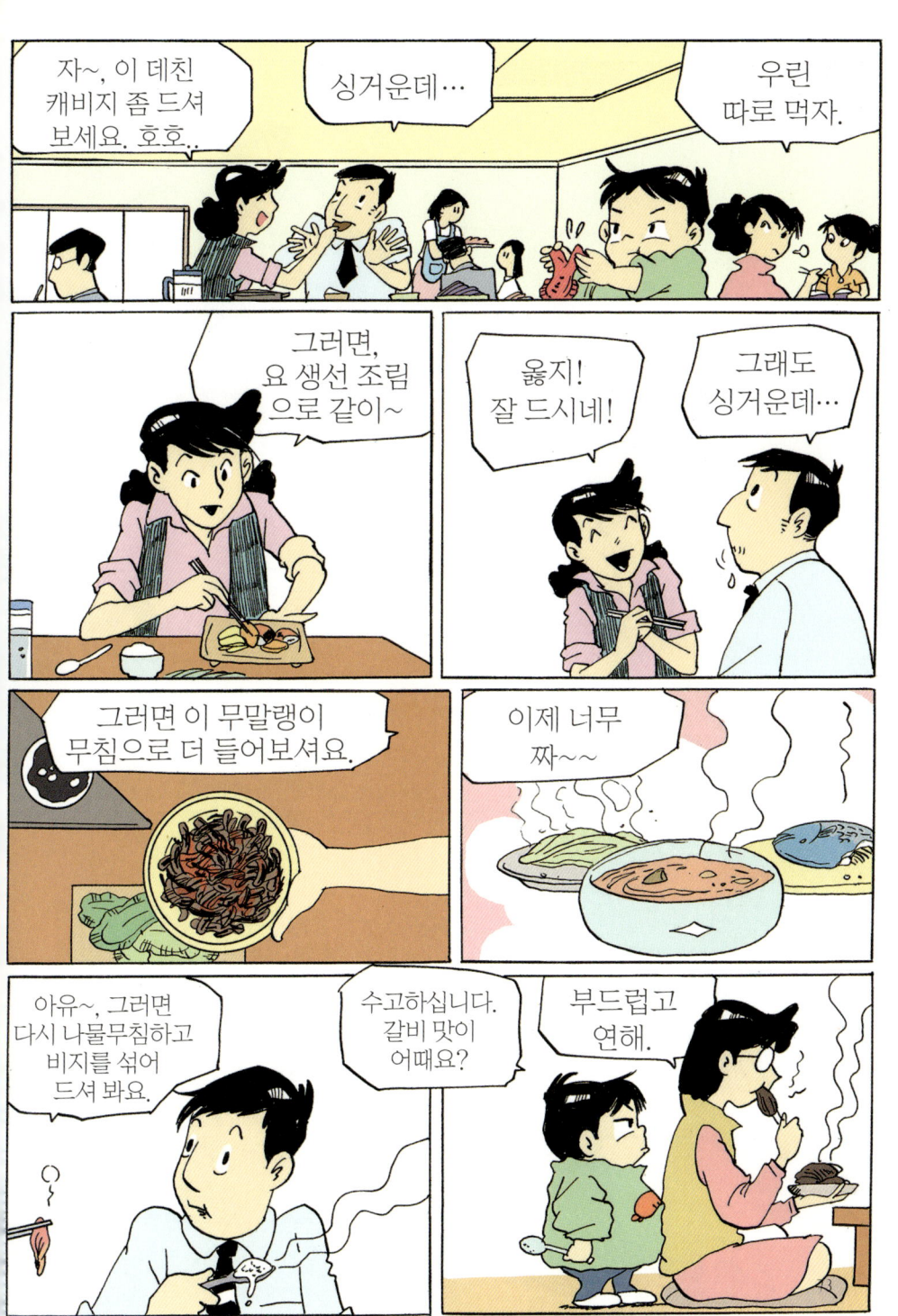

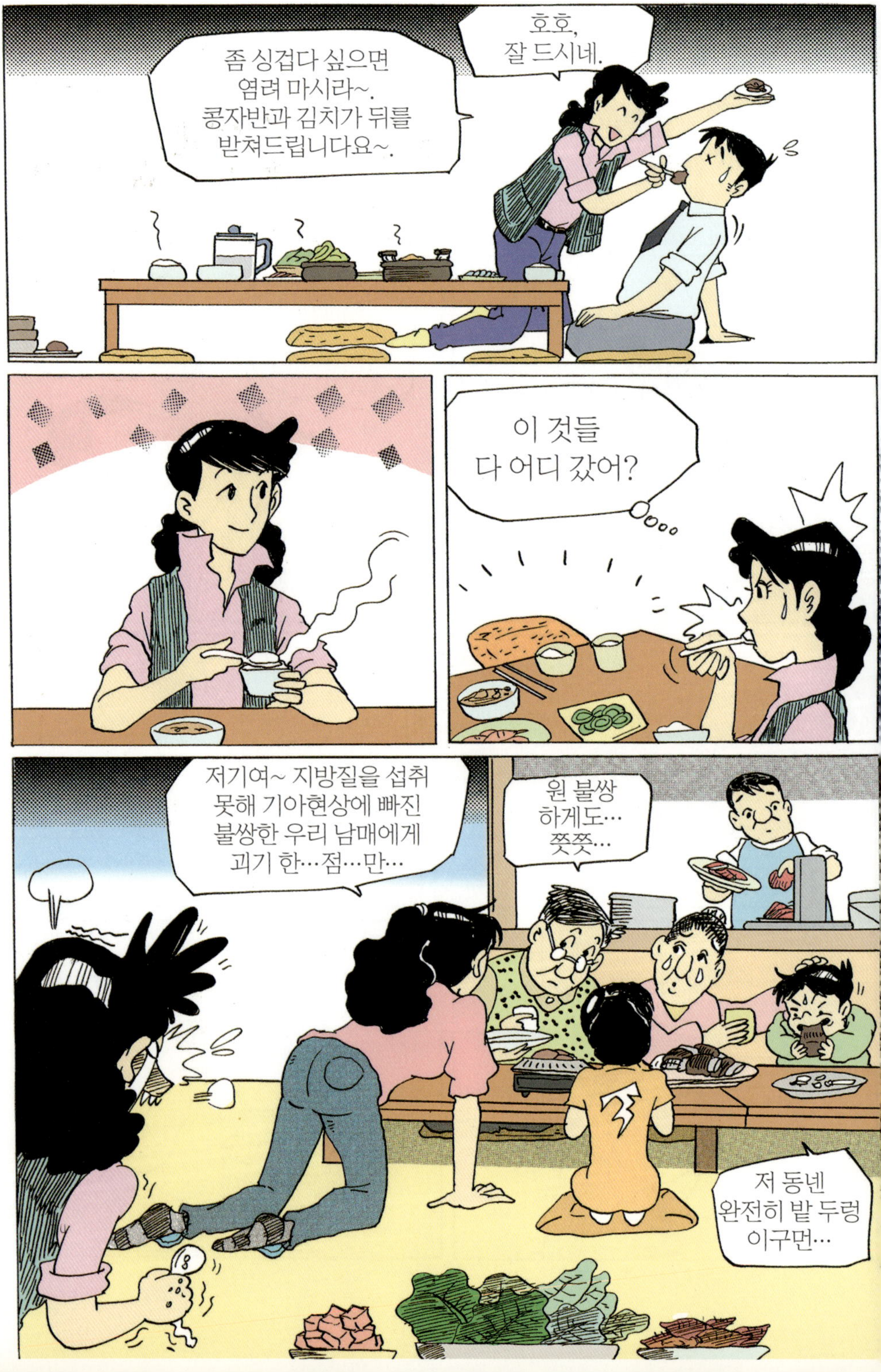
좀 싱겁다 싶으면 염려 마시라~. 콩자반과 김치가 뒤를 받쳐드립니다요~.
호호, 잘 드시네.
이 것들 다 어디 갔어?
저기여~ 지방질을 섭취 못해 기아현상에 빠진 불쌍한 우리 남매에게 괴기 한…점…만…
원 불쌍 하게도… 쯧쯧…
저 동넨 완전히 밭 두렁 이구먼…

◆ 외식을 효과적으로 이용하는 요령

외식과 집에서 만든 요리를 비교해 보면 같은 열량이라도 영양가가 완전히 틀리다. 게다가 외식은 일반적으로 양념이 진하기 때문에 비만아가 있는 가정에서는 가급적이면 피하는 게 좋다.

그러나 레저나 행사가 있을 때 외식이 불가피한 경우가 흔히 있으며, 현대 생활에서 외식을 완전히 외면하는 것은 현실적으로도 불가능한 일이다. 그러므로 열량 조절이 필요한 아이를 위해 외식 이용 요령을 기억해 두면 크게 도움이 될 것이다.

먼저 음식물의 내용물을 생각해 보고 다른 식사로 보충할 방법을 연구한다. 외식을 할 때는 '오늘만 특별히'라는 생각으로 자녀에게 관대해지기 쉬우므로 긴장을 늦추지 말고 일정한 규칙을 만든다.

살찌지 않고 외식할 수 있는 요령 8가지.

① 외식을 할 때 메뉴는 일품 요리보다는 정식 요리를 선택하도록 하고, 일품 요리를 선택할 경우에는 여러 가지 재료가 섞인 것으로 한다.
② 일품 요리를 주문할 때에는 우유나 요구르트 등을 함께 마시도록 한다.
③ 기름을 많이 사용하는 조리법의 요리는 되도록 피한다. 1일 섭취 열량을 초과하기 쉽다.
④ 곁들여진 야채는 남기지 않도록 하며, 가능하면 샐러드 드레싱을 피한다.
⑤ 음료수는 청량 음료보다는 달지 않은 녹차나 토마토 주스 등을 선택한다.
⑥ 한 번에 많이 주문하지 말고 부족하면 추가한다.
⑦ 아이가 디저트를 먹자고 조르더라도 식전에 미리 주문하지 않는다. 디저트는 음식을 다 먹고 난 후 마지막 코스로 주문하는 버릇을 들인다.
⑧ 기름진 음식을 먹었을 때나, 외식을 한 날은 집에 돌아와서 채소, 과일 등을 간식으로 주는 것이 좋다.

◆ **찜, 구이, 조림, 무침 등의 조리법을 잘 활용하자.**

맛있게 만드는 여러 가지 저칼로리 요리

　식사의 열량을 낮추려면 식단에 변화를 주어 물리지 않게 해야 한다. 또한 고기를 프라이팬에 구우면 육류의 지방질을 많이 먹게 되므로 찜통에 쪄서 지방을 제거한 후 요리하거나 돼지고기처럼 두 번 삶아서 기름 끼를 빼고 요리한다. 이와 같이 다양한 조리법을 활용하면 요리가 다채로워질 뿐 아니라 열량을 억제하는 효과도 기대할 수 있다.
● 조림
　채소는 데치면 부피가 줄어들기 때문에 한 번에 많은 양을 먹을 수 있다. 또한 달걀과 고기를 첨가하면 맛도 좋아지고 먹기도 편해진다.
● 호일 구이
　호일을 이용하면 기름을 두르지 않아도 되기 때문에 칼로리를 낮추는 데 그만이다. 그리고 몸에 좋은 생선의 지방을 손실시키지 않고 요리할 수 있어서 더욱 좋다.
● 무침
　무침은 열량을 억제시키는 최적의 메뉴이다.
　식초와 설탕, 소금을 약간 넣어 새콤달콤한 양념장으로 야채를 무치면 어린이들도 즐겨 먹을 수 있다.
● 찜. 데치기.
　기름기가 많은 고기나 생선은 찌거나 삶으면 기름기가 빠져 나가 열량을 억제할 수 있으므로 찜과 데치기를 잘 활용한다.
● 구이
　구이 요리는 사용하는 기름의 양을 줄이는 것이 포인트이다. 태프론 처리가 된 프라이팬을 이용하면 기름을 적게 써도 된다. 또한 햄버거 스테이크를 구울 때 두부를 이용하여 고기의 양을 줄이고 영양학적으로 균형을 맞춘다.
● 밥짓기
　여러 가지 잡곡을 넣어 혼식을 하면 영양 균형도 맞추고 밥의 양도 줄일 수 있다. 밥을 지나치게 과식하는 아이에게 좋다.

◆ 비만아에게 유익한 작용을 하는 식이성 섬유

 어린이들이 좋아하는 음식은 대부분 햄버거, 프라이드 치킨, 로스구이 같이 기름지고 동물성 지방이 많은 서양요리입니다.

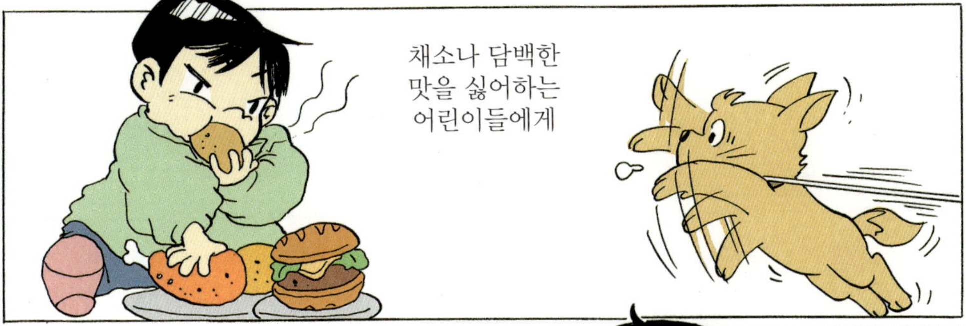

채소나 담백한 맛을 싫어하는 어린이들에게

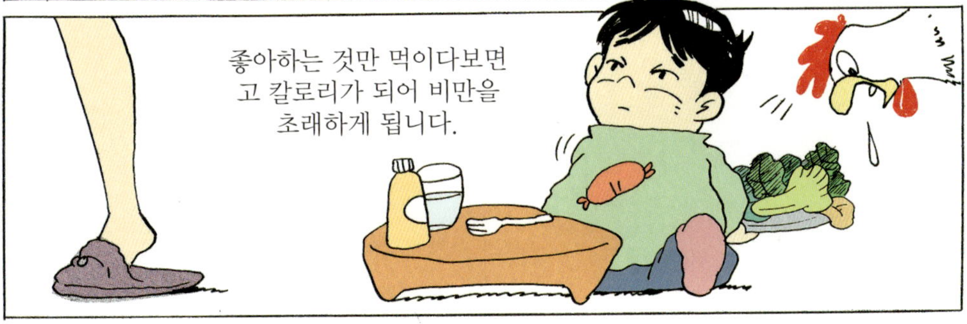

좋아하는 것만 먹이다보면 고 칼로리가 되어 비만을 초래하게 됩니다.

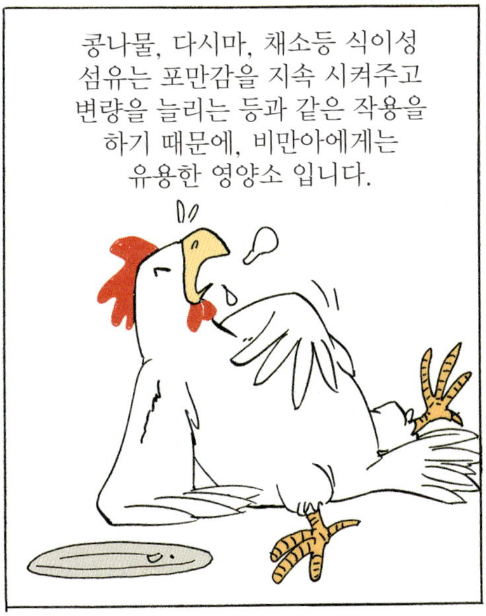

콩나물, 다시마, 채소등 식이성 섬유는 포만감을 지속 시켜주고 변량을 늘리는 등과 같은 작용을 하기 때문에, 비만아에게는 유용한 영양소 입니다.

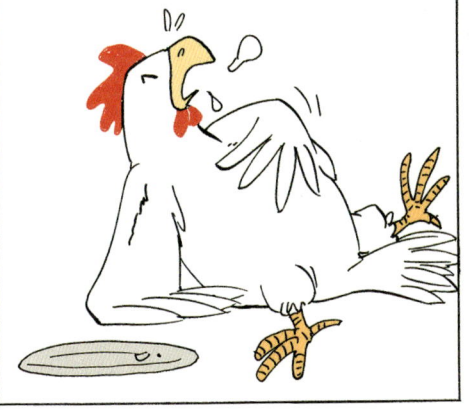

식이성 섬유의 주요작용

1) 씹는 회수가 늘어나기 때문에 시간이 길어져 포만감을 빨리 느낀다.
2) 위에서 소화되는 시간이 길어지므로 공복감이 비교적 지연된다.
3) 콜레스테롤 수치를 낮춘다.
4) 장내 노폐물과 함께 배설된다.
5) 발암물질을 희석한다.
6) 변이 굵고 부드러워져 배변이 편해진다.
7) 식후 인슐린 반응을 저하시키므로 비만과 당뇨병을 예방하여준다.

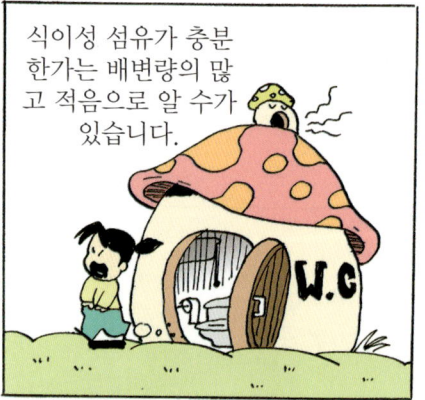
식이성 섬유가 충분한가는 배변량의 많고 적음으로 알 수가 있습니다.

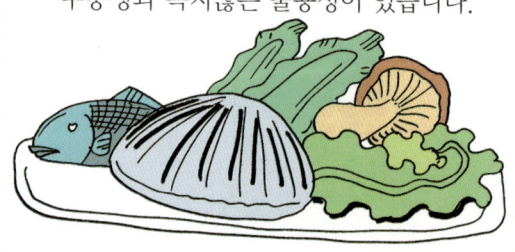
식이성 섬유로는 해조류, 콩류, 채소류, 버섯류, 곡류, 과일 등이 있습니다. 식이성 섬유에는 물에 녹는 수용성과 녹지않는 불용성이 있습니다.

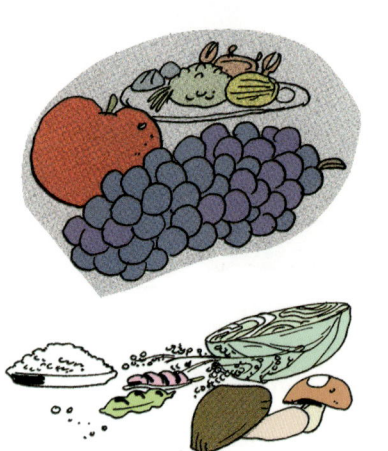
수용성 섬유는 해조류나 과일 등에, 불용성 식이섬유는 채소와 버섯, 곡류, 콩류 등에 많이 함유되어 있습니다.

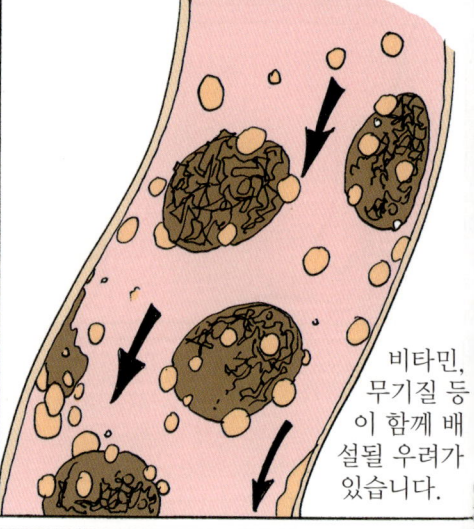
식품을 가리지 말고 먹되, 주의할 점은 식이성 섬유를 지나치게 섭취할 경우 비타민, 무기질 등이 함께 배설될 우려가 있습니다.

특히, 시중에서 판매되고 있는 식이성 섬유가 든 음료수는 너무 많이 마시지 못하게 합니다.

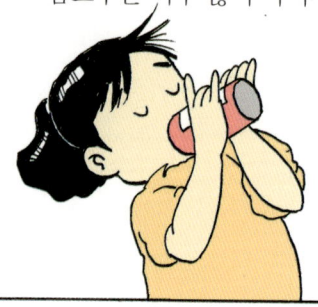
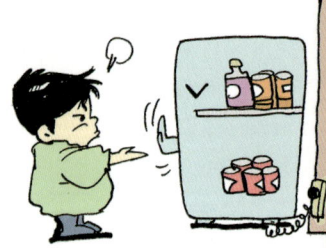

◆ 운동부족을 해소하려면 ?

일상생활에서 몸을 자주 움직이는 것이 중요합니다.

　비만을 해소 하는 데는 식생활 개성과 규칙적인 운동이 가장 중요 합니다. 그렇지만 비만아의 대부분은 운동을 싫어하고, 현대의 생활환경은 운동을 하기에는 장소와 시설에 갖가지 제약이 따릅니다. 그러므로 우선 엄마와 아이가 함께 부지런히 몸을 움직이는 일부터 시작해 봅시다.

　1. 씩씩하게 뛰어 놀자
　2. 집 안에서 빈둥대지 말자
　3. 실내에서도 틈틈이 가벼운 운동
　4. 가능한 많이 걷기
　5. 집안 일을 거들자

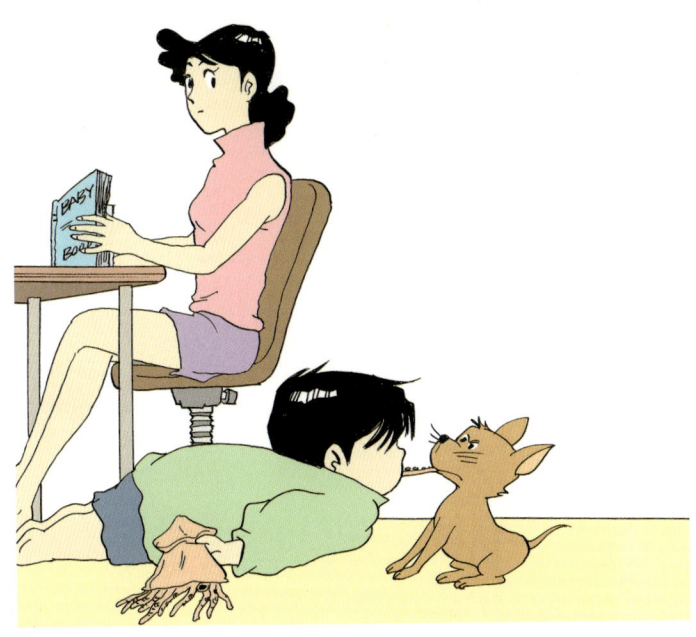

매일 반복하는 운동 부족 해소법

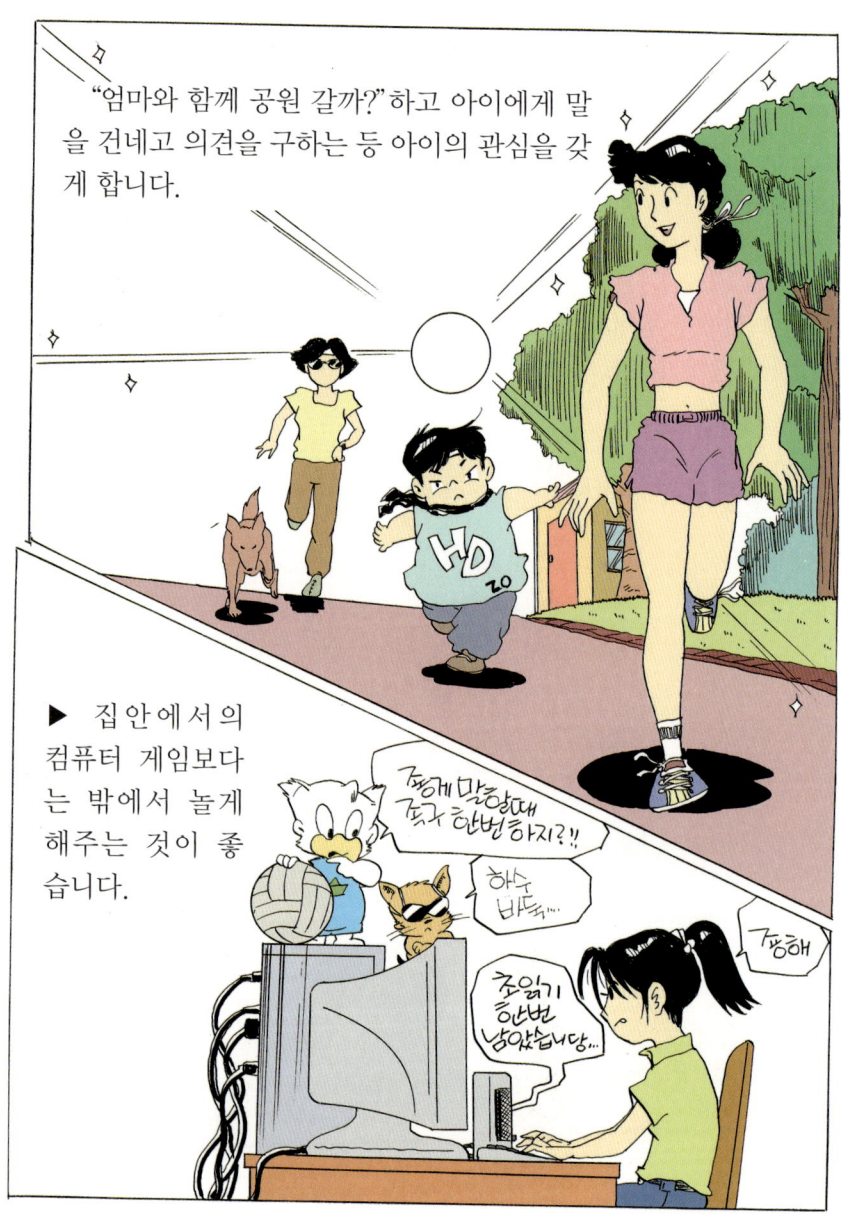

"엄마와 함께 공원 갈까?" 하고 아이에게 말을 건네고 의견을 구하는 등 아이의 관심을 갖게 합니다.

▶ 집안에서의 컴퓨터 게임보다는 밖에서 놀게 해주는 것이 좋습니다.

▶ 방안에 누워 TV나 책을 보며 뒹구는 습관을 들이면 고치기가 어렵습니다. 옆에 과자봉지까지 놓여 있으면 비만을 해소 할 수 없습니다.

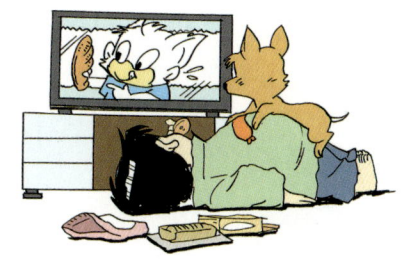

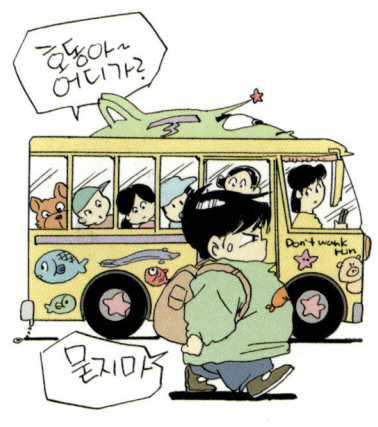

▶ 가능한 많이 걷게 합니다.
 문명의 발달 덕(?)으로 걸을 기회가 부쩍 줄어들고 있습니다. 자가용 의존도가 높아 걸어갈 수 있는 장소도 차를 이용하는 경우가 많습니다. 절대 귀찮아 하지 말고 걷게 하도록 합니다.

▶ 집안일을 거들게 합니다.
화분에 물주기 식사준비 거들기 등, 집 안에서 할 수 있는 일을 조금씩이라도 거들게 하고, 집에 강아지를 키우고 있다면 하루 일정한 시간에 집 주위를 동물과 함께 산책 시키는 것도 좋습니다.

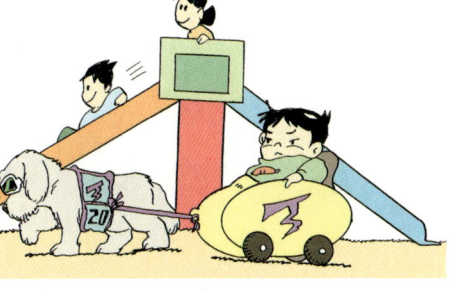

◆ 자각증상이 없어
  위험한 소아비만병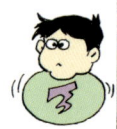

소아비만병의 대부분은 비만의 그늘에 가려져 눈에 잘 띄지 않기 때문에 자각 증상이 없는 상태로 진행 된다는 점입니다.

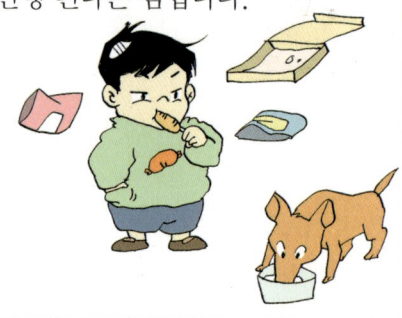

현재 우리 어린이들을 둘러싸고 있는 환경을 생각해 보았을때 잠재적인 위험인자를 가진 성인병 예비군 어린이들이 우리가 지금 알고 있는 것보다 더 많을 것이 아닐까 염려되고 있는 실정입니다.

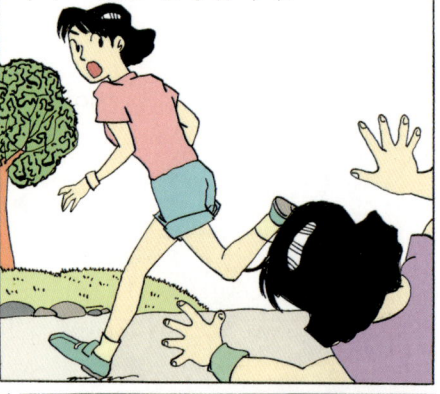

예를 들어 동맥경화는 이렇다 할 자각 증상이없는 상태로 진행되다가 어느 날 갑자기 심장발작이나 뇌경색을 일으키기도 합니다.

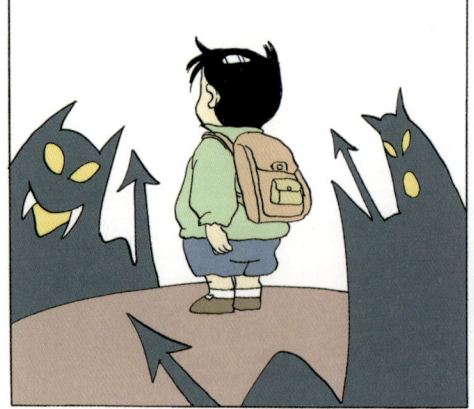

이러한 위험 인자를 어린이들이 안고 있다는 사실이 어린이들의 미래를 한층 더 불안하게 만들고 있습니다.

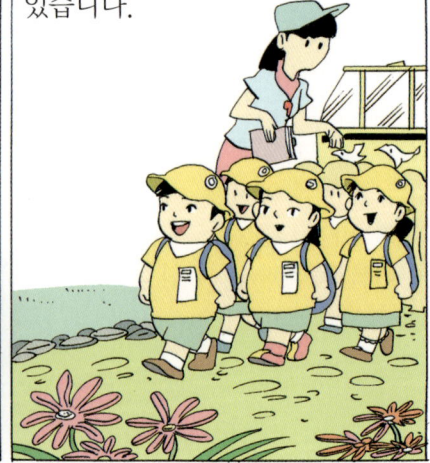

▶ 비만은 질병보다는 그릇된 생활습관에서 비롯됩니다.

칼로리 과잉이 되기쉬운 환경이 비만아를 증가시킵니다.

10여 년 전만 해도 통통한 어린이는 귀엽고 건강한 어린이의 상징 이었지만, 지금은 성인병의 온상이 된다고 문제시 되고 있습니다. 왜 비만에 대한 견해가 이렇게 달라진 것일까요?

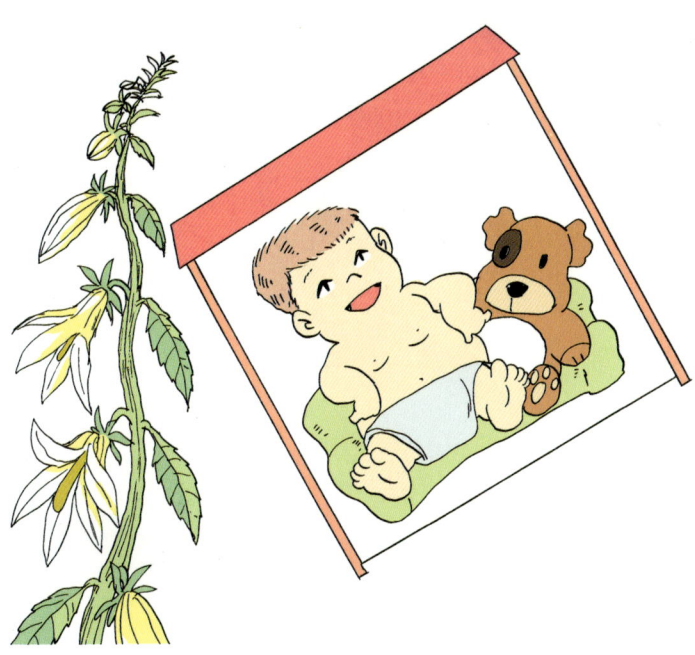

◆ 우리 주변 식품들의 열량가 비교

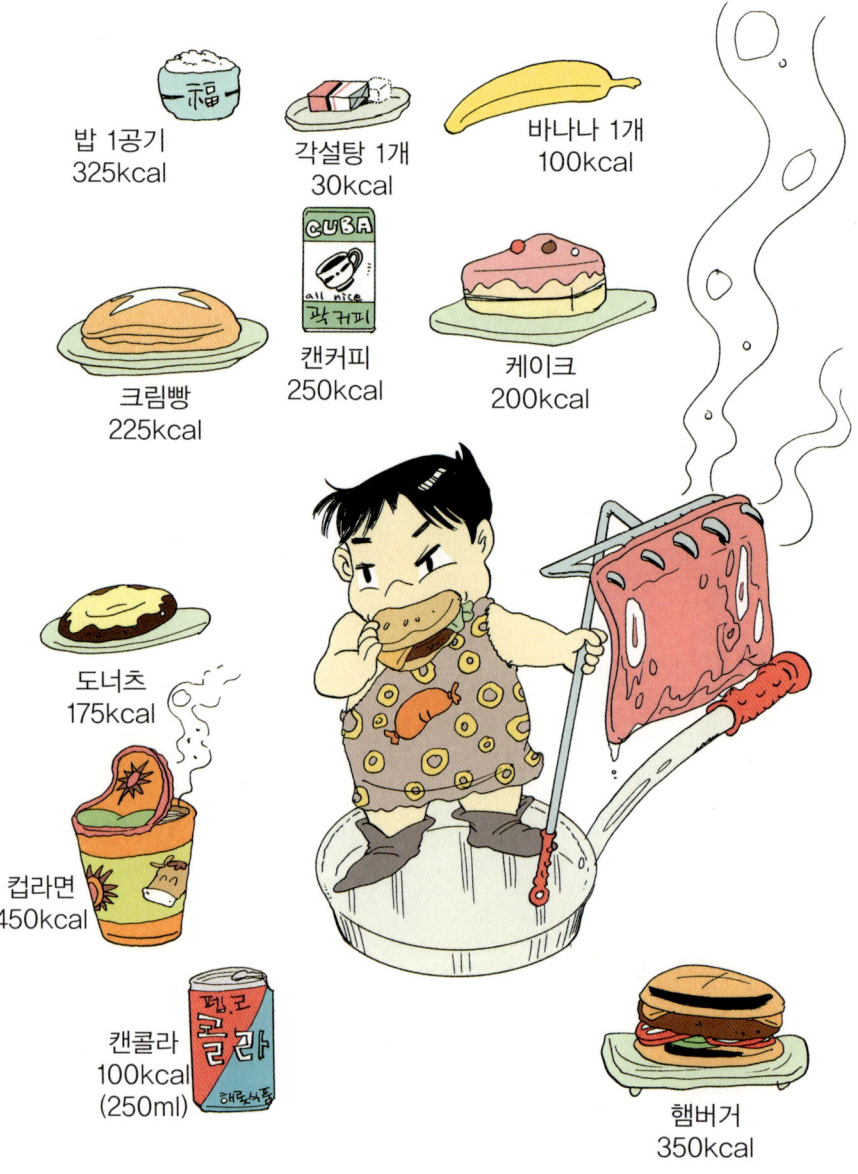

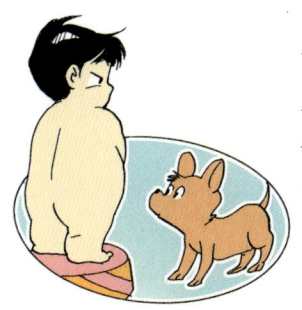

소아비만에는 "증후성 비만"이라고 하여 호르몬 이상, 뇌종양, 뇌의 외상으로 인한 후유증과 같은 질병에서 오는 경우도 있습니다. 그러나 이러한 경우는 극히 적습니다.

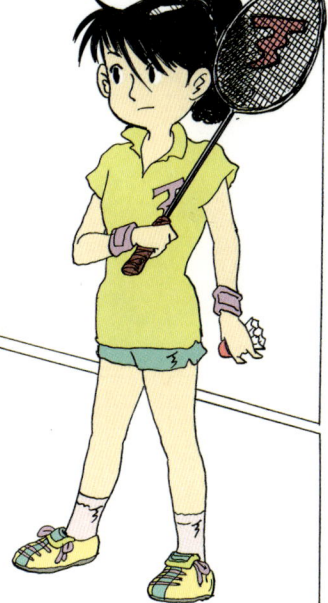

활동하여 소모된 열량보다 섭취하는 칼로리가 많아서 생기는 즉, 과식에 의한 비만이 98% 이상입니다.

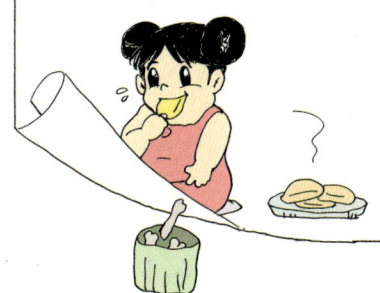

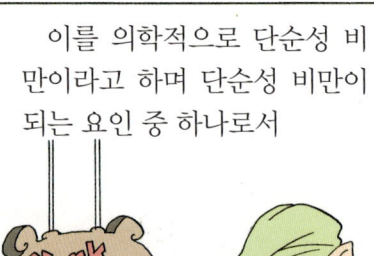

이를 의학적으로 단순성 비만이라고 하며 단순성 비만이 되는 요인 중 하나로서

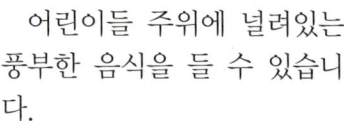

어린이들 주위에 널려있는 풍부한 음식을 들 수 있습니다.

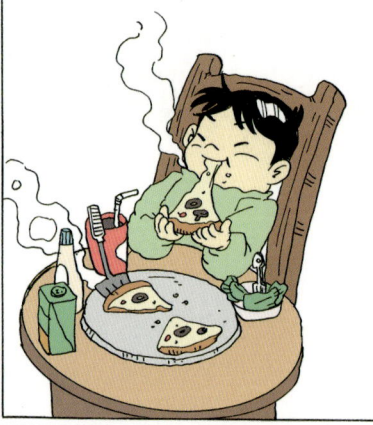

간식거리는 얼마든지 있는 데다가 최근엔 기름기 많은 서양요리들이 식탁을 차지하고 있습니다. 이런 환경은 칼로리 과잉섭취가 되기 쉽습니다.

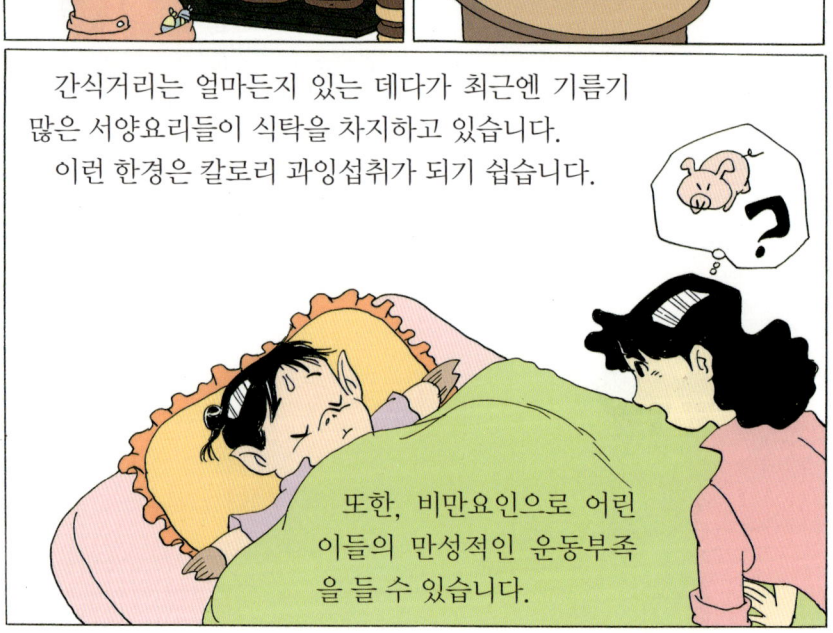

또한, 비만요인으로 어린이들의 만성적인 운동부족을 들 수 있습니다.

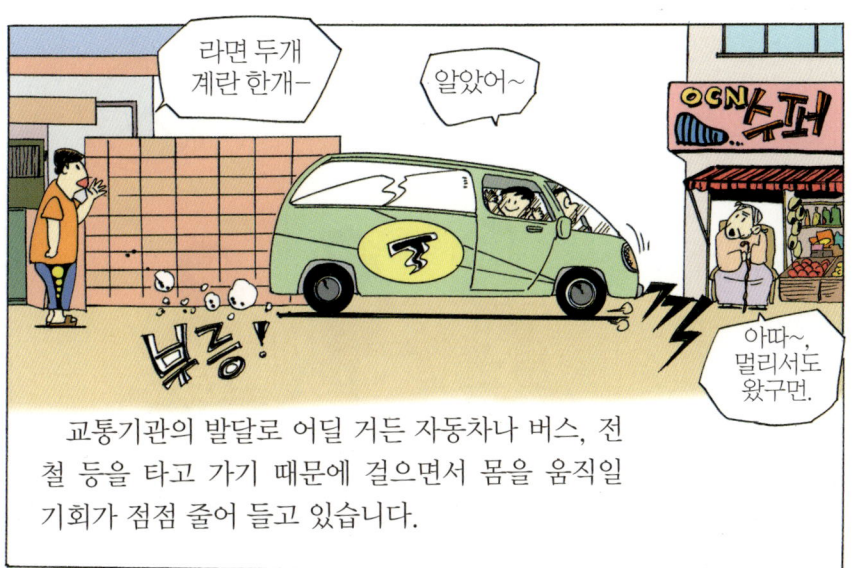

교통기관의 발달로 어딜 거든 자동차나 버스, 전철 등을 타고 가기 때문에 걸으면서 몸을 움직일 기회가 점점 줄어 들고 있습니다.

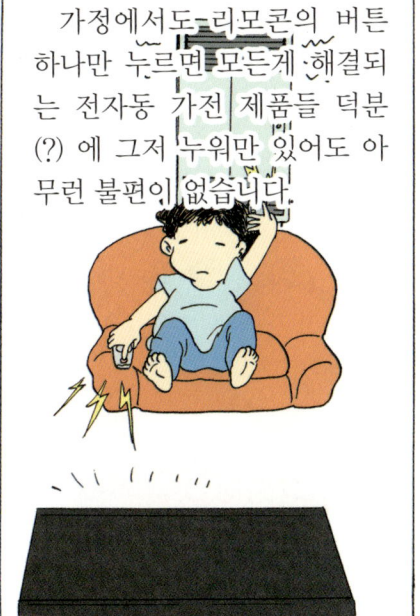

가정에서도 리모콘의 버튼 하나만 누르면 모든게 해결되는 전자동 가전 제품들 덕분(?) 에 그저 누워만 있어도 아무런 불편이 없습니다.

주스와 과자에 들어있는 당분의 양

쵸콜릿	24.0g	콜 라	250ml
크림소다	26.0g		25.0g
푸 딩	8.5g	다이어트콜라	250ml
핫케이크	27.0g		0.3g
슈 크 림	7.2g	사 이 다	250ml
햄 버 거	1.9g		24.2g
찹 쌀 떡	11.2g	천연과즙과일주스	165ml
케 이 크	29.4g		19.1g
아이스크림	27.0g	커피음료	250ml
			22.5g
		스포츠음료	250ml
			16.3g

용량▶ml
당분▶g

어린이들은 학원에 가거나 과외 활동을 하느라 정신이 없어 운동할 시간이 없습니다.

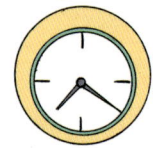
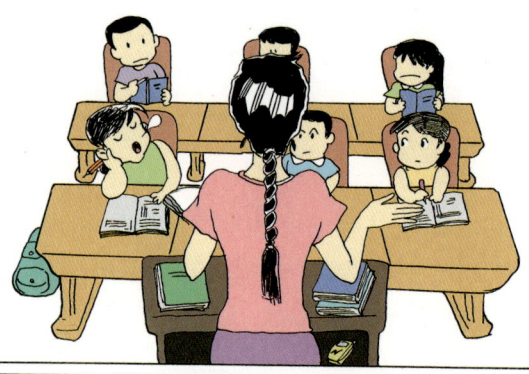

컴퓨터게임이나 TV가 있기 때문에 심심하지는 않습니다. 이렇게 볼 때 운동량이 부족한 것은 당연한 일입니다.

이 밖에 유전이나 체질 등도 한가지 요인으로 들 수 있습니다.

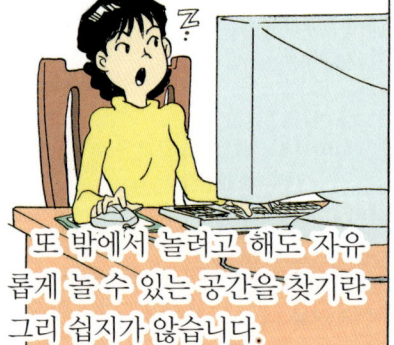

또 밖에서 놀려고 해도 자유롭게 놀 수 있는 공간을 찾기란 그리 쉽지가 않습니다.

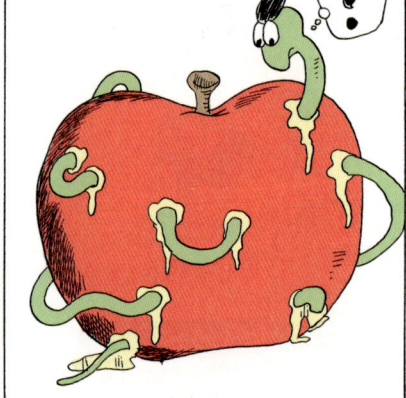

청량음료의 열량이 매우 높은데 아이들의 1일 당분 적정섭취량이 20g인데 비해, 콜라나 주스류 한병에 당분이 20g이상 들어 있는 것이 많기 때문에 물 대신 마실 경우 당연히 열량 과잉섭취의 원인이 됩니다.

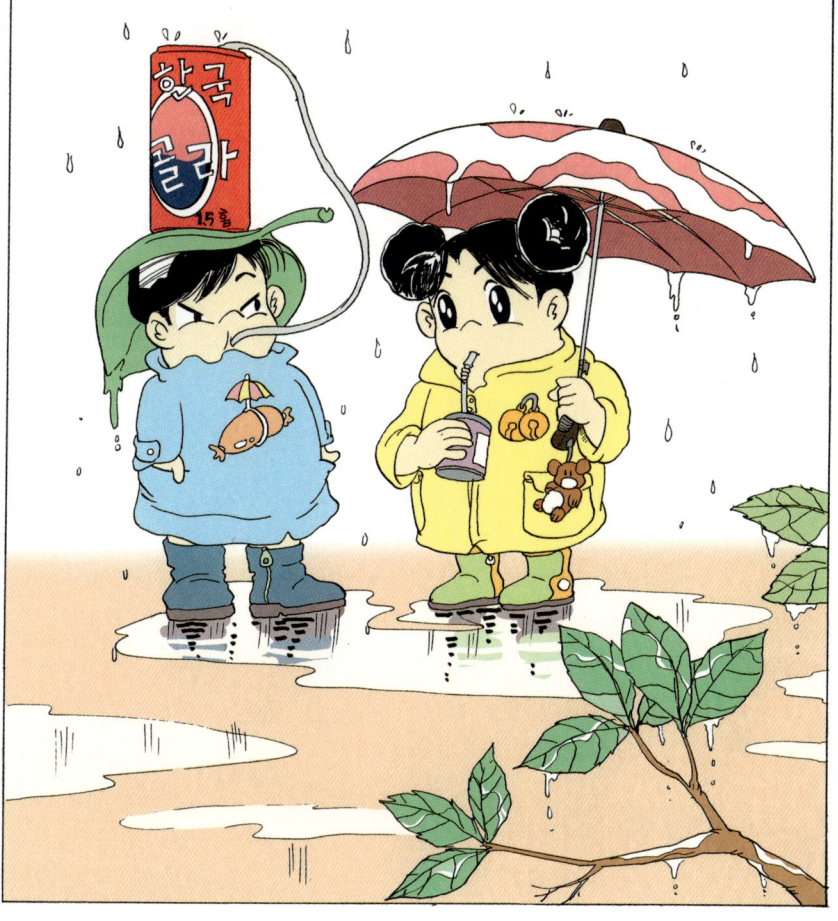

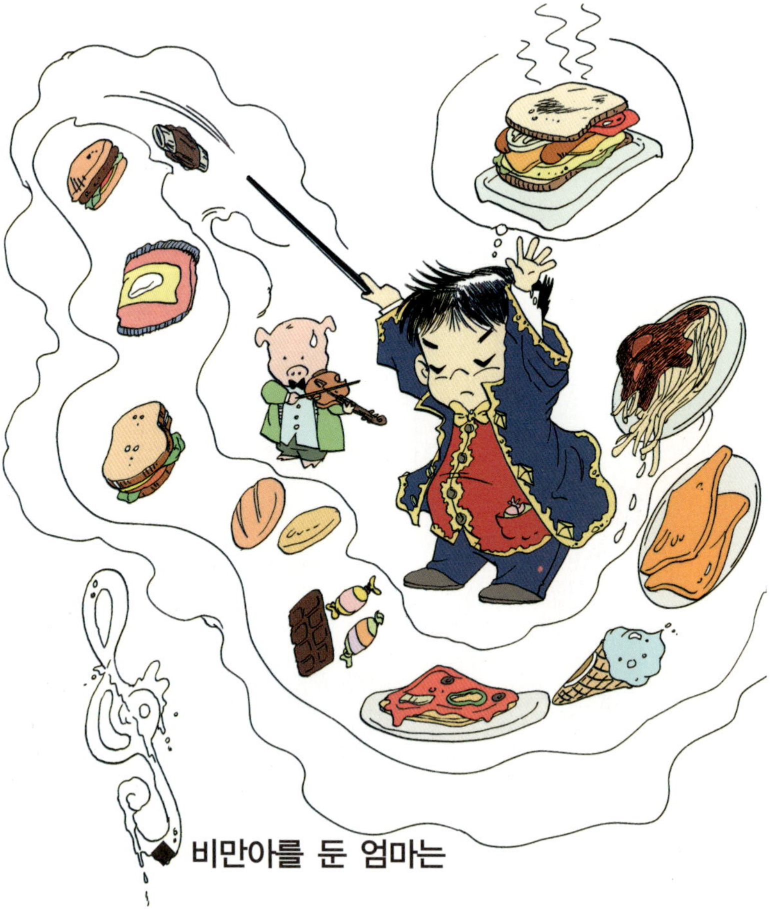

◼ 비만아를 둔 엄마는

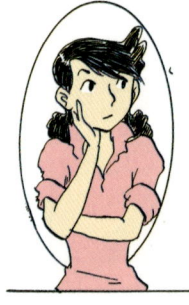

　체중변화보다는 행동변화에 관심을 가지고 격려해야 합니다. 실패했을 때에도 비판보다는 애정을 가지고 가족들이 다시 노력하도록 도와주는 자세를 가져야 합니다.

　비만을 초래하는 부적절한 식이습관과 생활습관을 찾아내어 조직적으로 서서히, 20주 이상 장기간에 걸쳐 생화습관을 수정하는 것이 치료효과가 좋습니다. 처음에는 두 세 가지의 나쁜 습관을 수정하고 어느 정도 정착이 되면, 또 다른 변화를 지속적으로 시도합니다. 가족 전체가 참여하여 가족의 행동과 환경을 변화시키는 것이 체중감량의 효과가 크고 장기간 유지됩니다.

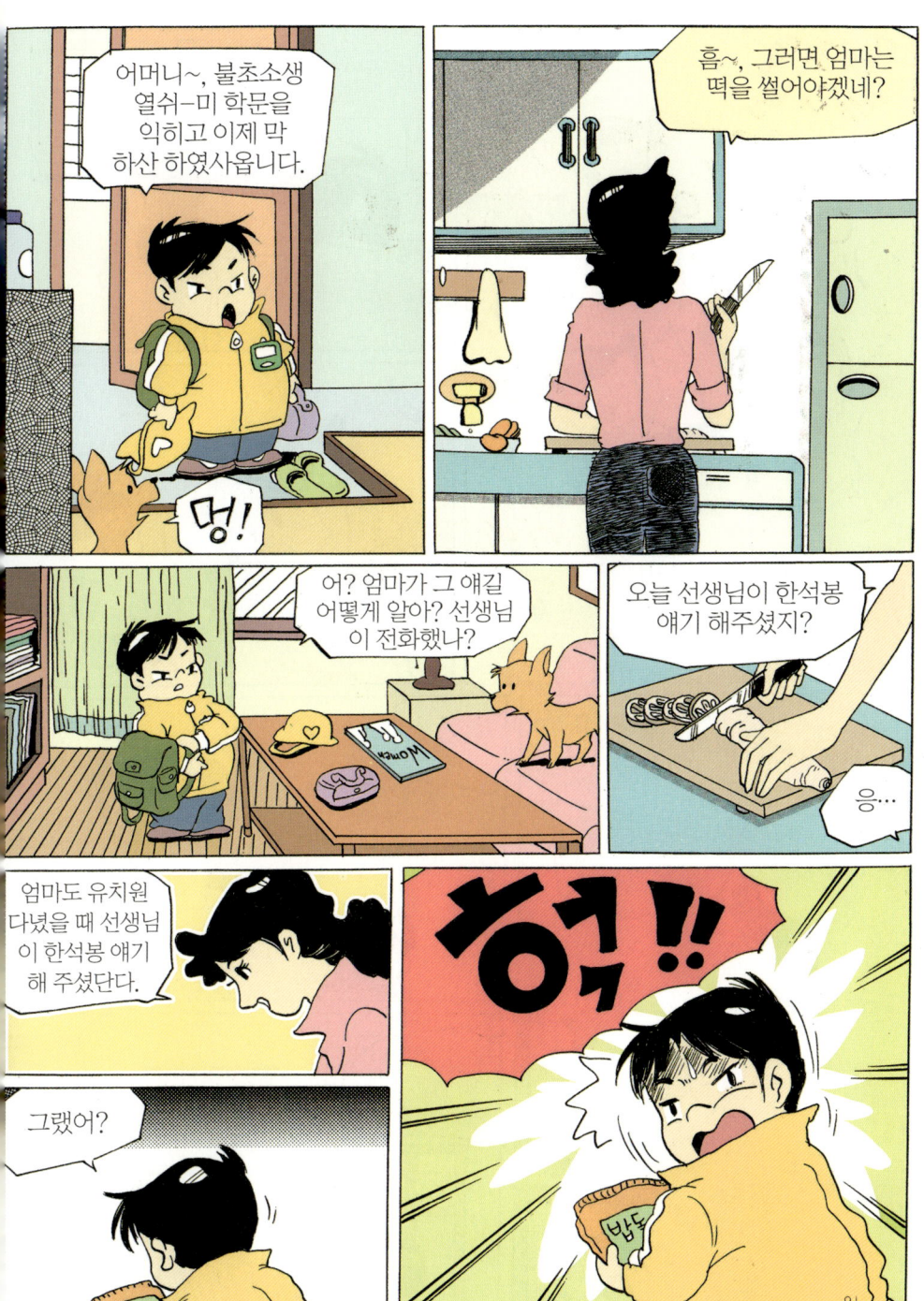

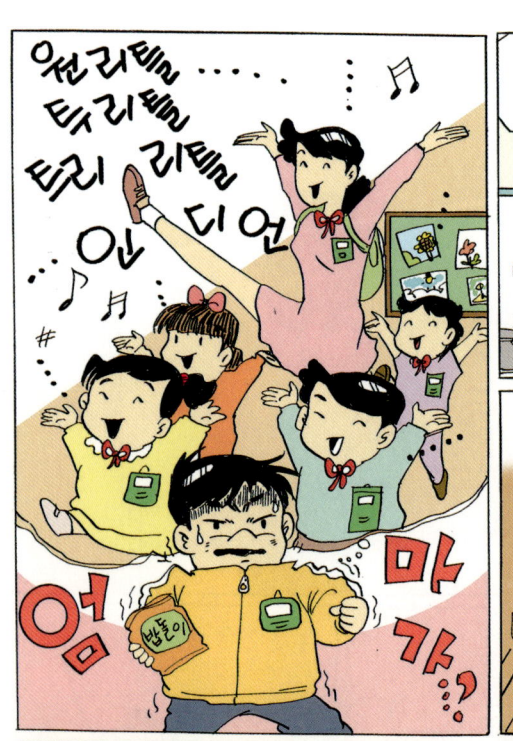
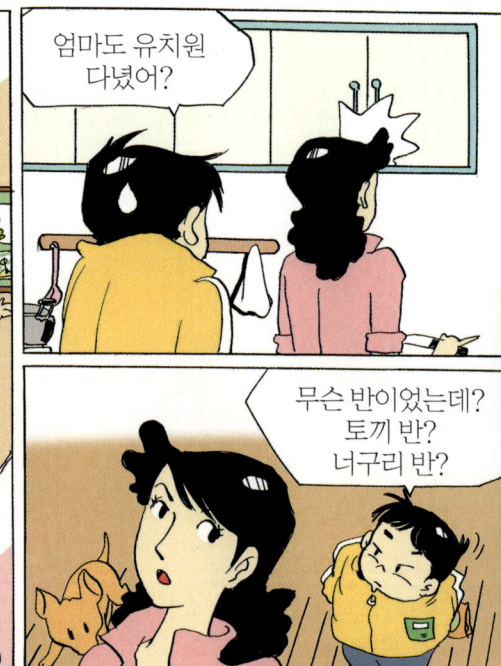
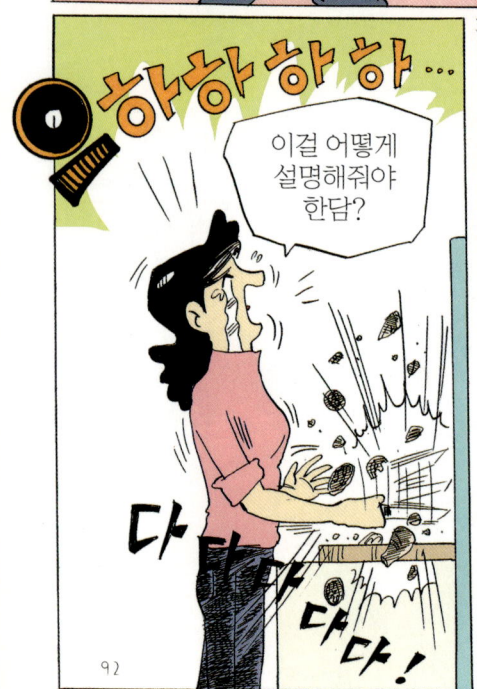
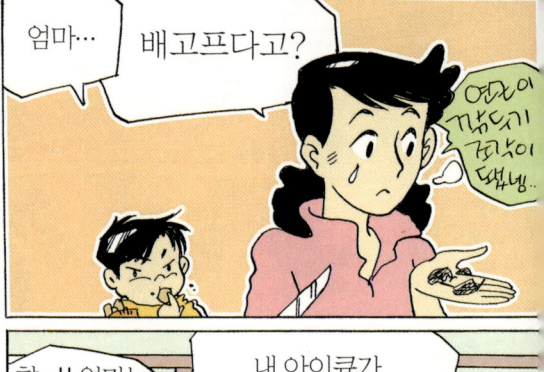
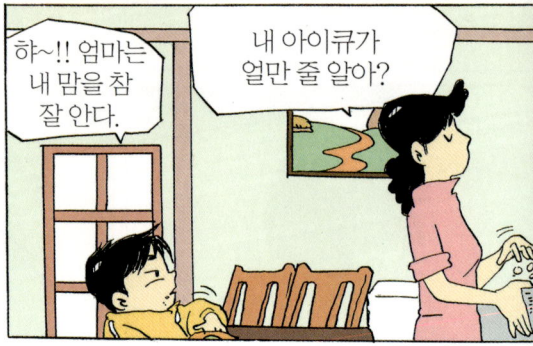

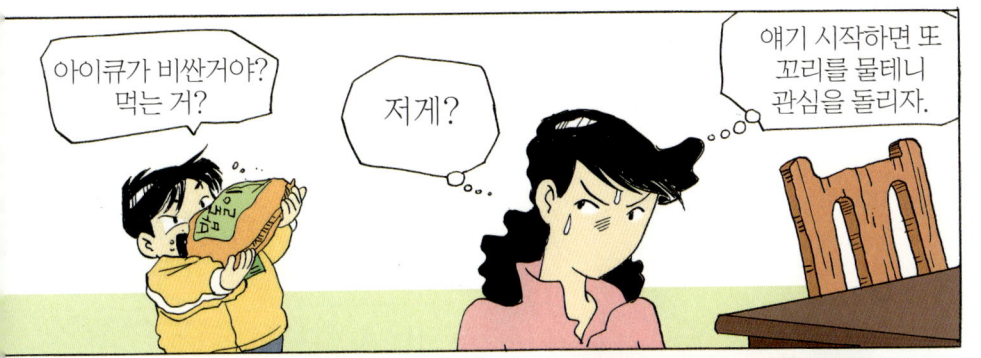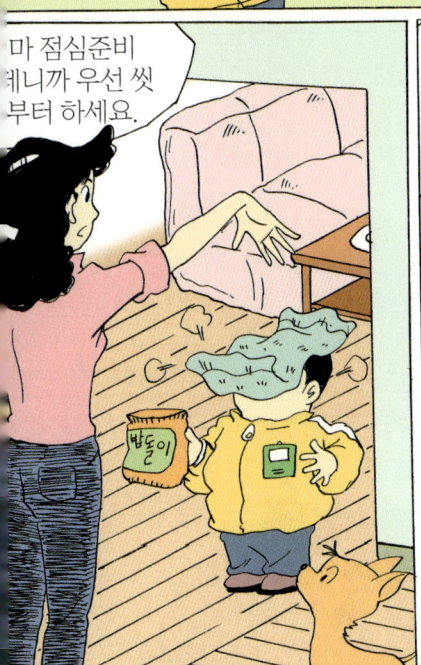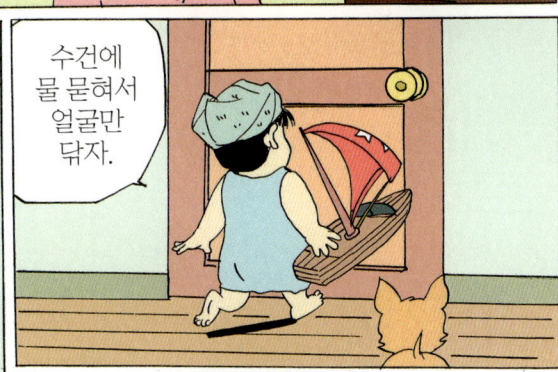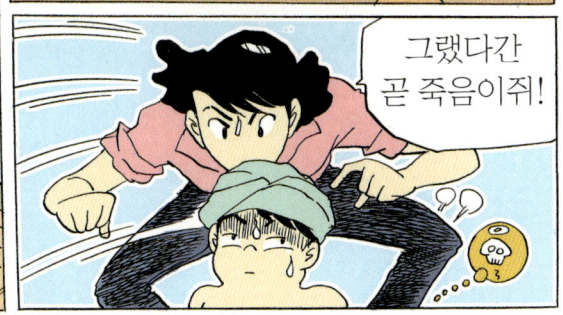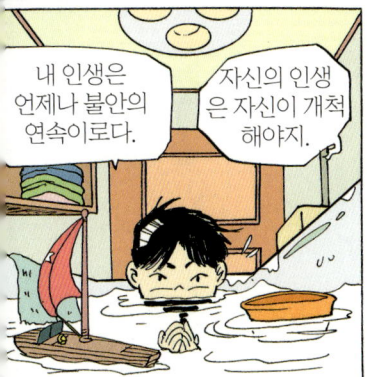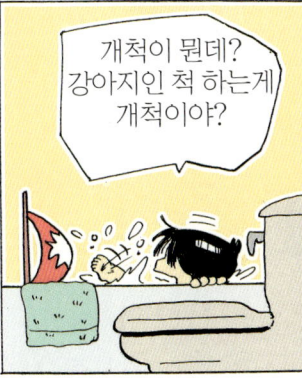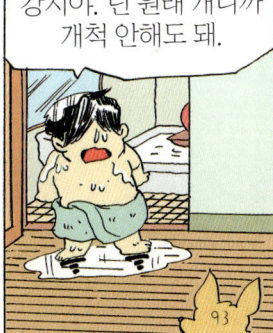

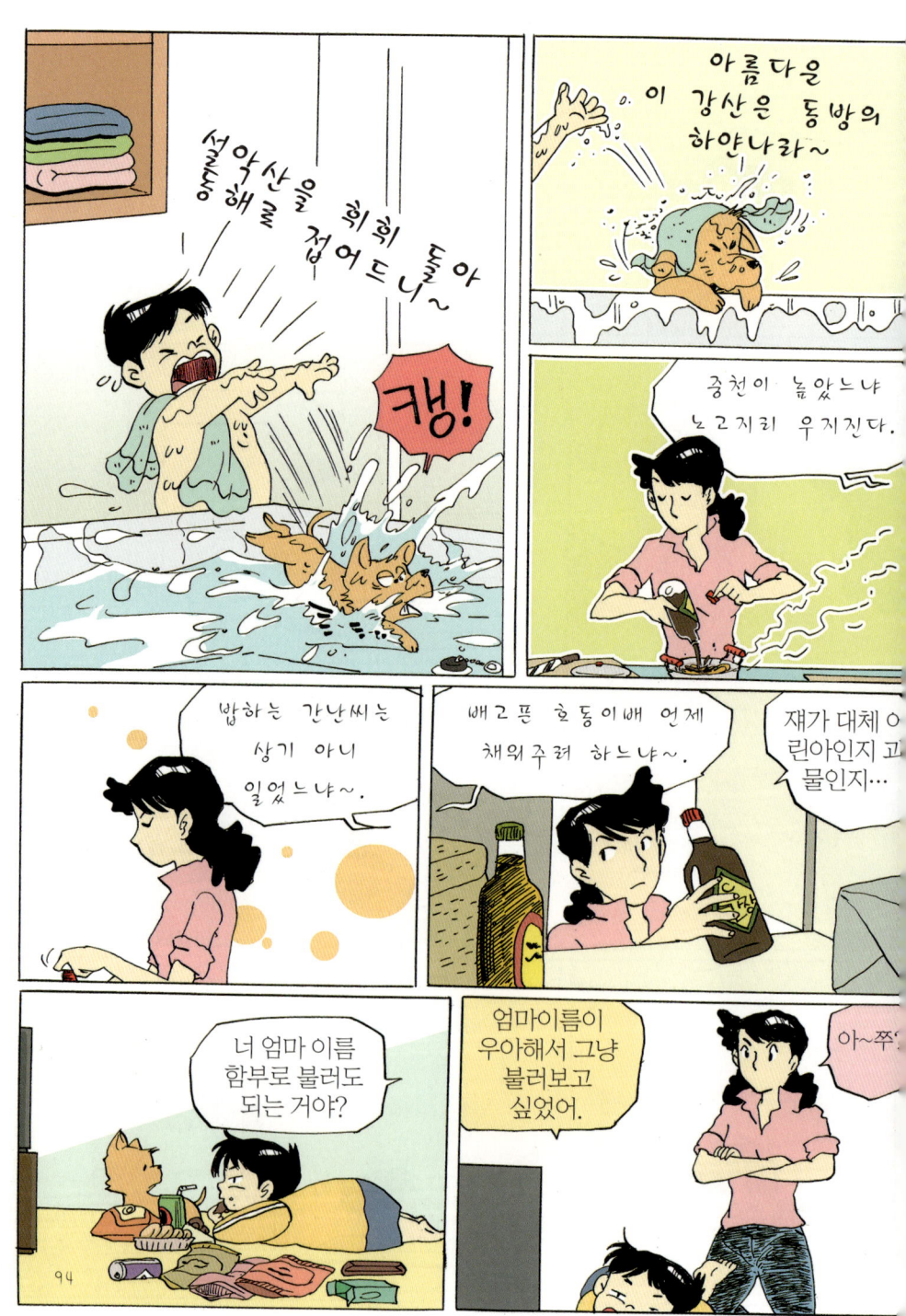

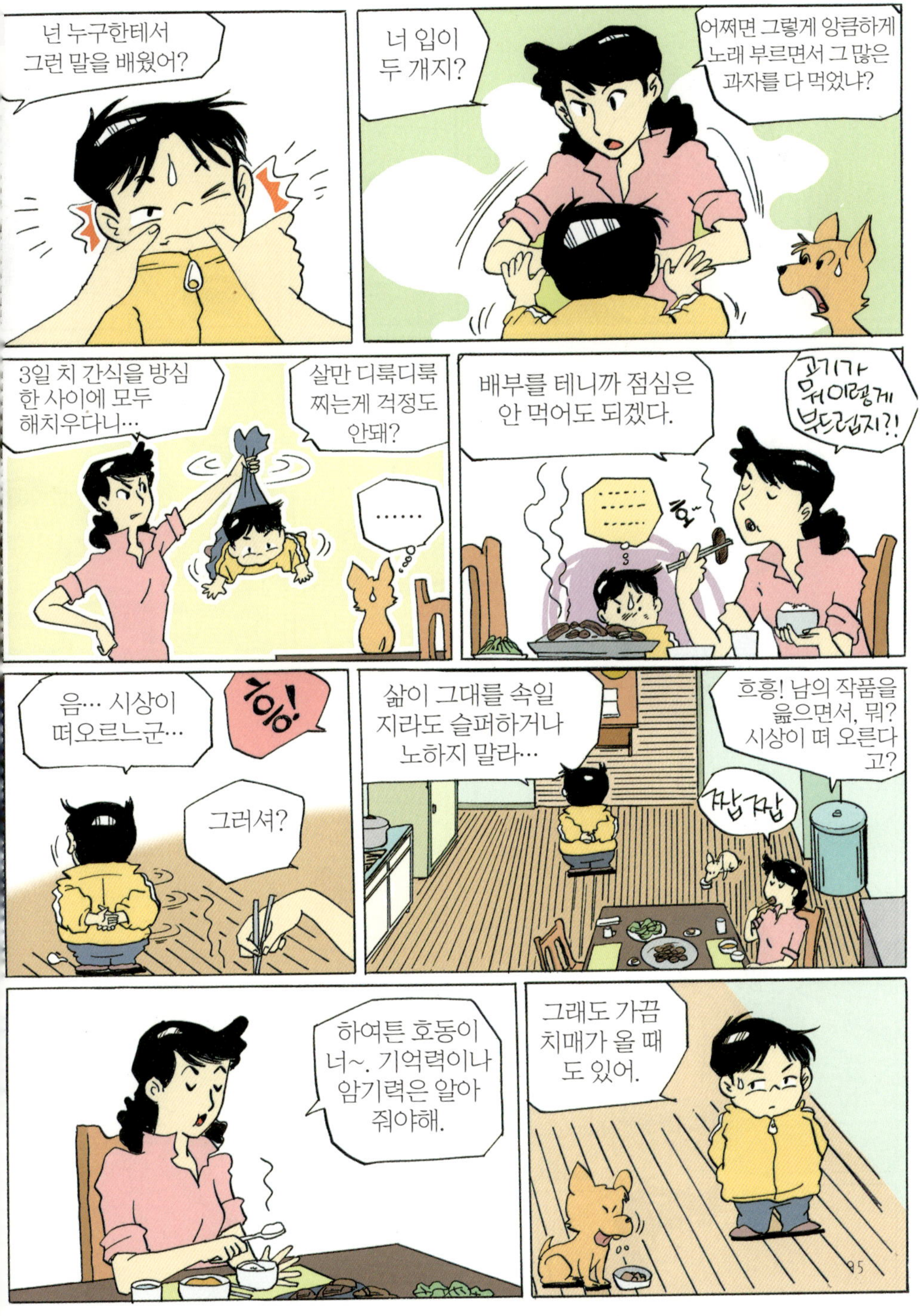

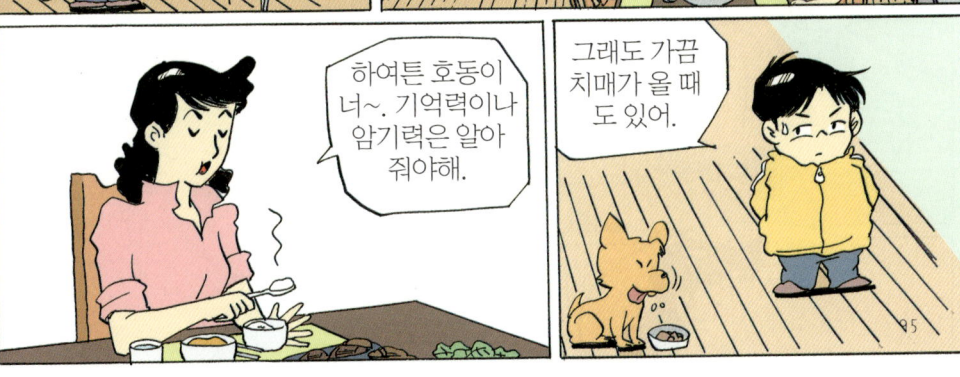

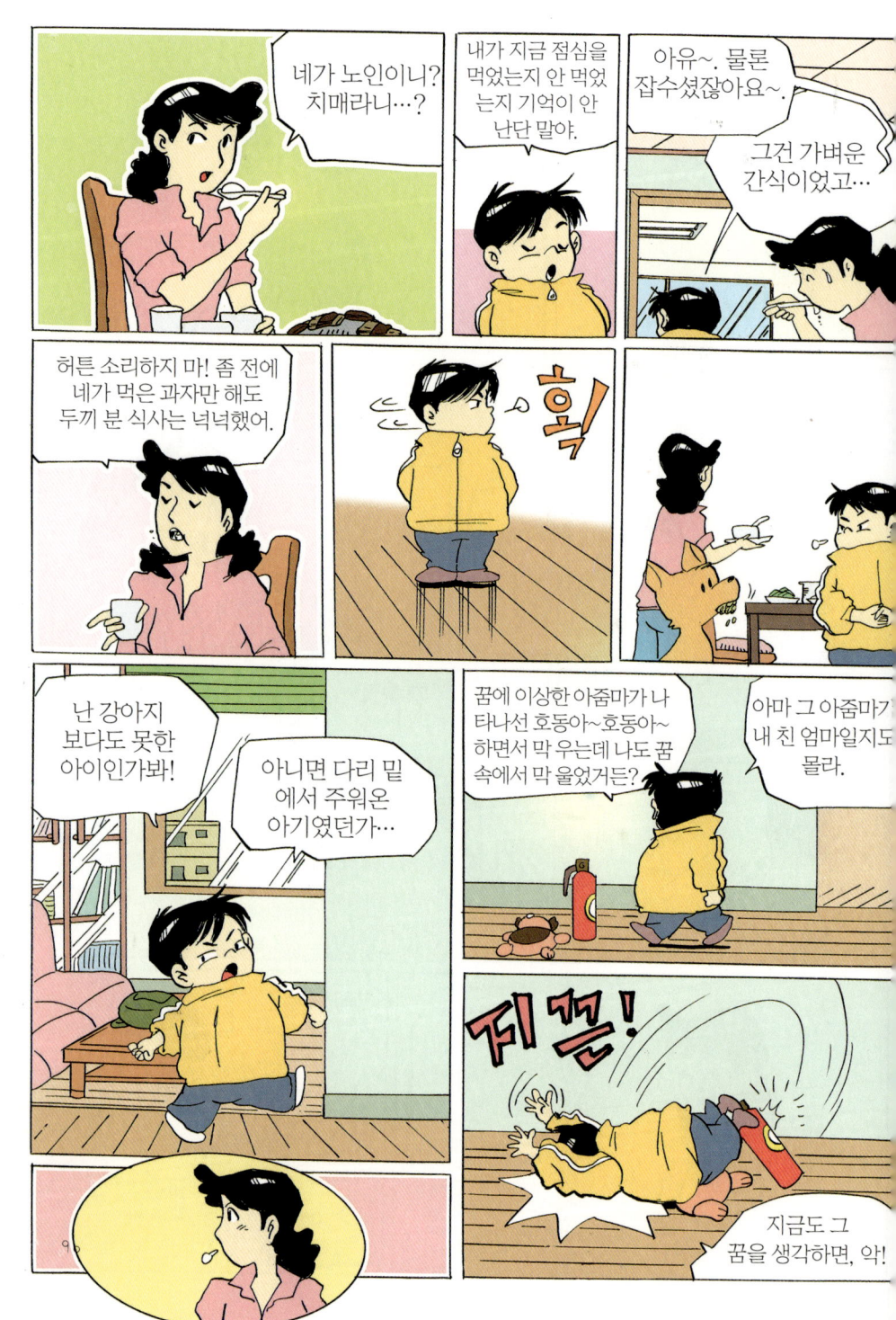

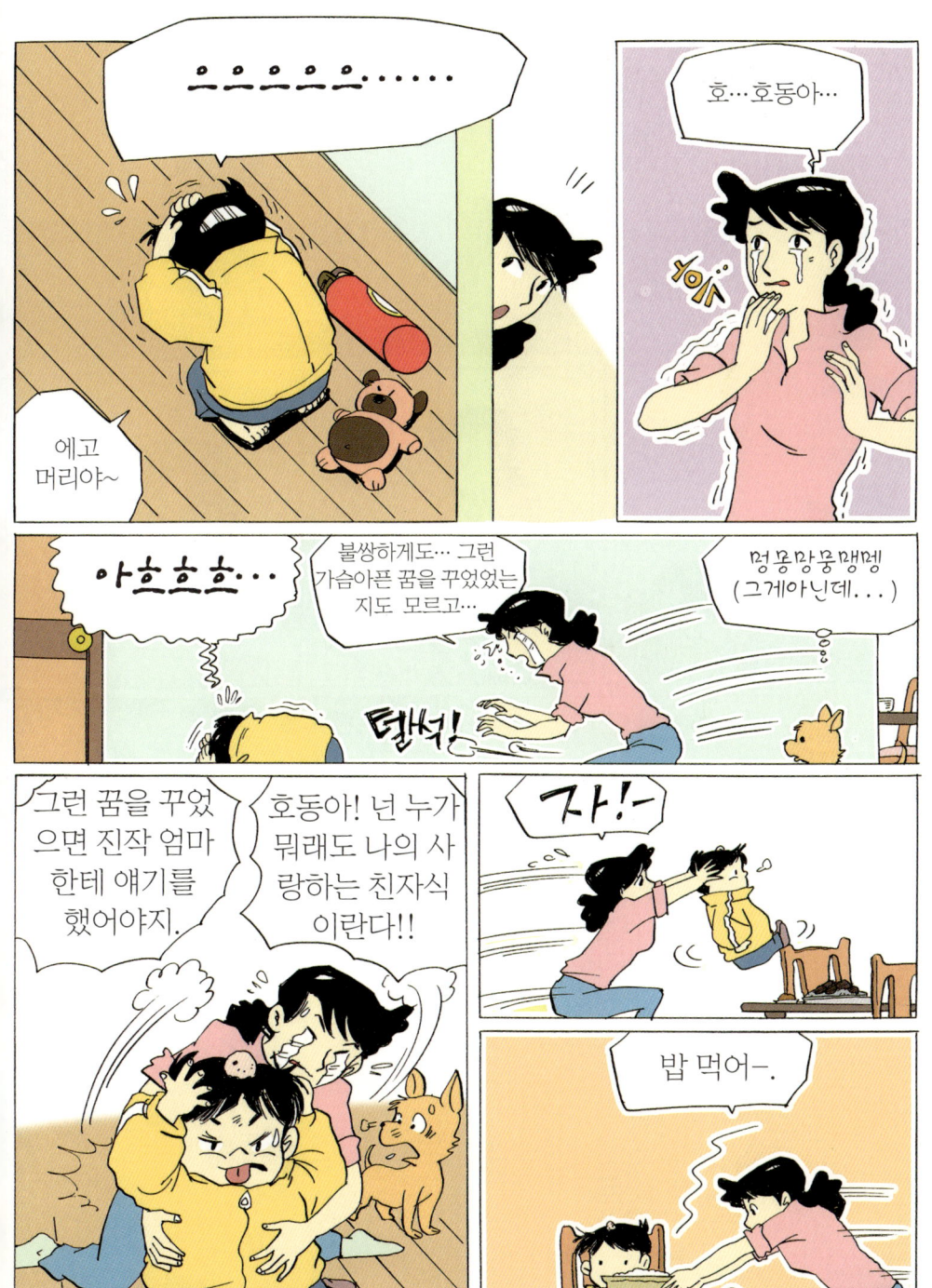

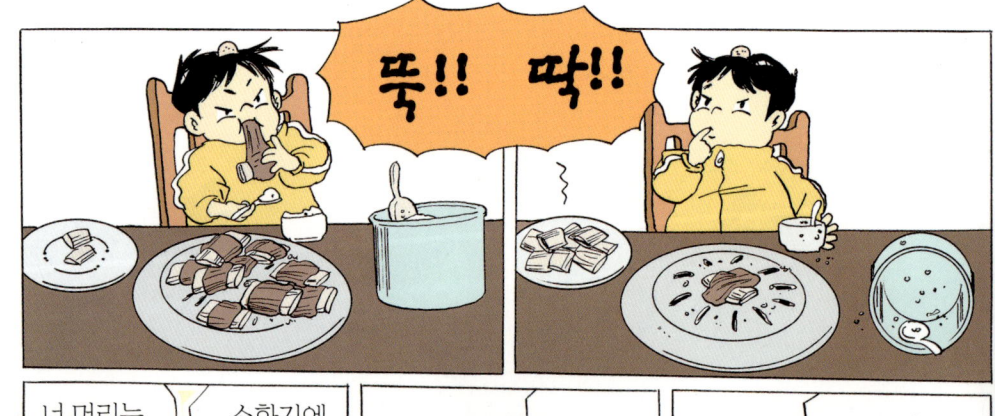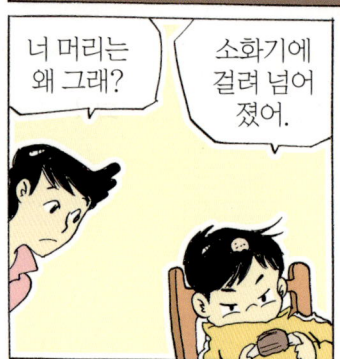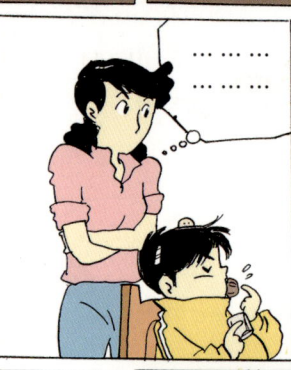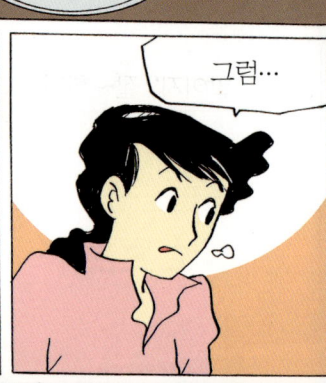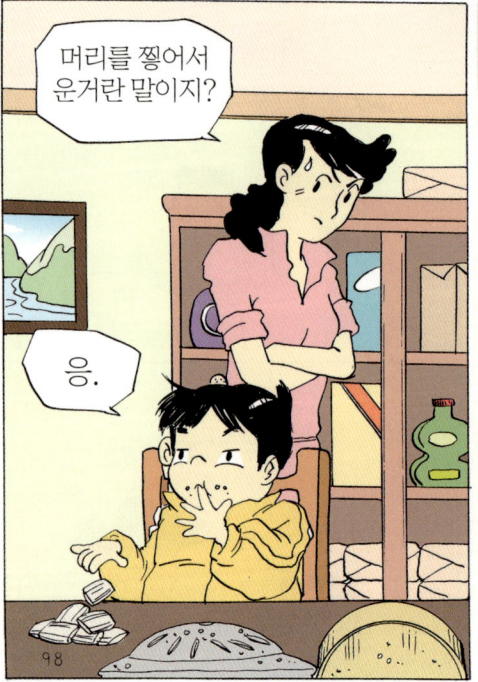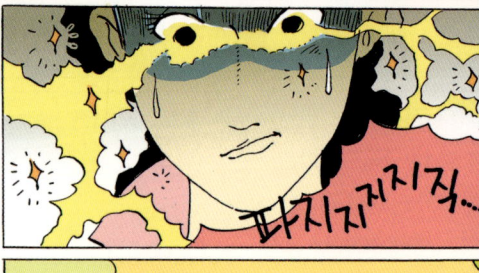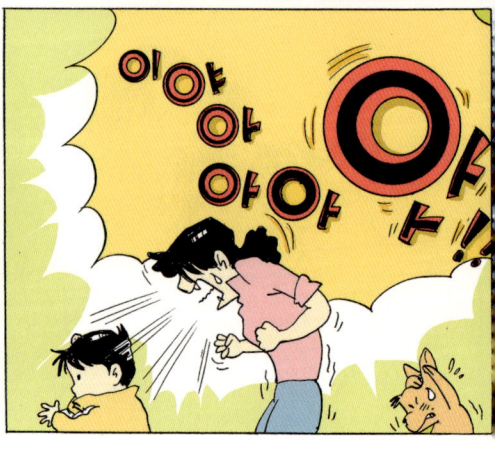

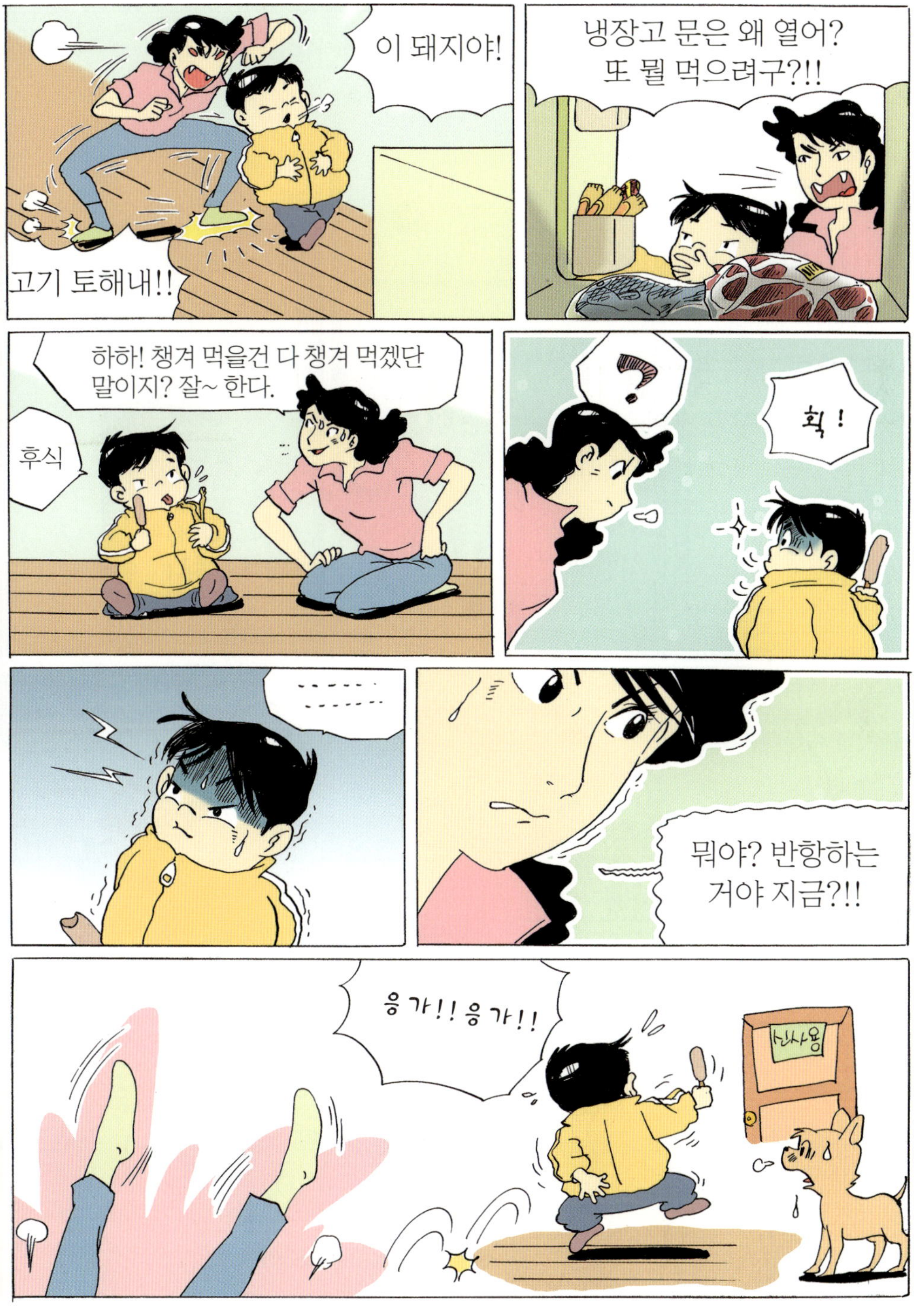

패널	대사
1	이 돼지야! 고기 토해내!!
2	냉장고 문은 왜 열어? 또 뭘 먹으려구?!!
3	하하! 챙겨 먹을건 다 챙겨 먹겠단 말이지? 잘~ 한다. 후식
4	? 휙!
5	……
6	뭐야? 반항하는 거야 지금?!!
7	응가!! 응가!!

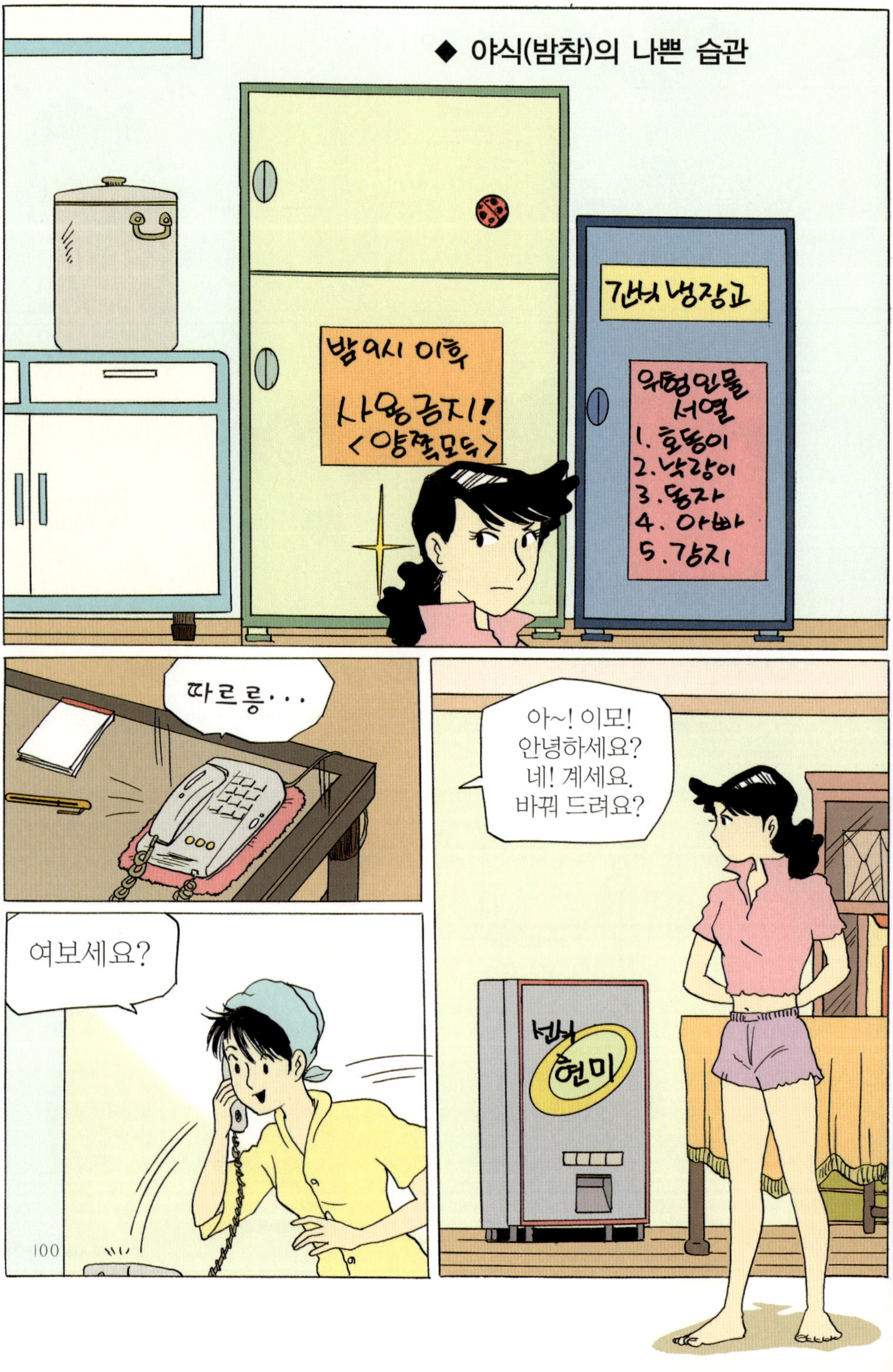

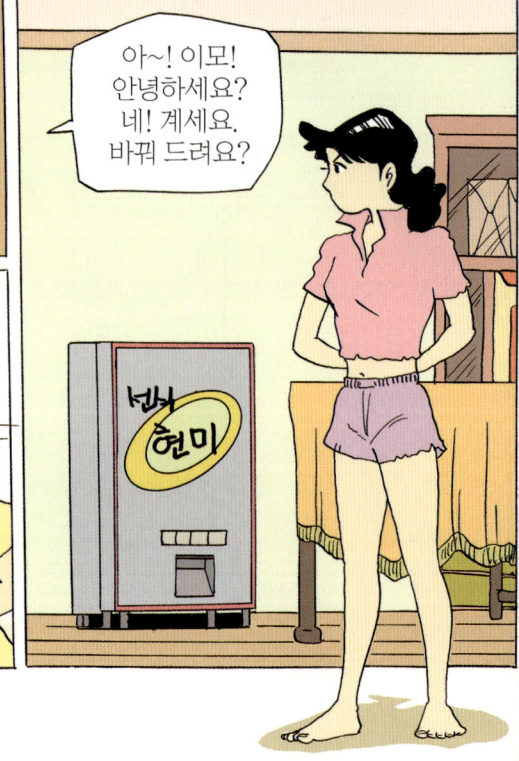

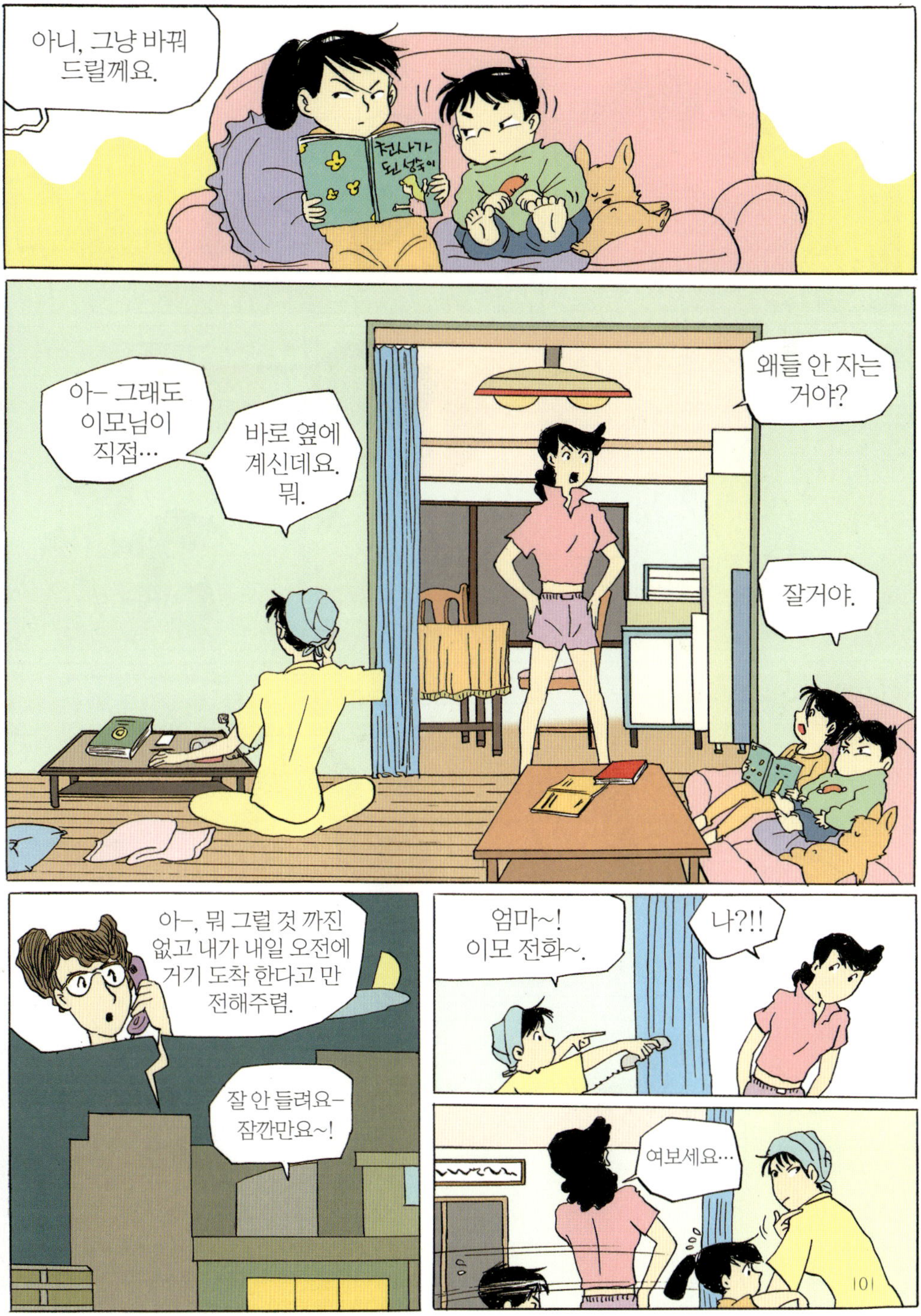

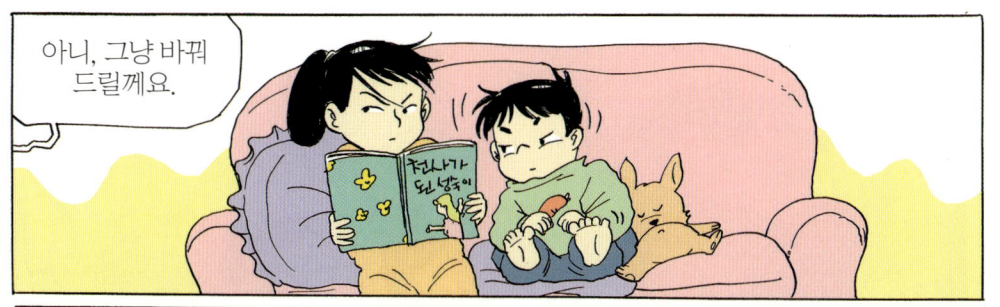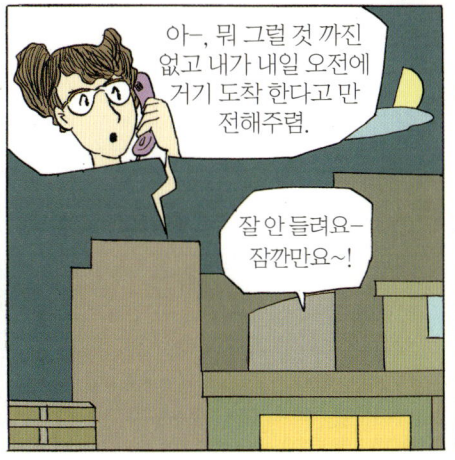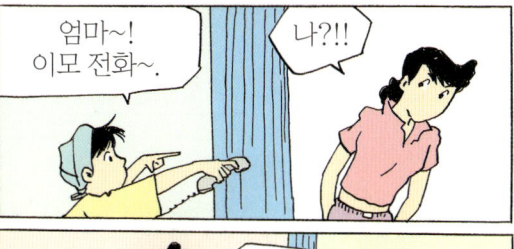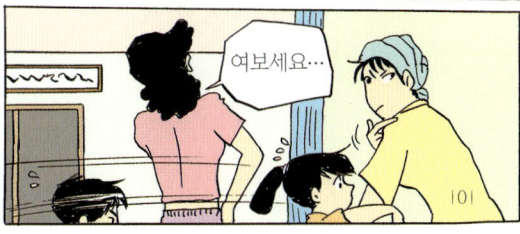

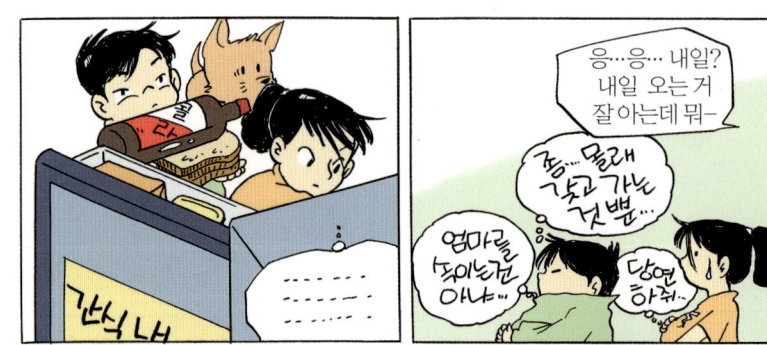
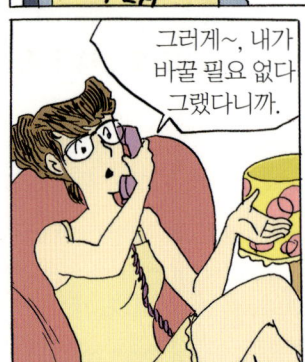
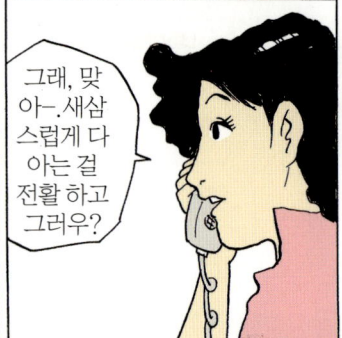
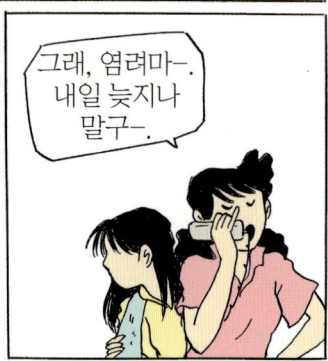
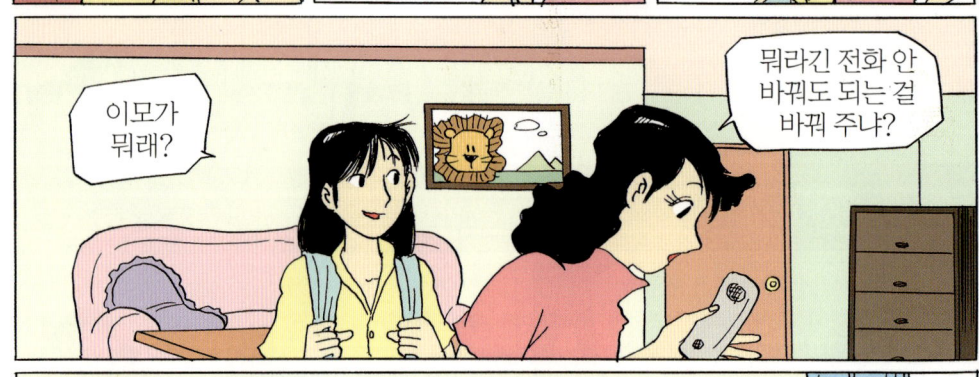
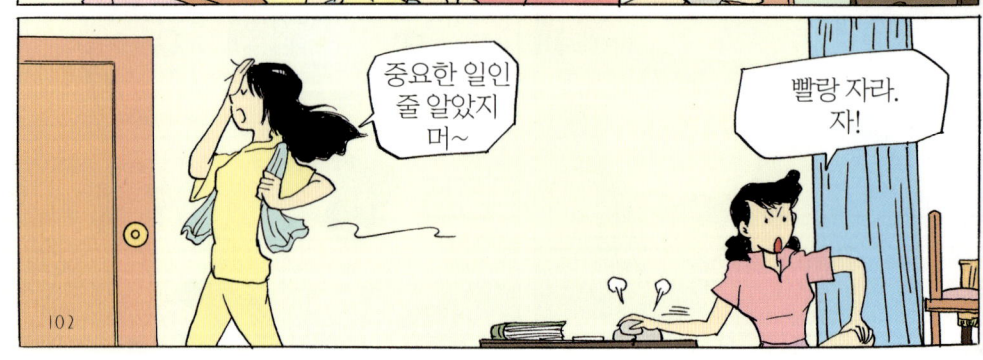

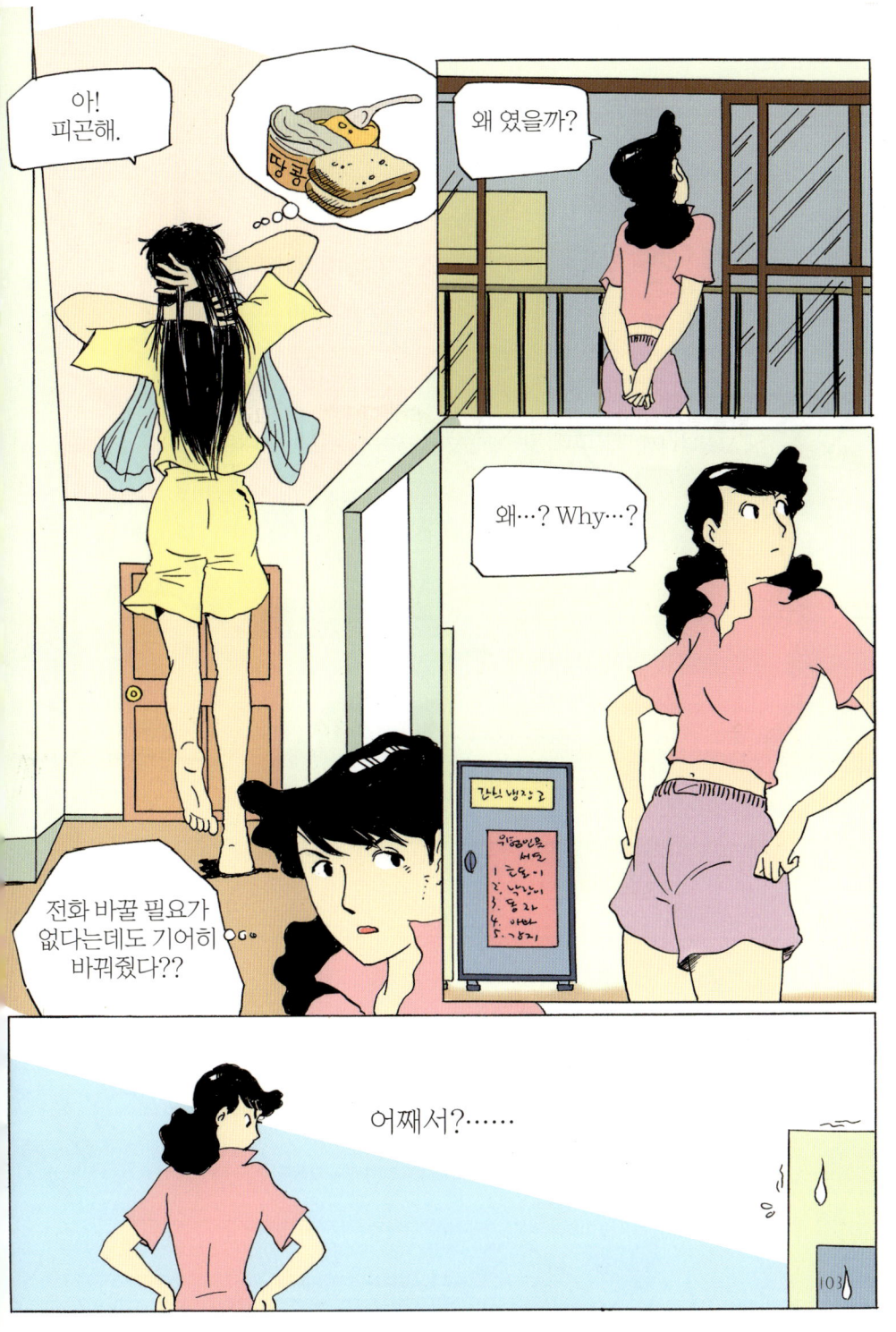

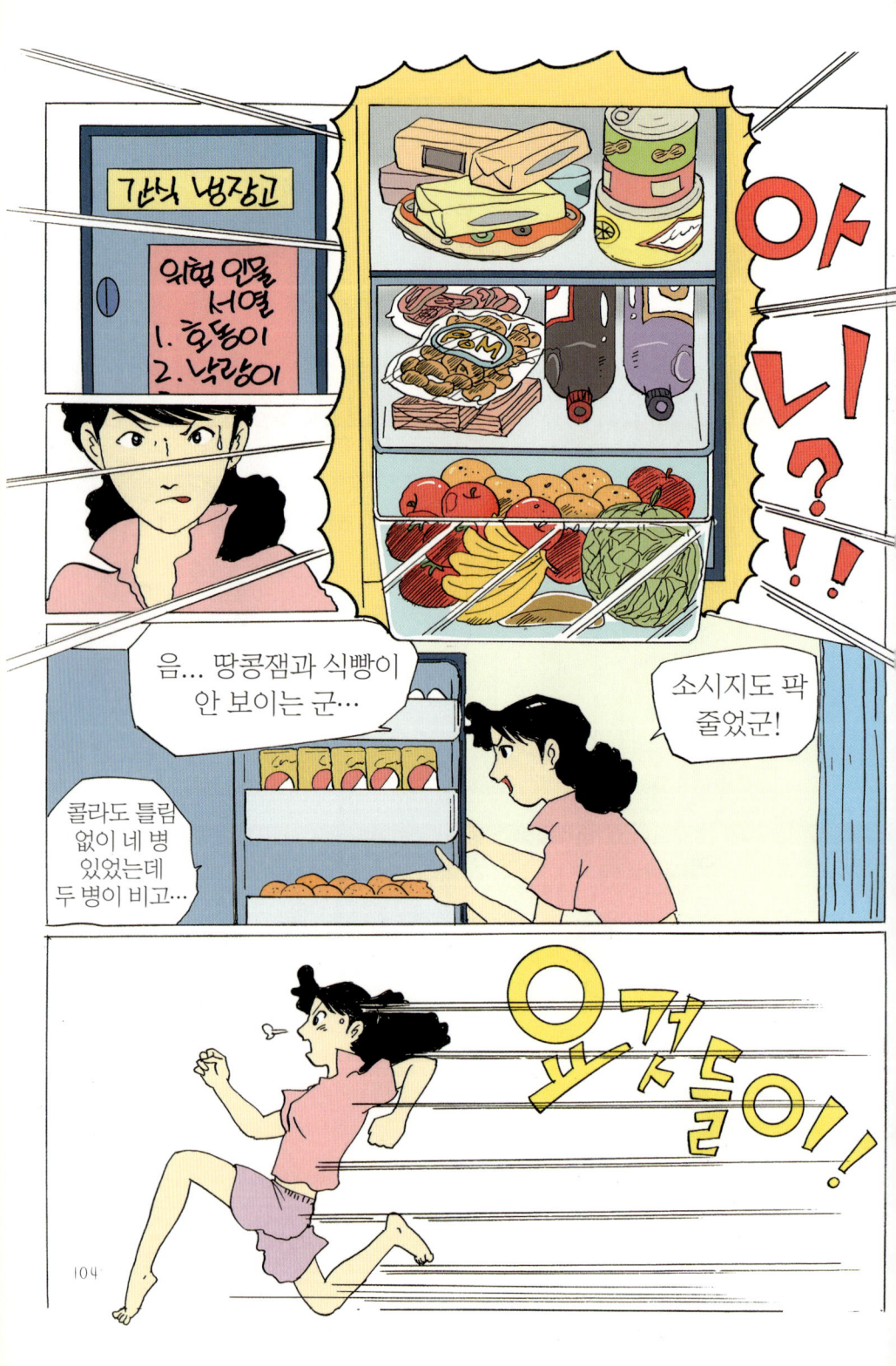

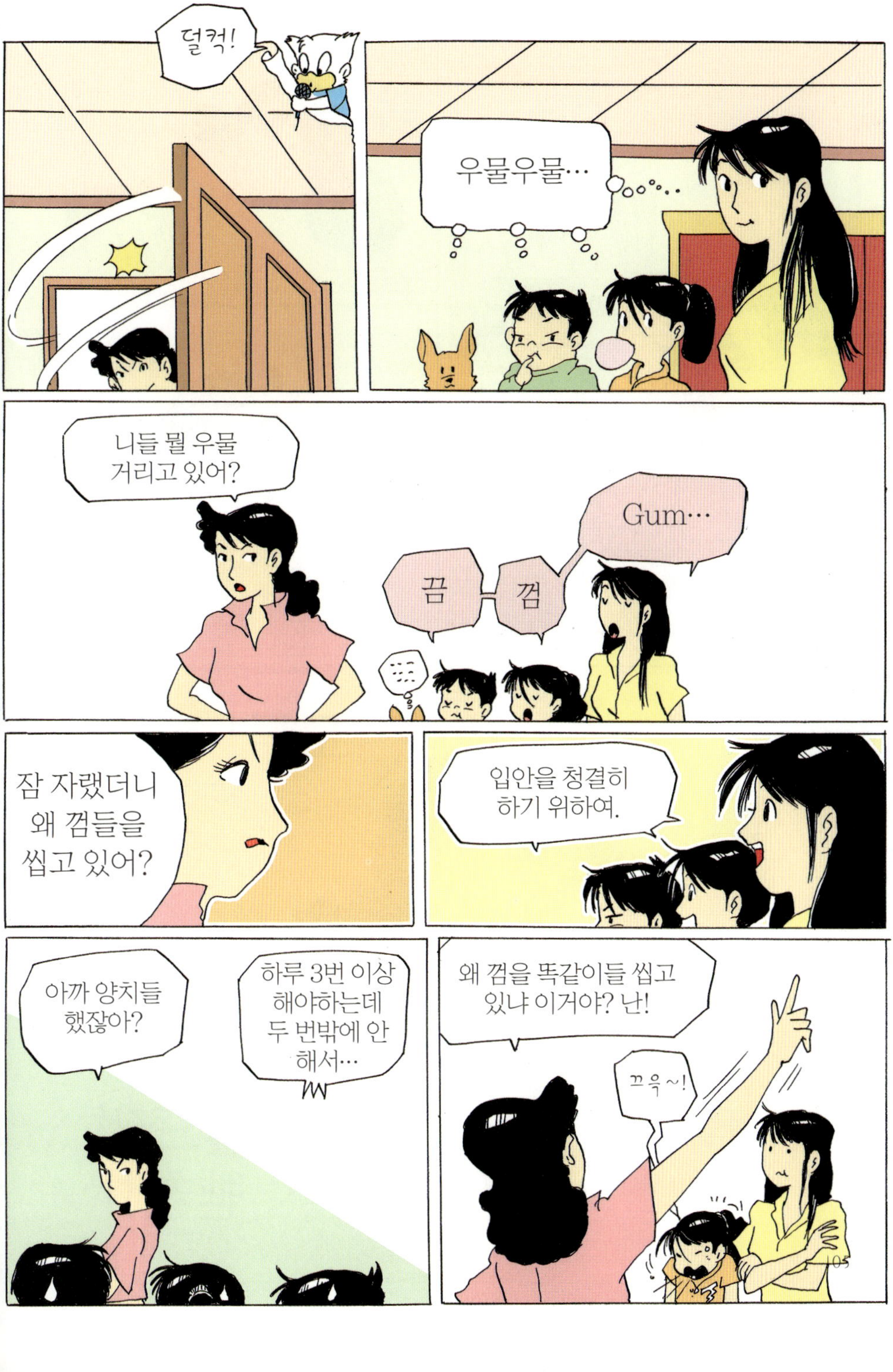

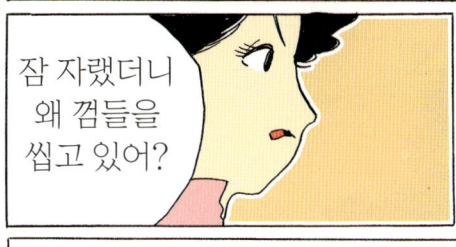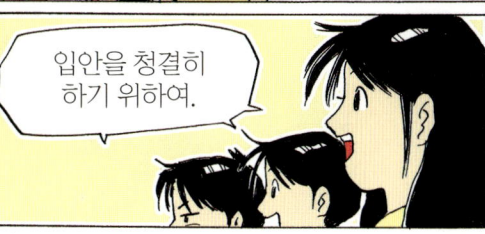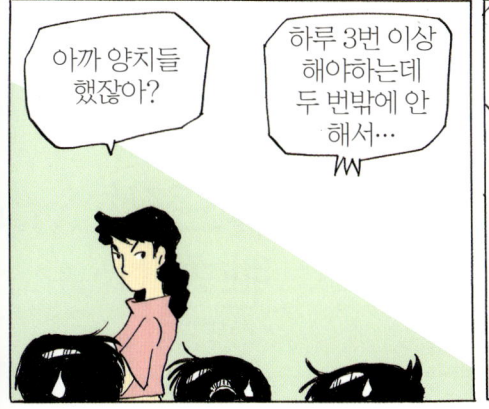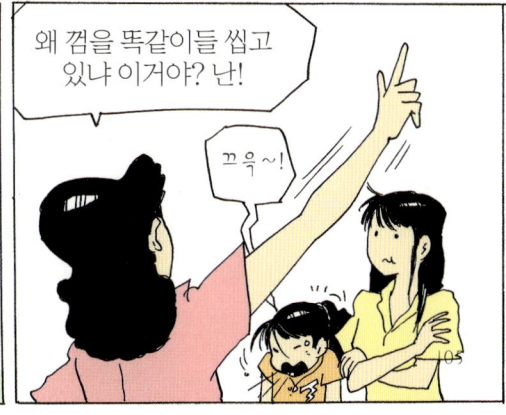

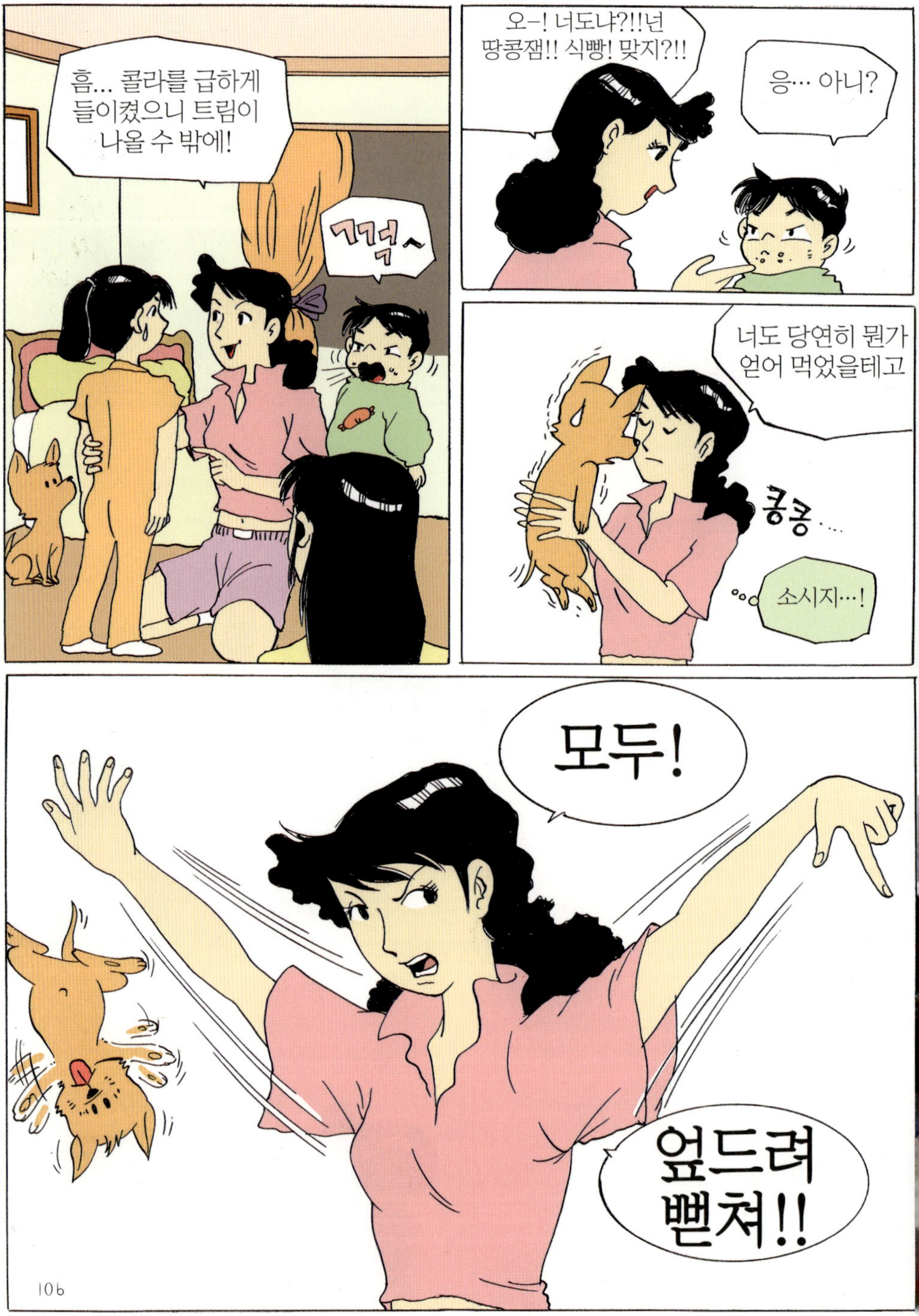
흠… 콜라를 급하게 들이켰으니 트림이 나올 수 밖에!
끄억~
오-! 너도냐?!!넌 땅콩잼!! 식빵! 맞지?!!
응… 아니?
너도 당연히 뭔가 얻어 먹었을테고
킁킁…
소시지…!
모두!
엎드려 뻗쳐!!

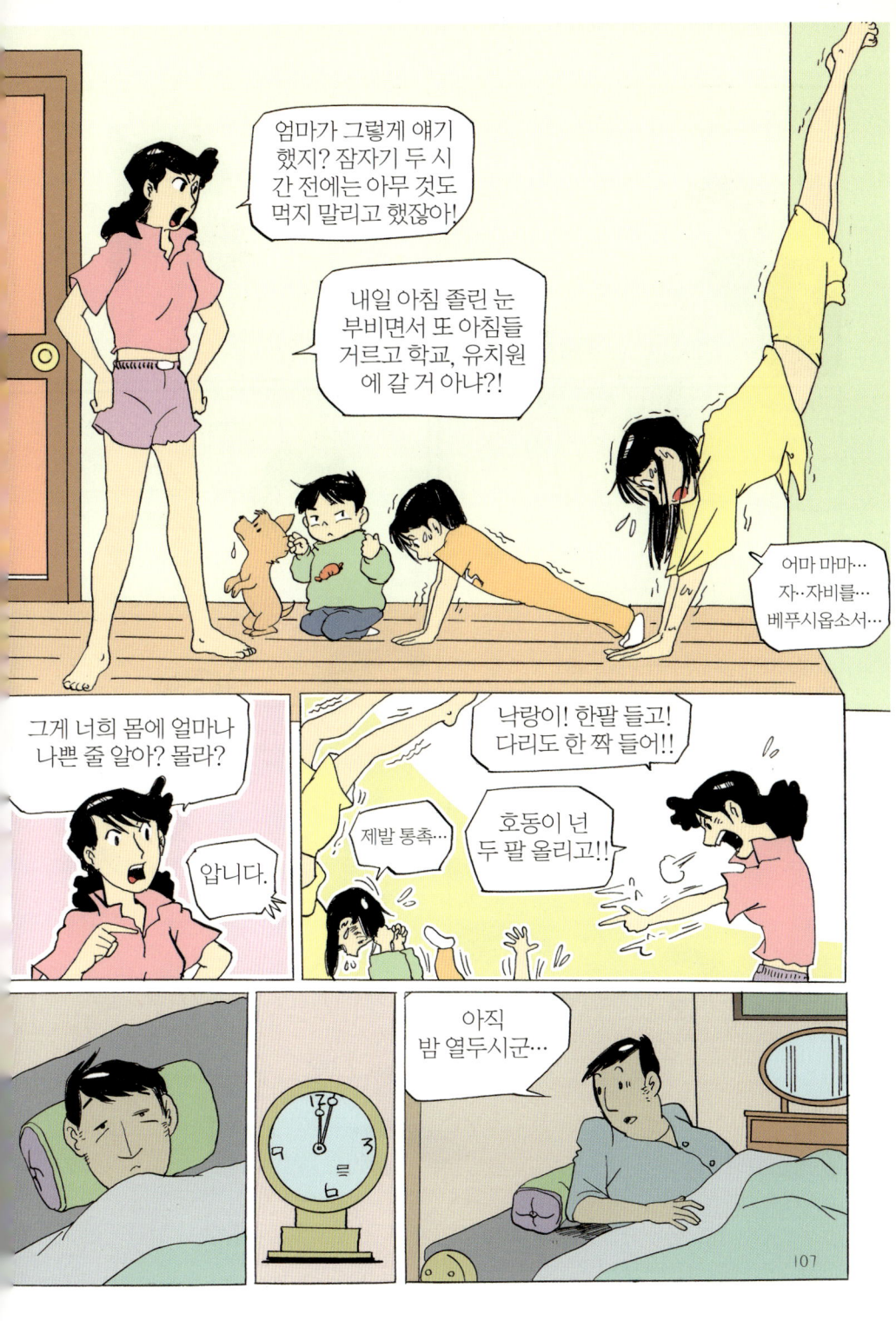

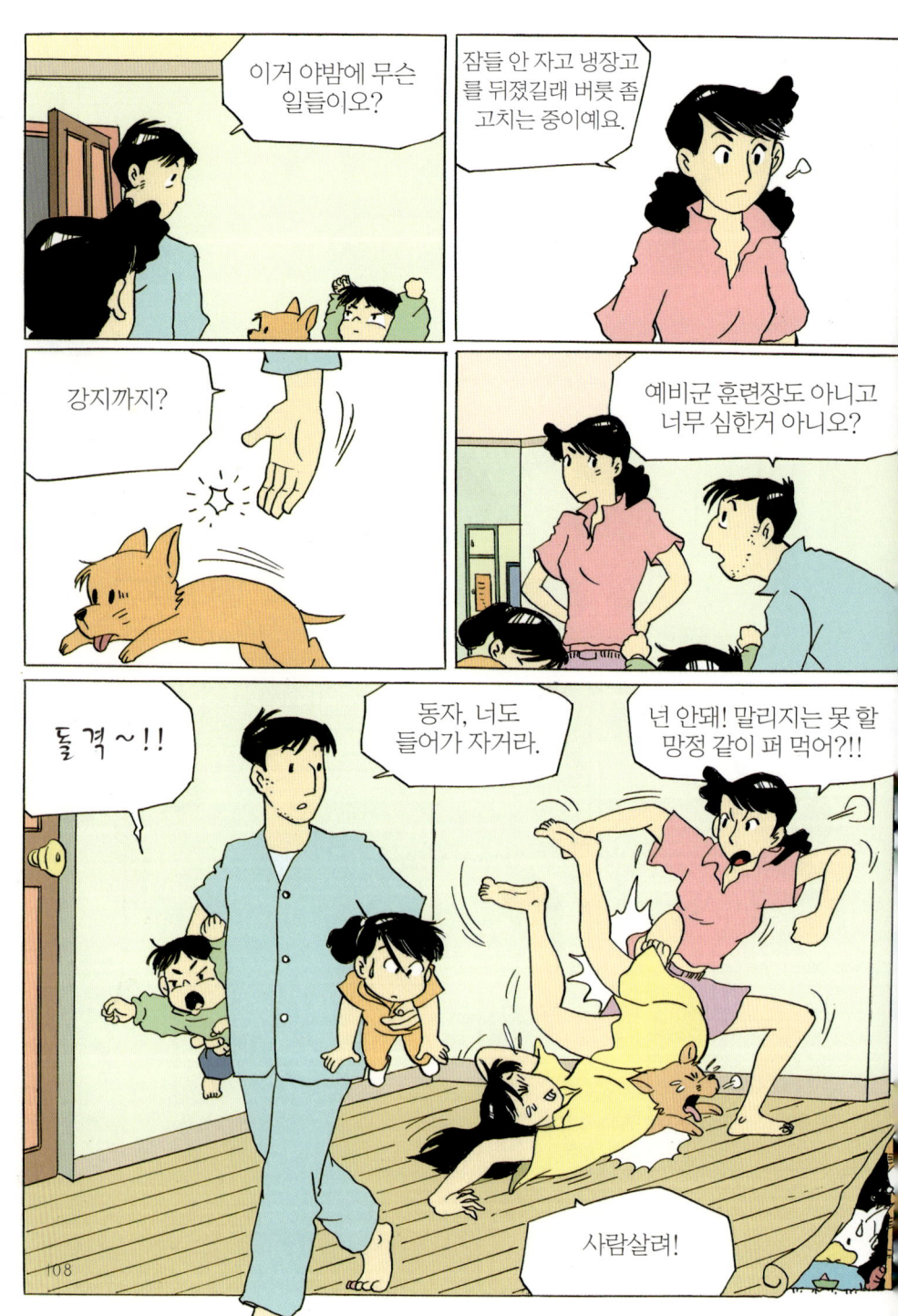

◆ 야식(밤참)의 나쁜 습관

불규칙한 야행성 식습관이 비만을 부른다.

▶밤에 과식하면 비만이 된다.

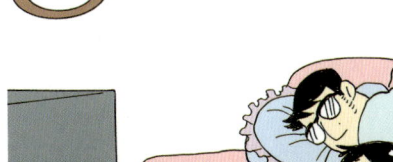
요즘은 어른은 물론이고, 어린이들의 생활까지 야행성으로 바뀌고 있습니다.

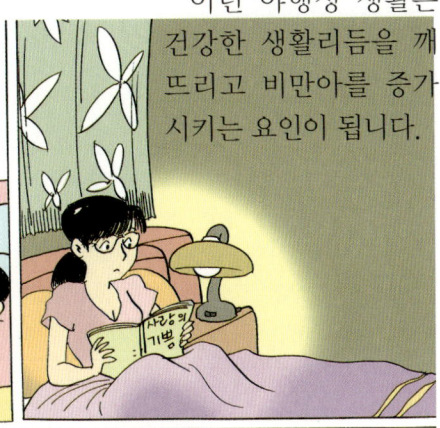
이런 야행성 생활은 건강한 생활리듬을 깨뜨리고 비만아를 증가시키는 요인이 됩니다.

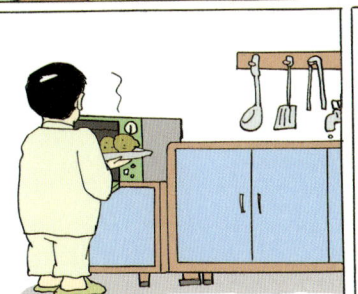
살이 찌는 첫 번째요인은 밤참, 즉, 야식입니다. 비만인 사람들 가운데 불안해소를 위해 집중적으로 먹는 사람들이 있으며 그것이 비만의 원인이 된다는 보고가 있습니다.

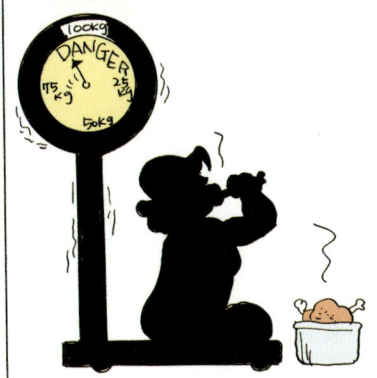
이를 '야식증후군'이라고 하는데, 특별히 불안 때문이 아니더라도 밤에 많이 먹으니까 비만이 되는 것입니다.

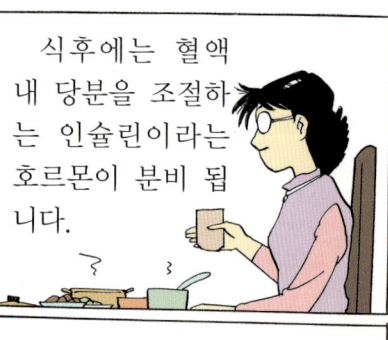

식후에는 혈액 내 당분을 조절하는 인슐린이라는 호르몬이 분비됩니다.

1회 식사량이 많으면 이것이 다량 분비되어 섭취한 음식물을 피하지방으로 저장하게 됩니다.

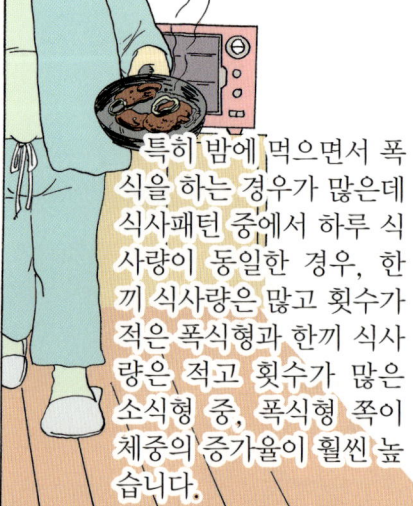

특히 밤에 먹으면서 폭식을 하는 경우가 많은데 식사패턴 중에서 하루 식사량이 동일한 경우, 한 끼 식사량은 많고 횟수가 적은 폭식형과 한끼 식사량은 적고 횟수가 많은 소식형 중, 폭식형 쪽이 체중의 증가율이 훨씬 높습니다.

낮 동안은 에너지로 발산 시키지만, 밤에는 아무래도 피하지방으로 축적될 확률이 높아집니다.

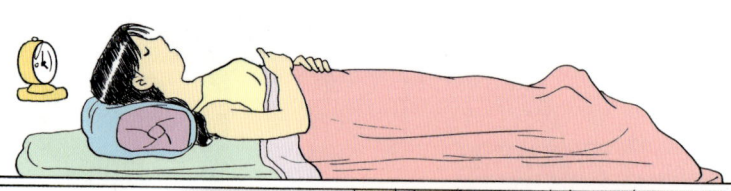

야식은 여러 면에서 비만의 가장 큰 적입니다.

◆ 불규칙한 식사는 소화, 흡수 리듬을 깨뜨린다.

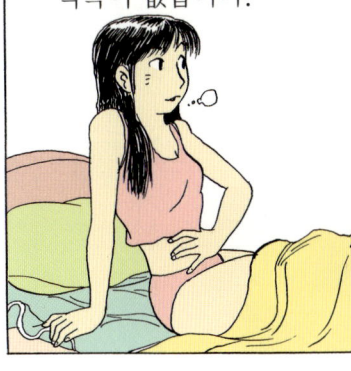

밤늦게 음식을 먹고 자면 당연히 아침에는 식욕이 없습니다.

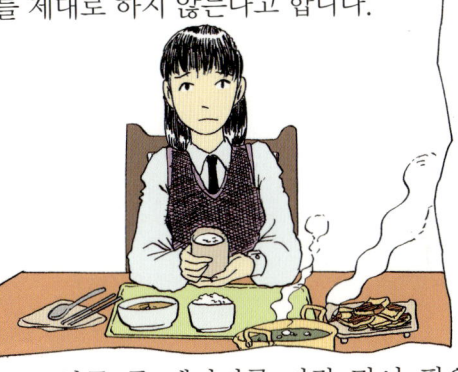

현대 도시인 5명 중 1명은 아침식사를 제대로 하지 않는다고 합니다.

하루 중 에너지를 가장 많이 필요로 하는 아침에 식사를 거르면 변비가 자주 생기고 소화흡수의 리듬이 깨집니다. 또한 아침 식사를 하지 않는 경우에 비만율이 높아지는 것입니다.

섭취한 음식물이 여러 가지 호르몬 분비물에 의해 소화, 흡수되고 에너지로 발산되는 건강한 신진대사는 식사를 규칙적으로 할 때 성립됩니다. 현대의 불규칙한 식생활은 이런 과정들의 리듬을 깨뜨리고 악순환을 반복하게 되어 더욱 비만을 증가 시키게 되는 것입니다.

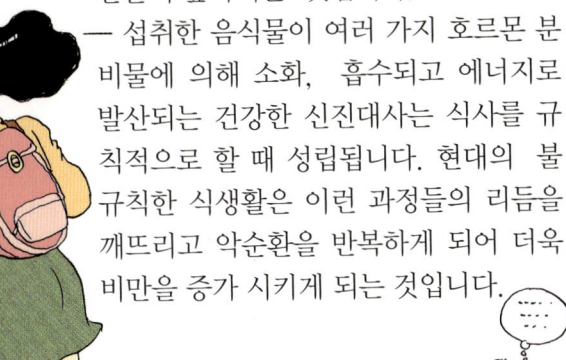

◆ 영양의 균형이 중요한 건강한 다이어트 (11가지)

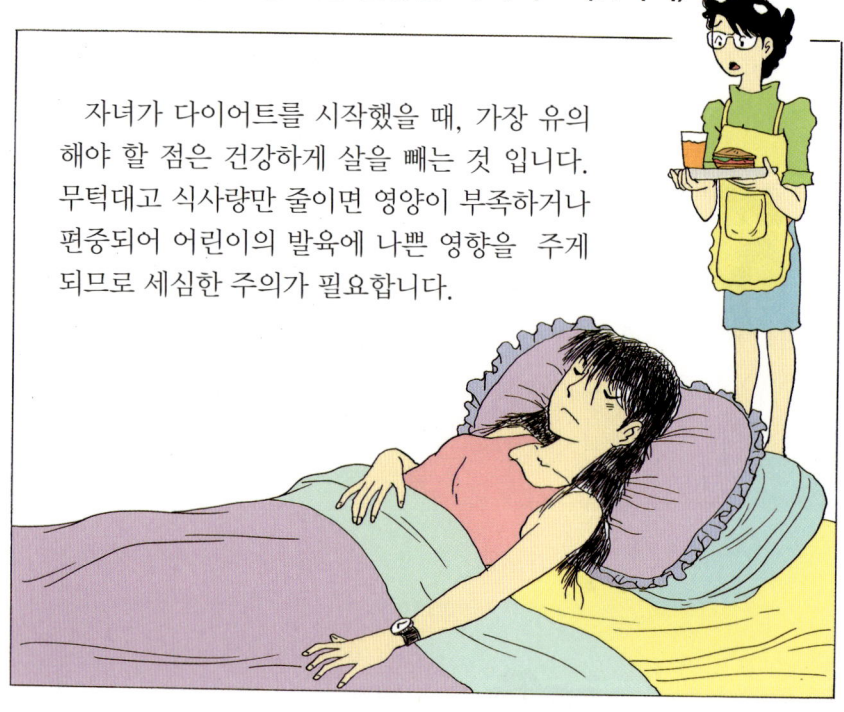

자녀가 다이어트를 시작했을 때, 가장 유의해야 할 점은 건강하게 살을 빼는 것 입니다. 무턱대고 식사량만 줄이면 영양이 부족하거나 편중되어 어린이의 발육에 나쁜 영향을 주게 되므로 세심한 주의가 필요합니다.

1. 탄수화물 (밥, 빵, 감자, 면류 등)

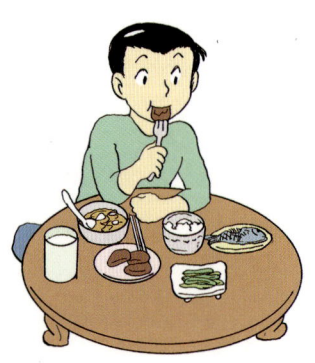

과식하면 비만의 원인이 되지만, 포도당은 뇌의 유일한 열량원 이므로 두뇌를 위해서도 하루 세끼의 밥은 반드시 먹어야 합니다.

2. 단백질 (살코기, 생선, 달걀, 우유 등)

세포의 주성분으로 체내저장이 안 되므로 끼니마다 섭취해야 하며, 부족하면 키가 안 자랄 수도 있습니다. 여러 종류를 함께 먹으면 모자란 부분을 함께 보충해 주므로 양질의 단백질을 공급 할 수 있습니다.

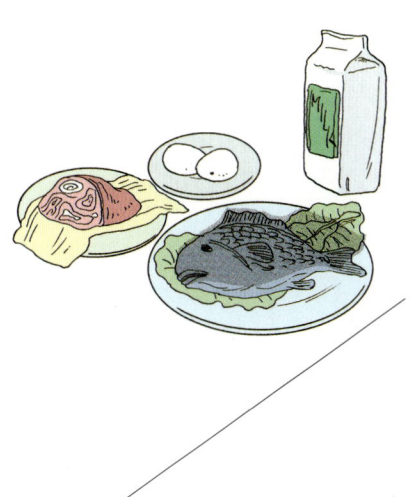

3. 지방 (참기름, 마가린, 소고기, 돼지고기, 생선 등)

탄수화물, 단백질과 같이 주 열량원입니다. 비타민 A, D, E 등의 흡수를 도와줍니다. 콜레스테롤은 세포벽을 구성하는 역할도 합니다. 부족하면 키가 자라지 않을 수도 있습니다.

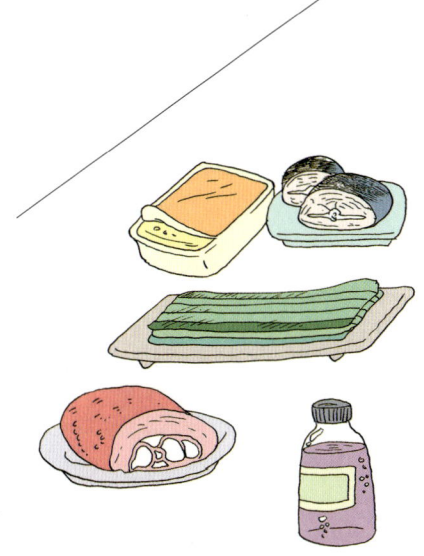

4. 칼슘 (우유, 뼈째 먹는 생선, 치즈, 다시마, 녹미채(톳) 등 해조류)

뼈와 치아의 주성분이고 비타민 D의 도움으로 뼈를 튼튼하게 합니다. 칼슘은 흡수가 어려우므로 흡수가 잘 되는 초란(칼슘이 식초에 녹아있는 상태)이나, 활성아미노산 칼슘이 풍부한 다시마, 녹미채(톳)를 자주 섭취하는 것이 중요합니다. 성장하는 어린이는 어른보다 더 많은 양을 필요로 합니다.

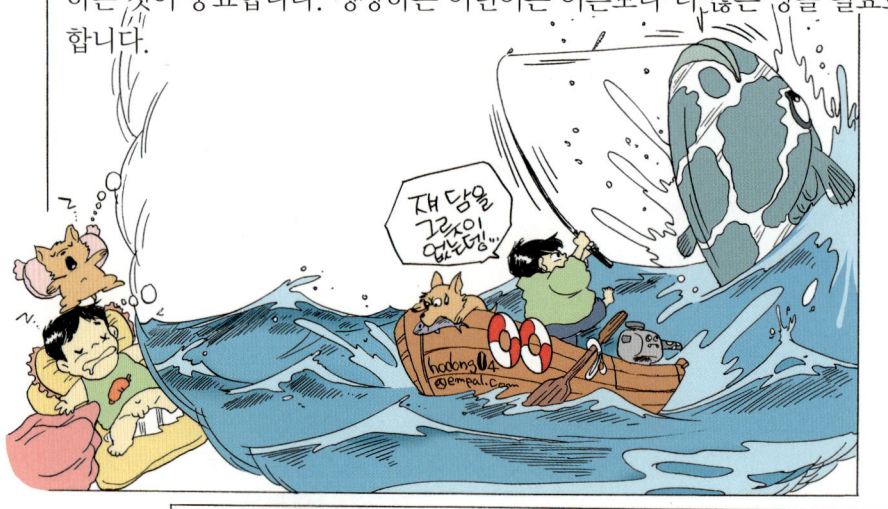

5. 철분 (시금치, 간, 조개류 등)

혈액 내 적혈구의 헤모글로빈을 만듭니다. 부족하면 빈혈과 생리 불순이 되며, 특히 사춘기소녀에게 부족하기 쉬우므로, 체중감량을 할 때면 주의가 필요합니다.

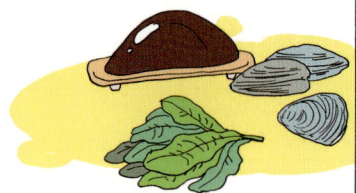

6. 염분 (식염, 치즈, 뼈째 먹는 생선 등)

신체 작용을 조절하며 염분없이는 생명이 유지 될 수 없습니다. 그러나, 과잉 섭취는 고혈압의 원인이 되므로 어렸을 때부터 싱겁게 먹는 습관을 들여야 합니다.

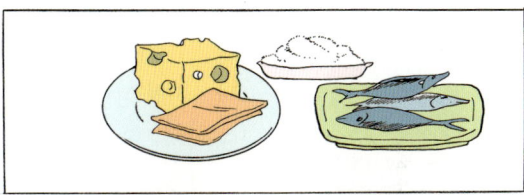

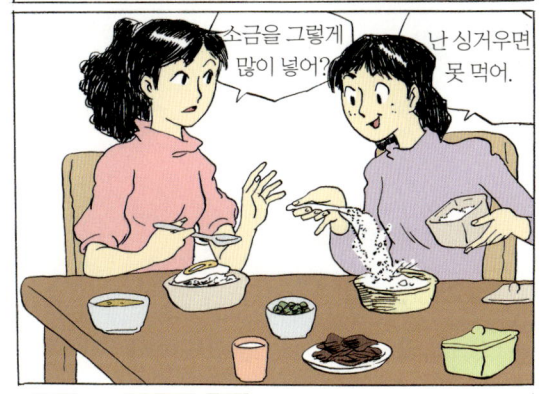

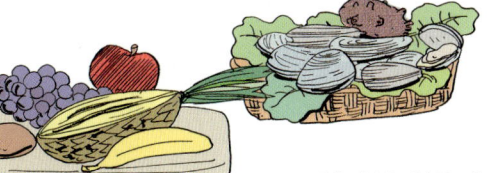

7. 식이성 섬유 (과일, 채소, 곤약, 다시마, 미역 등 해조류)

체내에서는 이용되지 않는 영양소지만 부드러운 배변을 촉진 시키는 등의 작용을 합니다.

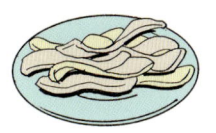

8. 비타민A (호박, 당근, 마아가린, 장어 등)

피부를 보호하고 눈의 활동을 지켜줍니다. 부족하면 신체의 활동이 정지하거나 뼈와 치아의 발달이 나빠질 수 있습니다. 흡수가 잘 안 되어 부족하기 쉬우므로 주의합니다. 지용성인 당근은 올리브유에 3~4분 데워서 섭취하는 방법이 흡수율을 좋게 합니다.

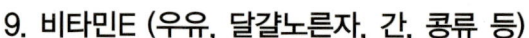

9. 비타민E (우유, 달걀노른자, 간, 콩류 등)

흔히들 성장 비타민이라고 하며 신체의 성장을 돕고 피부 점막을 튼튼하게 합니다. 부족하면 키가 자라지 않을 수도 있습니다. 편식을 하면 부족하기 쉬우므로 주의해야 합니다.

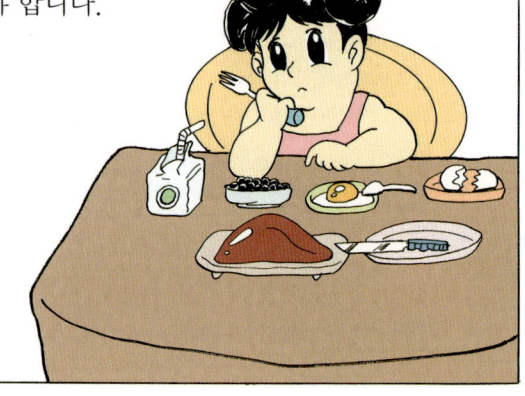

10. 비타민C (토마토, 귤 등의 과일과 채소)

혈관과 치아, 연골 등을 튼튼하게 합니다. 부족하면 뼈에 칼슘 침적이 어려워 건강한 뼈가 될 수 없습니다. 체내 축적량이 적기 때문에 식사 때마다 섭취하는 것이 중요합니다.

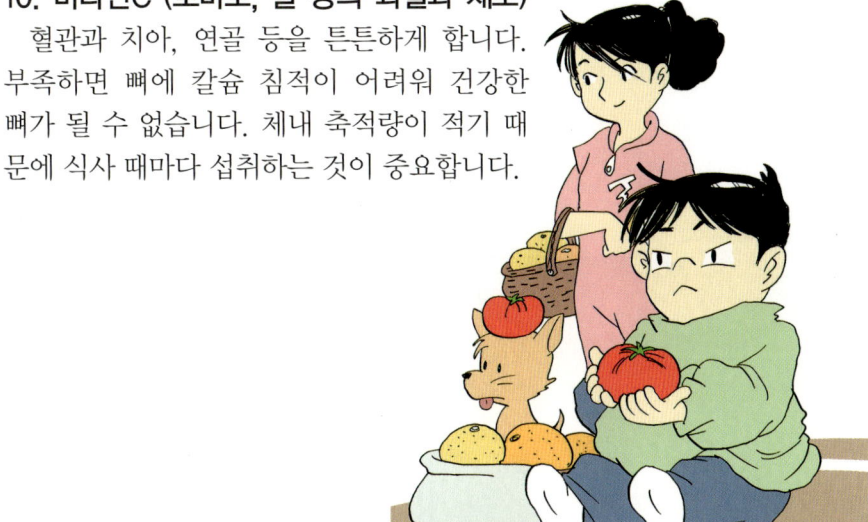

11. 비타민B (돼지고기, 햄, 콩류, 현미, 보리, 채소 등)

탄수화물과 지방의 소화. 흡수를 도와줍니다. 특히 탄수화물이 열량으로 전환 될 때엔 많은 양을 필요로 하므로 함께 먹으면 효과적입니다. 체내에 저장되기 어려우므로 주의해야 합니다.

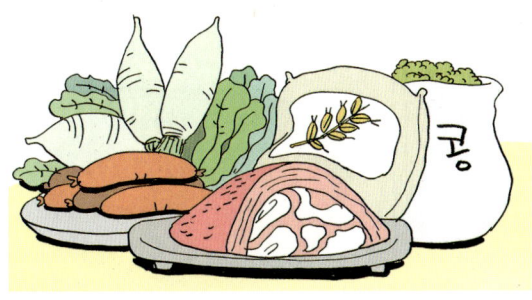

◆ 생선에는 몸에 좋은 지방이 함유되어 있습니다.

요즘 육류만 먹으려하고 생선을 싫어하는 아이들이 많은데, 육류 중심의 식사는 비만뿐 아니라 성인병과 합병증을 유발시키기 쉬우므로 주의해야 합니다.

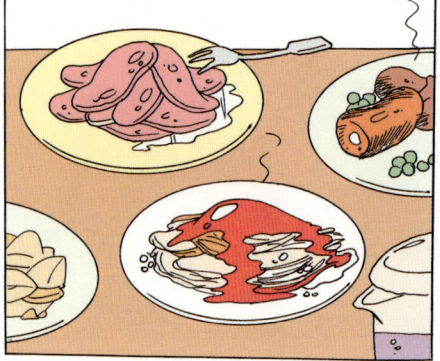

비만아의 식생활을 개선하려 할 때, 가장 먼저 문제로 삼을 것은 "식사의 내용이 편중되어 있지 않은가?" 입니다.

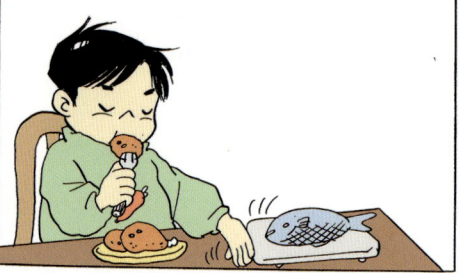

생선은 육류보다 열량이 낮기 때문에 비만아에게는 생선 요리를 중심적으로 먹이는 것이 좋습니다.

보통 어린이들이 생선을 싫어하는 이유는 가시를 발라내기 귀찮고 비린내가 나기 때문입니다. 그럴 땐 전분을 입혀 튀기는 등의 여러 조리법을 응용해서 서서히 생선 맛에 익숙해지도록 합니다.

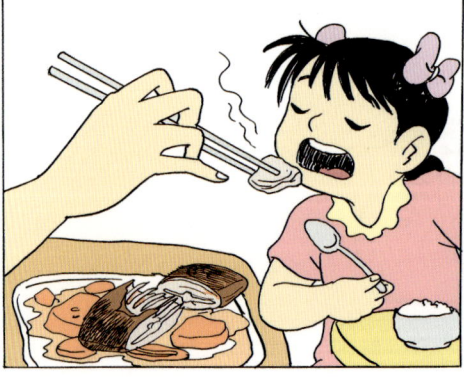
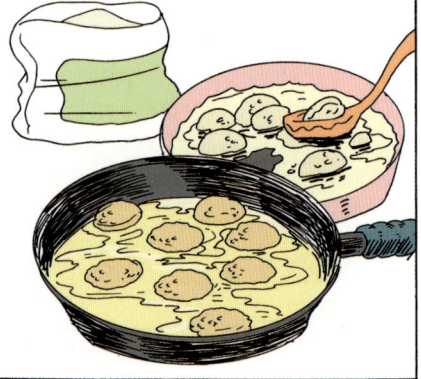

▶ 생선에 함유되어 있는 불포화 지방산(g)

생선에 함유되어 있는 지방산(g)

- 전갱이 – 0.6 (날 것/반 마리 30g)
- 가자미 – 0.1 (날 것/반 토막 30g)
- 금눈돔 – 0.4 (날 것/반 토막 35g)
- 연 어 – 0.4 (날 것/반 토막 25g)
- 고등어 – 1.4 (날 것/반 토막 35g)
- 꽁 치 – 1.3 (날 것/반 마리 45g)
- 정어리 – 0.9 (날 것/반 마리 30g)

육류에 함유되어 있는 포화 지방산(g)

- 돼지고기 로스 – 5.95 (로스구이/저민고기 2장 60g)
- 쇠고기, 돼지고기를 섞어 다진 것 – 1.2 (햄버그스테이크/50g)
- 쇠 고 기 – 4.4 (스테이크/60g)
- 닭 다 리 살 – 1.2 (닭/꼬치구이/1개 30g)
- 로 스 햄 – 1.0 (1장 20g)
- 비엔나 소시지 – 1.8 (2개 20g)

유제품에 포함되어 있는 포화 지방산(g)

- 버   터 – 5.1 (10g)
- 치   즈 – 3.2 (슬라이스치즈/1장 20g)
- 생 크 림 – 4.3 (1큰술 15g)
- 아이스크림 – 3.1 (고지방/40g)

EPA*가 많은 식품

정어리, 장어, 고등어, 연어, 꽁치, 청어, 방어, 참치, (지방이 많은 부분)

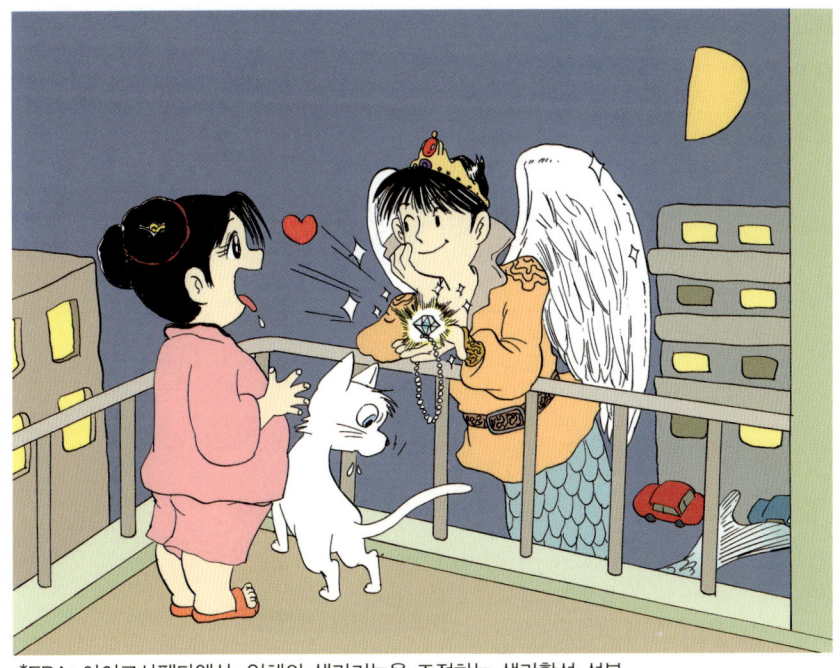

*EPA: 아이코사펜타엔산. 인체의 생리기능을 조절하는 생리활성 성분. 피가 엉키는 것을 예방하고, 고혈압, 심근경색증 예방효과가 있다.

◆ 비만아동들에게 유익한 식이성섬유

비만아에게 적극적으로 권하고 싶은 음식 가운데 하나가 식이성 섬유가 많이 든 음식입니다.

지금까지 식이성 섬유는 특별한 영양적 가치가 있는 것이 아니 다른 영양소의 흡수를 방해하는 유해한 물질로 인식되어 왔습니다.

◆ 식이성 섬유가 많이 함유된 음식

· 콩　류 : 완두콩, 손 두부 등
· 채소류 : 무말랭이, 우엉, 브로컬리 등
· 해조류 : 다시마, 파래, 김, 생 미역 등
· 버섯류 : 생 표고버섯, 팽이버섯, 느타리 버섯 등
· 곡　류 : 팝콘, 콘플레이크 등
· 과일류 : 사과, 곶감, 살구, 건포도, 바나나 등
· 견과류 : 땅콩, 아몬드, 참깨 등

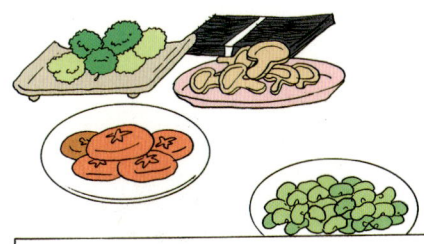

식이성 섬유는 포만감을 지속시켜주고 배변량을 늘리는 등과 같은 작용을 하기 때문에 체중을 감량할 때 효과가 있습니다.

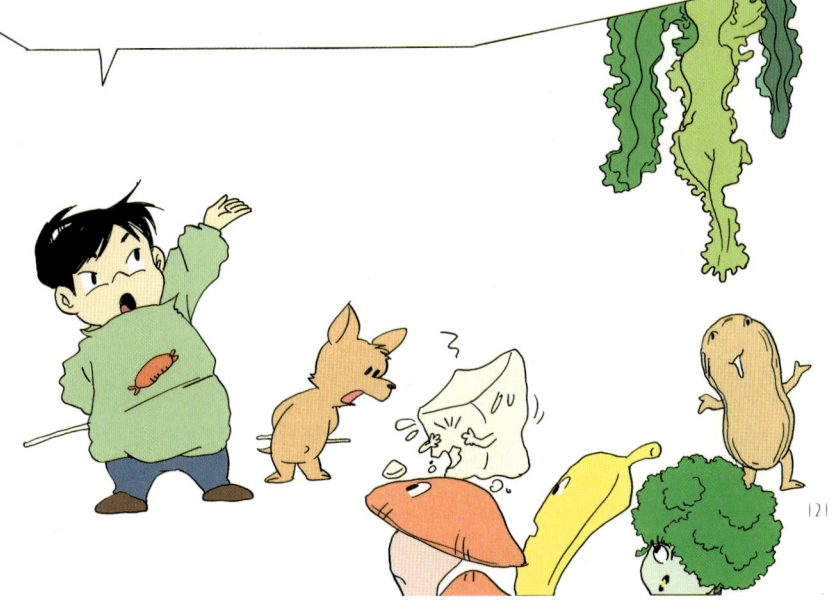

▶ 식이성 섬유의 주요 작용

· 씹는 횟수가 늘어나기 때문에 먹는 시간이 길어져 포만감을 빨리 느낀다.
· 위에서 소화되는 시간이 길어지기 때문에 공복감을 느끼지 않게 된다.
· 콜레스테롤 수치를 낮춘다.
· 장내 노폐물과 함께 배설된다.
· 발암 물질을 희석한다.
· 변이 굵고 부드러워 져 배변이 편해진다.
· 식후 인슐린 반응을 저하시키므로 비만과 당뇨병을 예방하여 준다.

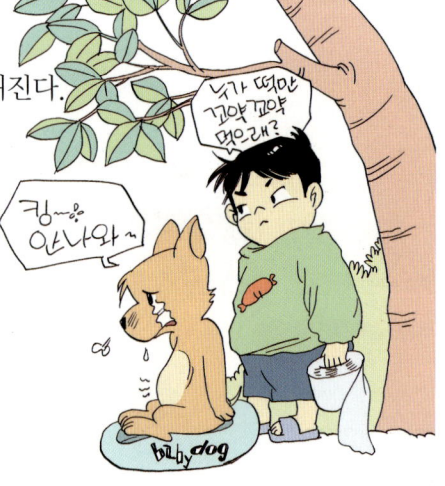

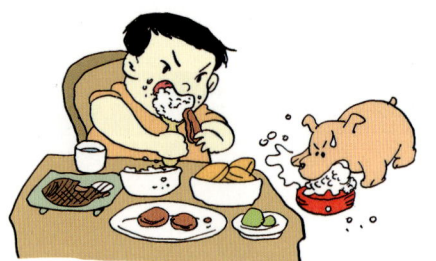

◆ 폭식과 빨리 먹는 나쁜 습관들

비만아의 대부분은 밥을 빨리 먹고, 소나기처럼 한꺼번에 폭식을 하고, 하루 종일 쉴 사이 없이 먹어대는 등. 좋지 않은 식사 습관들이 몸에 배어 있습니다. 입 안 가득 넣는다거나, 음식을 씹으며 맛을 음미할 줄 모르는 어린이는 같은 음식을 먹어도 다른 어린이들보다 짧은 시간 내에 많은 양을 먹어 치웁니다. 이러한 습관은 단순히 예의에 어긋나는데 그치는 것이 아니라 비만을 조장하고 있는 것입니다.

▶ **아침식사를 거른다.** 아침식사를 먹지 않고 하루 두 끼 식사만 하면 음식이 체내에 더 잘 흡수되어 오히려 살찌기 쉽습니다. 신체리듬을 조절하기 위해서라도 아침식사는 꼭 챙겨 먹는 것이 좋습니다.

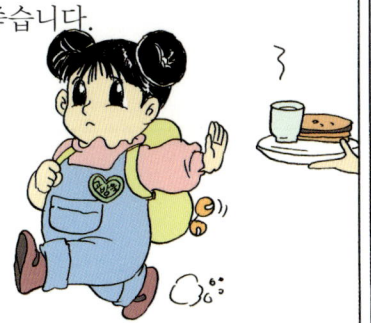

▶ **편식.** 비만아들은 열량이 높은 육류나 면류 등을 많이 먹으며 채소 섭취가 부족한 경우가 대부분입니다. 성인병을 예방하기 위해서라도 골고루 섭취하도록 합니다.

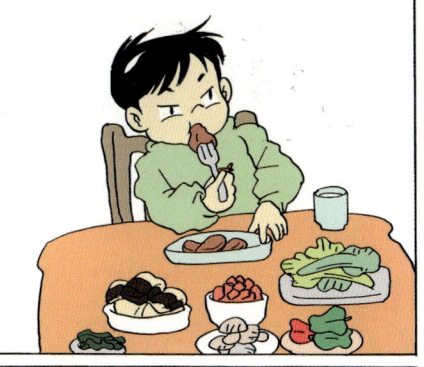

▶ **밤참.** 밤에 먹은 음식은 피하지방으로 저장될 확률이 높아 비만의 원인이 됩니다. 또한 밤늦게 간식을 먹으면 아침에 식욕이 없어 끼니를 거르게 됩니다. 그러므로 잠자기 2시간 전부터는 음식을 입에 대지 않는 습관을 기르게 합니다.

▶ **급히 먹기.** 단숨에 먹어 치우면 뇌가 포만감 신호를 보내기도 전에, 계속 다른 음식물을 입 속에 집어넣게 되기 때문에 필요이상으로 많이 먹게 됩니다. 식사는 천천히 꼭꼭 씹어 먹는 습관을 들입니다.

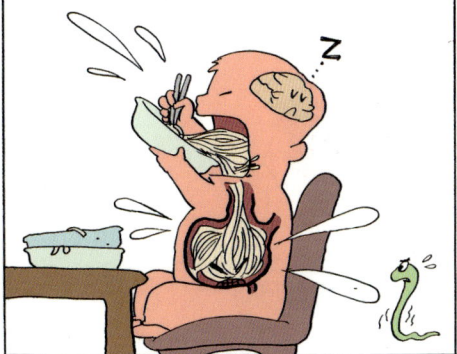

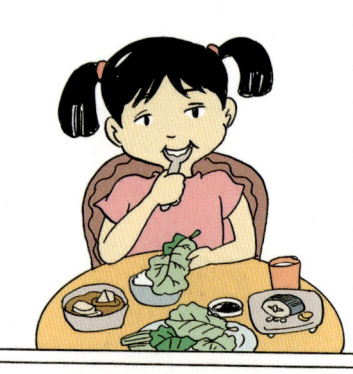

▶ **폭식.** 식사량이 같다고 해도 세 번에 나누어 먹는 것과, 한번에 먹는 것은 지방의 축적 방법이 다릅니다. 소나기 식으로 밥을 먹는 아이는 극단적인 공복감을 느끼지 않게 해 주는 것이 중요합니다. 식사 때도 양에 비해 칼로리가 낮은 채소 등을 준비해서 포만감을 느끼게 하여줍니다.

▶ **온종일 먹는 습관.** 천천히 먹는 것과 종일 먹는 것은 큰 차이가 있습니다. TV를 보며 혹은 책을 읽으면서 먹으면 먹었다는 실감이 나지 않기 때문에 과식을 하게 됩니다.

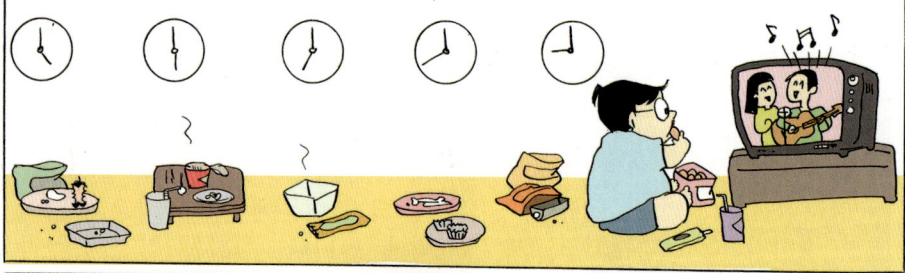

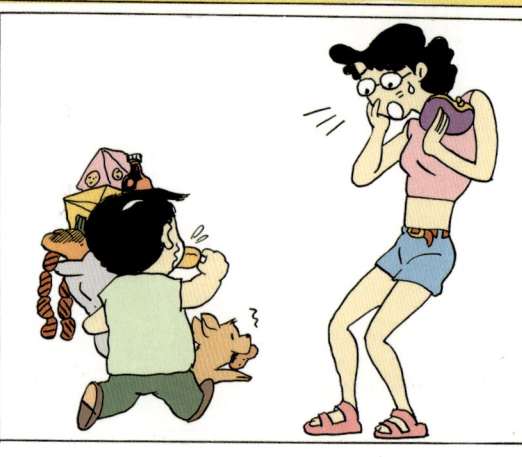

▶ **군것질.** 어린이에게 돈을 줘서 혼자 간식을 사먹게 하는 것은 자립심을 키울 수 있기도 하나, 어린이들은 먹고 싶은 욕구가 앞서 스스로 자신을 조절하기 어렵기 때문에 혼자 사먹게 하는 것은 피해야합니다.

▶ **과자.** 지나치게 과자를 많이 먹는 것은 1봉지가 1회분이라는 착각을 하게 만들기 때문입니다. 평소에 과자를 먹을 만큼만 그릇에 덜어먹는 습관을 길러 과식을 예방합니다.

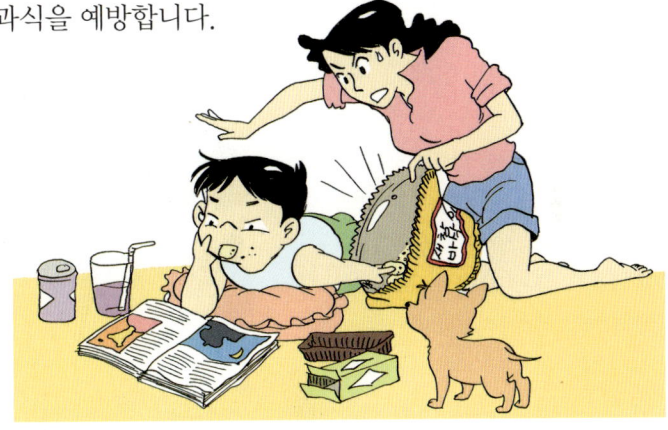

▶ **식사 전 간식.** 어린이는 저녁식사 전에 단것을 먹기 때문에 밥맛이 없어 식사를 거르며, 그 때문에 배가 고파 밤늦게 또 먹고 아침식사를 거르는 악순환이 연속되는 것입니다.

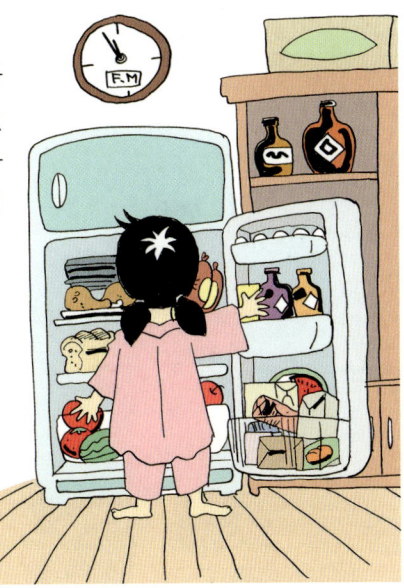

◆ 비만이 지질 대사에 나타내는 영향

▶고지혈증

발생 원인
　비만에 걸리면 신체의 지방이 증가할 뿐만 아니라 혈중지방(혈청지질)도 증가하는데, 이러한 상태를 고지혈증이라고 합니다. 혈중지방에는 콜레스테롤, 인지질, 중성지방, 유리지방산의 4종류가 있습니다.

　이 가운데 동맥 경화를 진행시켜 문제가 되는 것은 콜레스테롤과 중성지방으로 각각 농도가 높은 상태를 고 콜레스테롤혈증, 고 중성지방혈증이라고 하며, 이들을 총칭해서 고지혈증이라고 합니다.

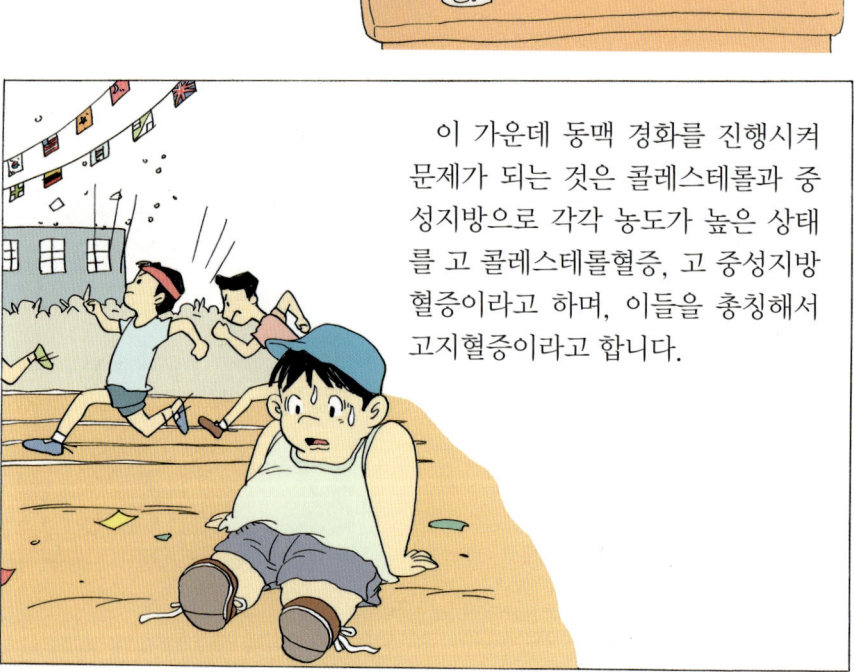

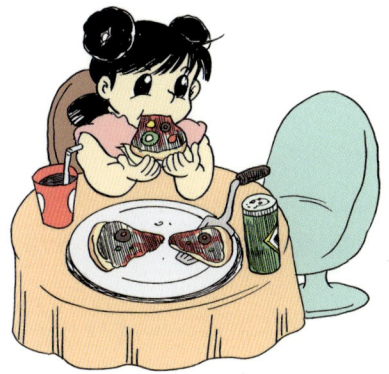

고지혈증은 음식물에서 섭취하는 과도한 지방 량과 체내에서 만들어지는 지방의 증가때문에 발생합니다. 이를 방지하기 위해서는 동물성 지방을 억제하고 식물성 지방을 섭취하는 것이 효과적입니다. 또한 운동을 꾸준히 합니다.

혈액 속에 지방이 증가 하면, 아킬레스건이 비대해져 무릎이나 팔꿈치 관절 등에 통증을 느끼게 되지만, 그 이외에는 자각 증상이 거의 없습니다.
그러나 동맥 경화를 진행시키는 것만은 확실하니까 주의가 필요합니다.

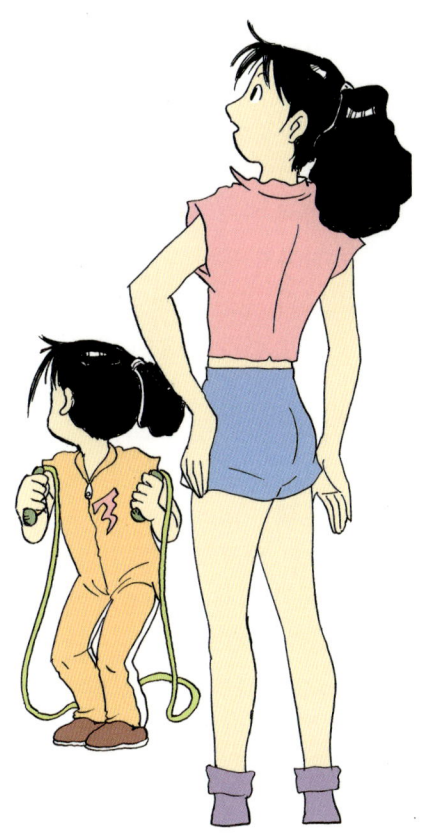

◆ 비만이 호흡기에 미치는 영향

▶ 피크위크 증후군(수면 무호흡 증후군)

발병 원인

　유난히 뚱뚱한 어린이는 학교나 집에서 자주 존다. 이러한 질병을 피크위크 증후군이라고 하는데, 찰스 디킨즈의 소설〈피크위크 클럽〉에 등장하는 조라는 소년이 대식가에다 아주 뚱뚱하며 대낮부터 졸기만 하는 데서 붙여진 병명이다.

　뚱뚱한 어린이가 이상하게 졸기만 하는 원인 중 하나는 수면부족이다. 고도 비만이 되면 목 주위에도 지방이 침착 되기 때문에 몸을 뒤로 젖히면 기도가 압박을 받아 숨이 막힌다. 이것이 괴로워 밤에는 숙면을 취할 수가 없는 것이다.

　피크위크 증후군인 어린이는 지방이 막고 있는 기도로 숨을 쉬기 때문에 수면시에는 코를 심하게 골며 종종 호흡이 멎기도 하고 밤중에 일어나 자리에 앉은 채로 졸기도 한다. 이것 역시 지나친 호흡 곤란이나 숙면을 취하지 못하는 데서 오는 증상이다.

　또 하나의 원인은 산소 부족이다. 비만에 걸려 가슴에 두텁게 쌓인 지방 때문에 폐가 충분히 팽창할 수 없어 산소 부족이 되는 것이다. 만성적인 수면 부족의 결과 피크위크 증후군에 걸린 아이는 언제나 대낮부터 멍하니 앉아 졸게 되는 것이다.

치료와 대책

　이 병으로 대표되는 것처럼 비만이 호흡기에 미치는 영향은 적지않다. 심해지면 일상 생활에 장애를 끼치는 것은 고사하고 편안히 숨쉬기조차 힘들어지기 때문에 심장에 부담을 주게 되어 돌연사하는 경우까지 있다. 비만인 어린이가 낮에 졸고있는 것을 보면 하루 빨리 의사에게 상담하는 것이 좋다.

　치료법은 살을 빼는 것이 급선무이다. 호흡 장애가 발생하는 경우는 이미 비만이 상당히 진행되어 있는 상태이므로 의학적 지도하에 엄격한 식사 제한을 해서 감량해야 한다. 체중이 줄면 부자연스럽게 코를 고는 일이 없어지고 밤에 숙면할 수 있게 되어 호흡장애도 완화되고 조는 것도 사라지게 된다.

특히 비만 때문에 편도선이 붓거나 편도선 비대증이 발생하면, 비만이 그다지 심하지 않더라도 호흡 장애가 일어나기 쉬워 매우 위험하므로 감량에 앞서 수술을 하는 경우도 있다.

◆ 동맥경화

동맥경화에는 비만 그 자체도 위험인자라는 것이 밝혀졌다. 게다가 30~40대 장년층은 비만 정도가 높을수록 심근 경색이나 뇌졸중 등이 일어날 위험성도 높아진다.

동맥경화의 위험 인자는 체내뿐 만 아니라 환경 속에도 있다. 어린이의 경우는 관계가 없지만 흡연습관도 그 중 하나이며, 스트레스가 많은 생활과 운동 부족도 동맥 경화를 촉진시킨다.

더욱이 부모, 조부모 등 비교적 가까운 친족 가운데 심장 혈관 계통의 성인병을 일으킨 사람이 있는 경우도 위험 인자가 있다고 보여진다. 이들 위험인자가 상승적으로 뒤 얽혀 동맥 경화가 발생하는 것이다

치료와 대책

일반적으로 동맥 경화는 어느 정도 어른이 된 후에야 발생한다고 생각하는 경향이 있다. 그러나 실제로는 훨씬 이전인 유아기부터 발생한다는 사실이 밝혀졌다. 인간의 몸은 태어날 때부터 노화의 길을 걷기 시작하며, 동맥경화 역시 아기 때부터 시작되는 것이다. 그만큼 비만아는 보통 체격인 어린이보다 빨리 노화하고 성인병에 걸릴 확률도 높다. 고혈압과 같은 비만합병증이 있으면 확률은 더 높아진다.

동맥 경화는 일단 어느 단계 이상 진행되면, 원래대로 돌이킬 수가 없으며 뚜렷한 증상이 없이 진행되므로, 아이의 건강한 미래를 위해서는 비만을 비롯한 위험 인자를 조기에 발견하여 제거하는 것이 중요하다. 동맥경화는 예방만이 유일한 치료법이다.

◆ 간 기능에 나타나는 영향

▶ 지방간

발병 원인

　살이 찐다는 것은 말하자면 몸에 지방이 쌓이는 것인데, 피하나 복부의 내벽에 지방이 쌓이는 것과 마찬가지로 비만에 걸리면 간에도 지방이 쌓이고 비대해져 크게 부풀어오른다. 바로 이것이 지방간이다.
　일반적으로 지방간이 되더라도 자각 증상은 거의 없다. 혈액 검사를 하면 간 기능 이상이라는 결과가 나오는데, 심각한 고도비만이 아닌 이상, 간에 미치는 영향은 가볍다. 단지 축적된 지방의 양이 비정상적으로 많거나 오랫동안 비대해진 상태로 있었다면, 간 조직이 파괴되어 간염이나 간경변 같은 심각한 질병으로 옮아가기도 한다.
　지방간의 진행의 1단계는 그저 단순히 지방이 쌓인 상태, 2단계는 염증이 생긴 상태, 3단계는 간 조직의 일부가 변질된 상태, 4단계는 간경변이다. 4단계가 되면 간 조직이 재생되지 않기 때문에 계속 진행되면 간이 활동을 멈춰 사망하게 된다.
　예전에는 3, 4단계와 같은 간 기능 이상은 어른들에게나 일어나고 소아 비만의 경우에는 비교적 가벼운 증상이 많다고 생각했다. 그런데 최근에는 어린이에게서도 간염이나 간경변이 발견되기에 이르렀다. 어쨌든 지방간은 자각증상 없이 진행되므로 지금으로서는 조기 발견하는 것 이상 더 좋은 방법은 없다.

치료와 대책

　지방간은 촉진과 혈액 검사로 진단하는데 판단하기 어려울 경우에는 초음파 검사나 CT촬영을 이용하기도 한다. 성인의 경우에는 간의 일부를 채취해서 검사하는 경우도 있지만 어린이에게는 심리적 부담이 크기 때문에 많이 하지 않는다.
　치료는 명확한 원인이 있는 지방간인 경우는 고열량식을 먹곤 안정을 취하지만, 비만에 의한 지방간이라면 이 방법은 오히려 역효과가 난다. 그래서 반대로 살을 빼기 위해 식사 제한을 하고 서서히 운동을 시키면 점차 비만이 개선되면서 간의 상태도 좋아진다.

◆ 비만이 뼈, 관절에 나타나는 증상

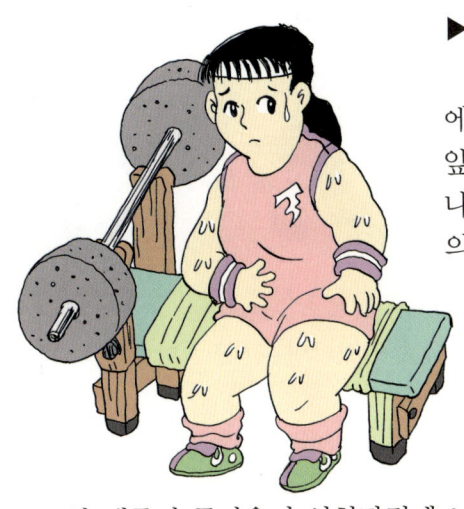

▶ 뼈, 관절 장애

비만이 매우 심한 사람은 복부에 지방이 쌓이기 때문에 중심이 앞으로 이동하고, 그 때문에 요추나 허리 근육에 무리가 가서 요통의 원인이 됩니다.

또한 체중이 무거우면 엉치관절에 보통 체형인 사람보다 큰 압력이 가해져 변형성 고관절증이나 대퇴골두 탈구증이란 관절병을 일으키고 통증이나 만성피로에 시달리기도 합니다.

이런 질병은 사춘기에 종종 나타나며 무릎관절이 변형을 일으켜 통증을 느끼기도 합니다.

◆ 피부에 나타나는 질병

· 피부의 변화

극단적인 비만아는 대퇴부나, 팔뚝 안쪽, 허리 등의 피부에 임신선처럼 균열이 생긴 선이 나타나기도 합니다.

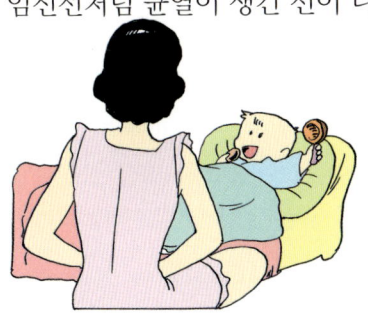
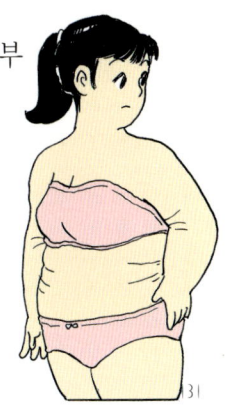

사춘기 아이들에게는 피부의 일부가 거무스름해지면서 때가 낀 것과 같이 보이는 경우도 있습니다. 이것은 사춘기에 부신피질 호르몬의 분비가 왕성해 지는 것과 관계가 있습니다.

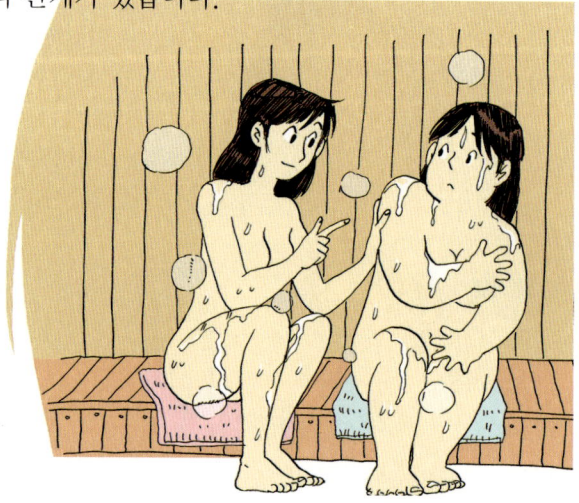

흑색표피증이라고 하여 목덜미 밑, 겨드랑이 밑, 외음부 등에 흔히 나타나며 심하면 각질이 생기기도 합니다.

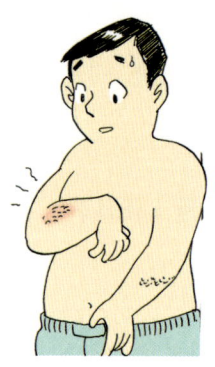

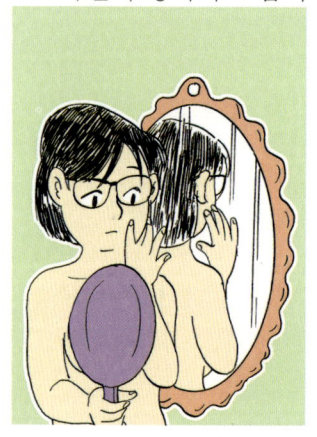

이는 인슐린의 감수성이 저하되는 것과 관계가 있습니다. 팔뚝에는 모낭 을 따라 딱딱하고 작은 좁쌀 같은 것이 돋아나는 경우가 있는데, 이 역시 사춘기 비만에게서 흔히 볼 수 있는 증상입니다.

이러한 피부변화는 비만이 치유되면 자연히 사라지지만, 사춘기라는 정신적으로 민감한 시기에 발생하기 쉬운 증상인 만큼 뚱뚱하고 못생긴 외모로 고민 하다가 콤플렉스를 갖게 되기도 합니다. 그러므로 심리적으로 충분히 배려해 주어야 합니다.

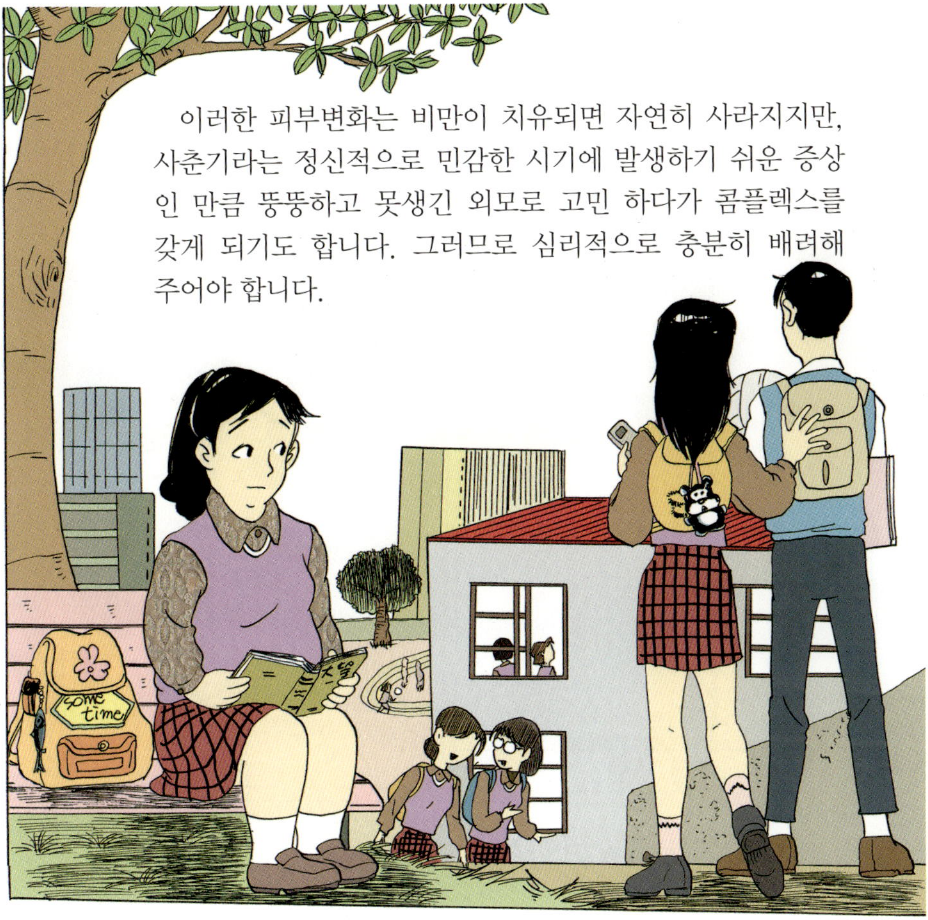

◆ 생식 기능에 나타나는 영향

난소의 기능장애

　비만인 여자는 사춘기가 되어도 초경이 없거나 시작했더라도 불규칙한 월경이상이 일어나는 경우가 있습니다.

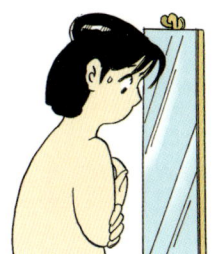

월경은 뇌에서 명령받은 난소가 호르몬을 분비해서 조절하는데, 비만인 경우에는 명령계통이 제대로 작용하지 않아 월경이상을 일으키는 것입니다.

또한 난소 자체가 발달되지 않아 기능장애를 일으키기도 합니다. 어쨌든 성인이 되었을 때 불임증의 원인이 될 수 있으므로 주의가 필요 합니다.

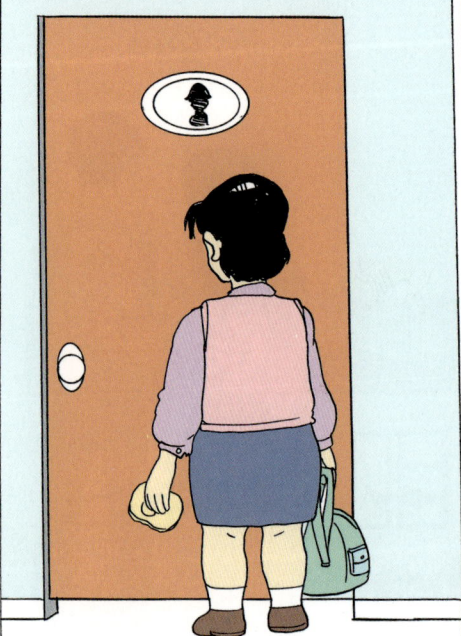

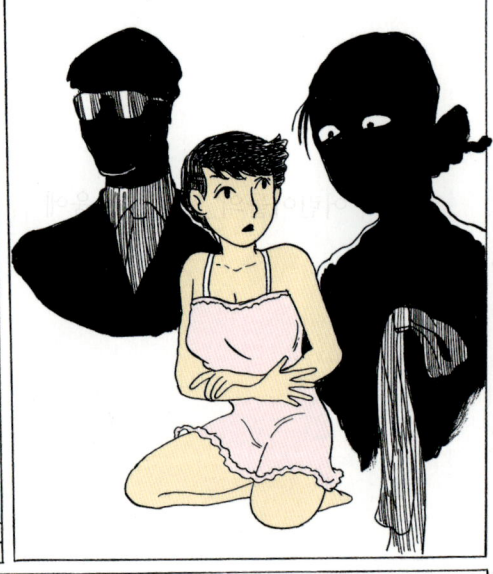

◆ 비만의 심리적 영향

비만은 신체적으로 여러 가지 영향을 미칠 뿐만 아니라 심리적으로도 여러 가지 악영향을 미칩니다. 특히 자의식을 갖게된 아이에게는 심리적인 좌절을 초래하고 성격 형성에도 영향을 줍니다. 마음의 문제는 눈에 보이지 않는 것인 만큼 가까이 있는 엄마가 해야 할 역할이 더욱더 큽니다.

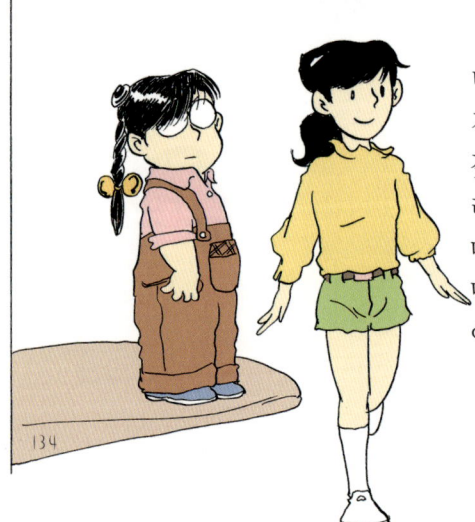

▶ 뚱뚱한 아이는 열등감을 갖기쉽다. - complex -

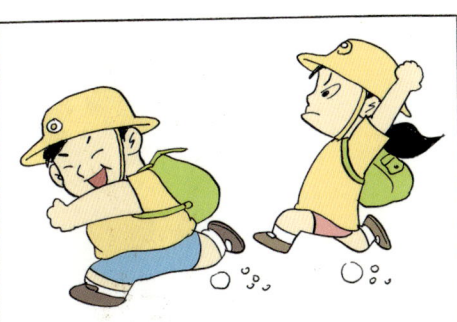

비만이 어린이들의 심리적 발육에도 해로운 영향을 미치는 것은 간과할 수 없는 문제입니다.

영유아는 그렇지 않지만 초등학생이나 중학생이 되면 뚱뚱한 아이들의 대부분이 비만이라는 사실에 일종의 콤플렉스를 갖습니다. 콤플렉스를 갖게 되는 이유는 뚱뚱한 것 때문에 주위로부터 따돌림을 당하고 따돌림을 당하면서 심리적 압박감을 받기 때문입니다.

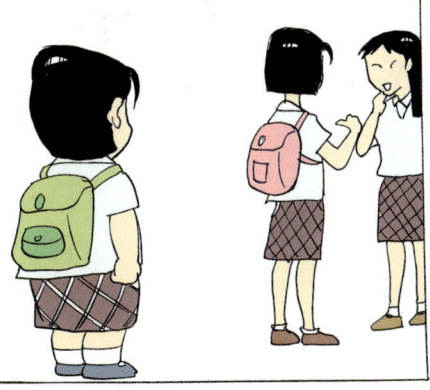

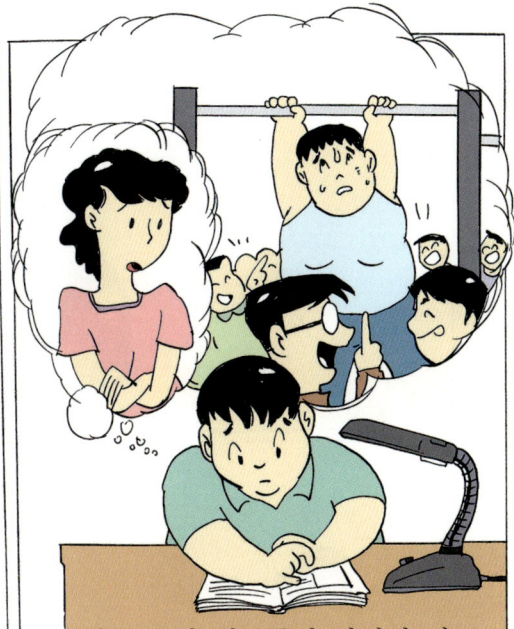

예를 들어 친구들이 자신의 겉모습을 보고 비아냥거리거나 놀리면 설령 친근함이 담긴 말이라 해도 자신이 뚱뚱하고 못생겼다고 생각하는 아이는 마음속 깊이 상처를 받게 됩니다.

그 밖에도 철봉을 못해 체육 시간에 비웃음을 당했다든지, 웬만한 옷은 맞지 않는다며 엄마가 한숨을 쉬었다든지, 운동복을 입기 창피하다는 등 뚱뚱한 아이는 주위로부터 여러 가지 심리적 압박을 받고 있습니다. 그리고 그런 자신에 대해 혐오감과 강한 불만을 품습니다.

심신이 모두 성장기에 있는 아이의 마음은 엄마가 생각하는 것 이상으로 섬세합니다. 명랑하게 행동하는 것처럼 보여도 실제로는 깊은 상처를 받고 있기도 합니다.

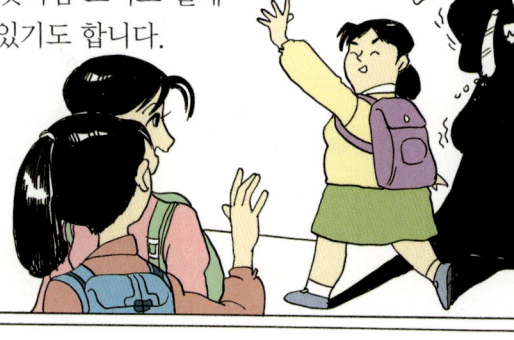

콤플렉스가 심리적 좌절을 초래해 지나치게 내성적인 아이가 되거나 소극적이 되어 친구들과의 교류를 피하기도 하며, 혹은 의욕을 상실해서 학교성적이 떨어지기도 하고, 심지어는 학교에 가기 싫어하게 되는 경우도 있습니다.

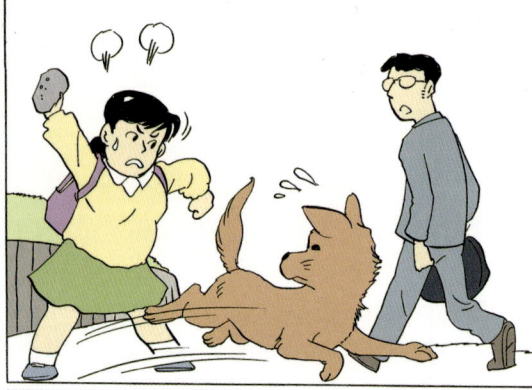

그러므로 비만의 원인을 밝혀내서 비만 극복을 위해 적극적으로 노력하는 것이 무엇보다도 중요한 일임은 말할 필요가 없습니다.

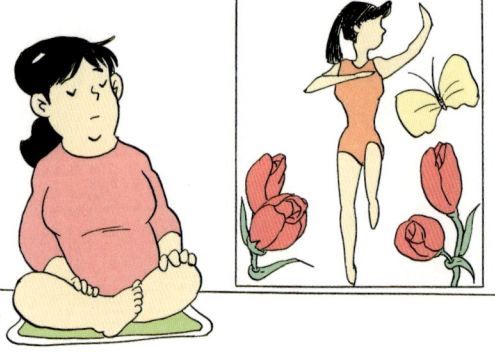

▶ 연령이 높아질수록 심리적 손상이 크다.

비만아의 심리에 관한 여러 가지 연구에 따르면, 2세 이전에 비만이 시작된 아이는 사회적으로 적응을 잘하며 정서적으로도 안정되어 있습니다.

하지만 그 이후에 시작된 경우, 특히 아동기가 되어서 비만이 된 아이는 사회적응을 못하며 정서적으로도 불안정한 경우가 많습니다.

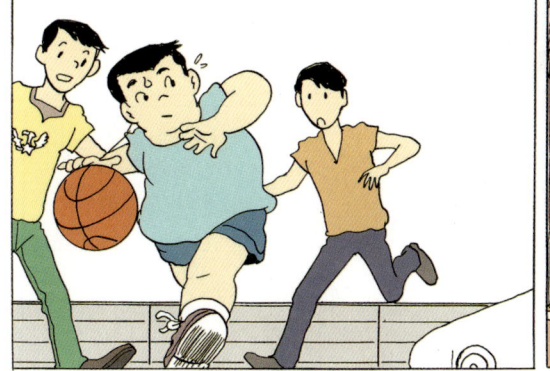
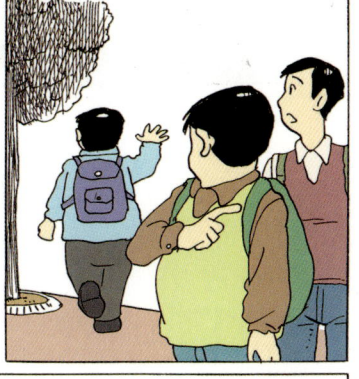

어릴 때 포동포동 살이 핀 어린이는 귀엽다는 말을 들으며 그 이미지를 간직한 채 자라기 때문에 심리적인 손상도 적습니다. 이에 비해 아동기에 비만해지면 자신이 비만이란 사실을 의식하기 시작하며 학년이 높아질수록 그 경향은 더욱 강해져 자신을 짓누르게됩니다.

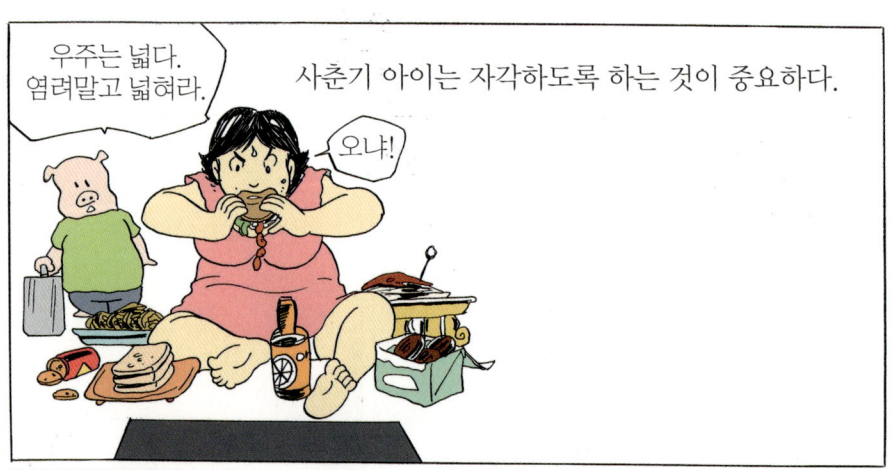

사춘기까지 이어진 비만의 경우는 심리적으로도 문제가 많고, 비만자체를 포기해 버리거나 무기력해지기도 하며 내성적이 되거나 치료에 대해 반항적이 됩니다.

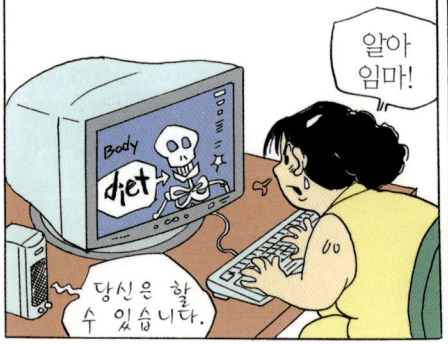

또한 날씬해지고 싶다는 욕망이 강할 때인 만큼 단번에 살을 빼려고 흔히 광고 매체에서 선전하는 다이어트식품을 이용하기도 합니다. 이런 경우는 그다지 바람직한 방법이 아니며 대체로 이내 싫증을 내게 됩니다. 몸에 해를 끼치지 않는 것이라면 굳이 말리지 말고 그냥 지켜보는 것도 괜찮습니다.

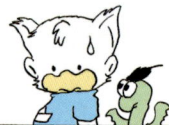

사춘기가 되면 아무리 엄마라 해도 아이의 모든 생활을 파악할 수는 없습니다. 아이의 적극적인 의사가 없는 한 비만에 맞서 싸우기는 곤란하므로, 뭘 먹었는지 캐묻고 야단치거나 명령하기 전에 뚱뚱한 것이 본인에게 좋은지 나쁜지를 스스로 판단할 수 있도록 이끄는 것이 중요합니다.

물론 판단을 내림과 동시에 아이에게 필요한 비만과 건강에 관한 올바를 지식과 생활 태도 등에 대해 엄마가 많이 충고해 주어야 합니다.

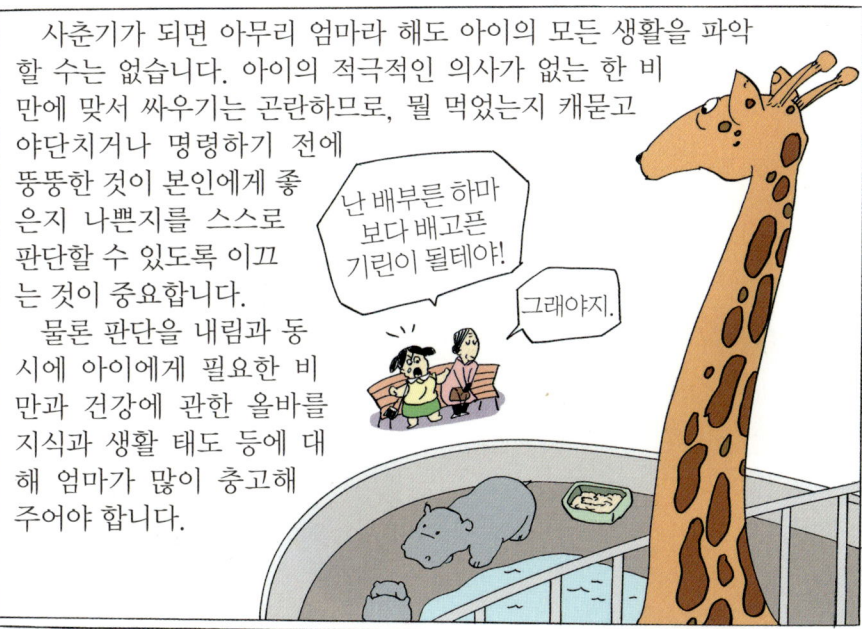

사춘기에 자주 발견되는 또 다른 문제점은 실제로는 비만이 아닌데도 비만이라고 생각하는 것입니다. 특히 사춘기를 맞은 여자아이는 체지방이 증가합니다.

그것은 생리적인 현상이기 때문에 다소 살이 찐다고 해도 문제 될 것이 없는데도

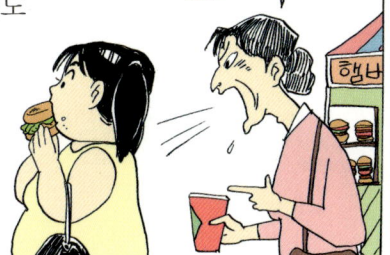

비만이라고 고민하면서 마음의 건강을 잃어버리게 됩니다. 이런 경우는 성장 곡선을 보면 아이에게 맞는 페이스로 체중이 증가하고 있는지를 금방 알 수 있습니다. 아이에게도 잘 설명해서 이해시켜야 하며, 이런 지식을 얻는 것은 장래의 비만 예방으로도 이어집니다.

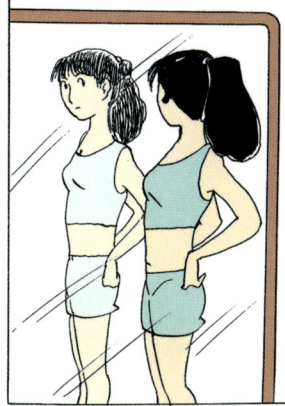

◆ 비만아가 갖기 쉬운 콤플렉스

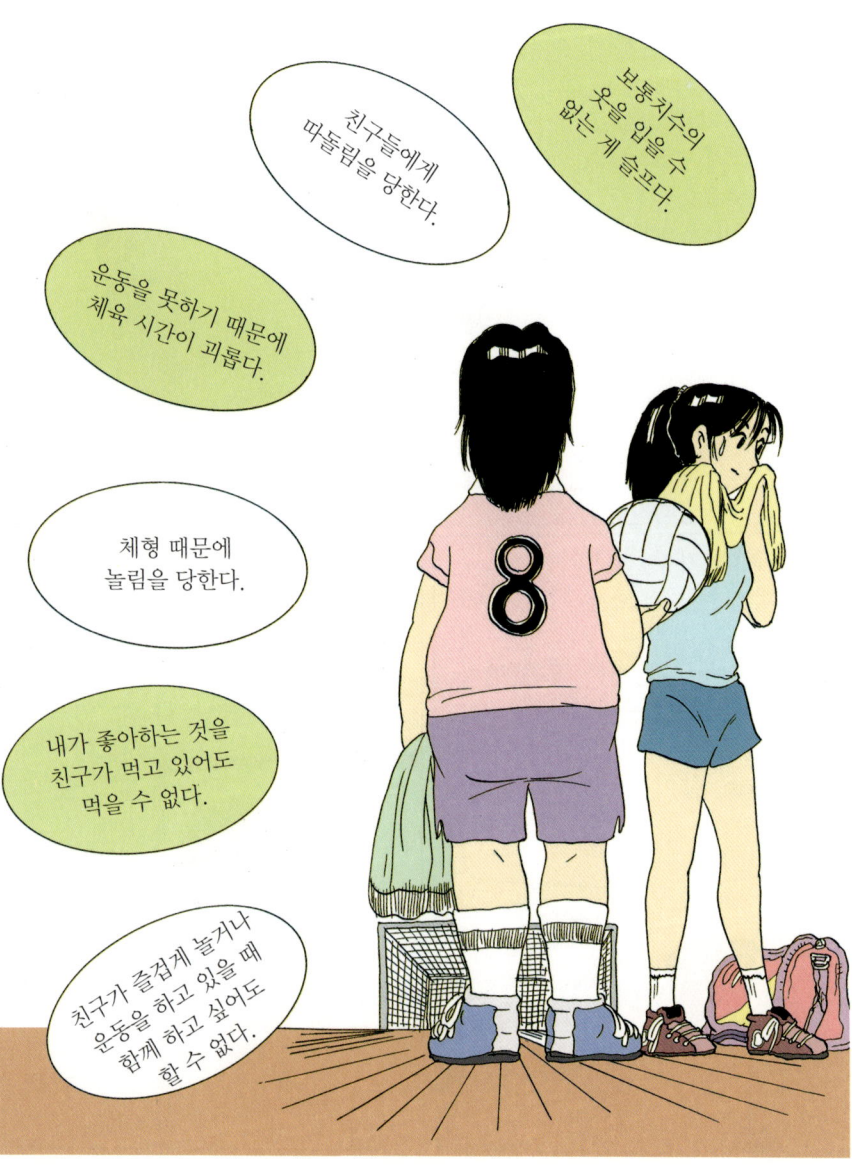

◆ 비만아에게 운동이 주는 여러 가지 장점

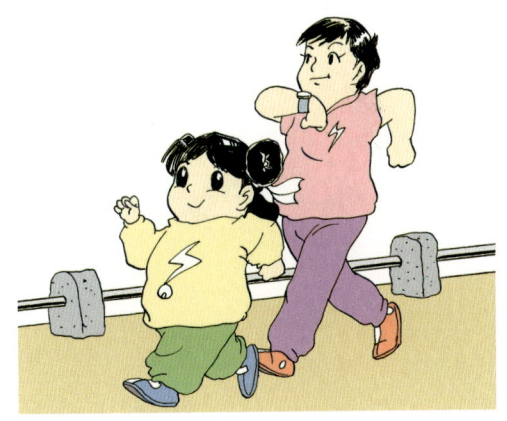

· 운동부족을 실감한다

　비만인 아이가 운동을 시작하면, 지금까지 얼마나 운동부족 이었던가를 이해하고 살을 빼야겠다는 각오를 하여 적극적으로 운동에 참여하게 됩니다.

· 에너지 소모가 증가한다

　운동만으로 감량하려는 것은 문제가 있지만, 균형 잡힌 식사를 일정량으로 제한하고 운동량으로 에너지 소모를 증가시키면 효과가 있습니다.

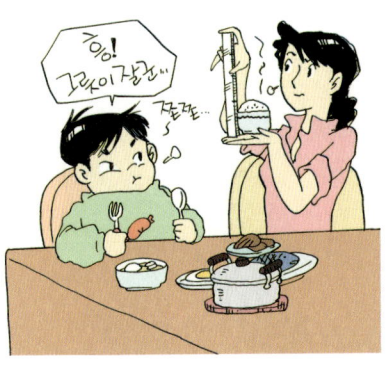

· 근육을 늘리고 근육위축을 막는다

　식사제한만으로 체중을 줄이면 근육이 위축되어 몸이 물렁물렁해지고 탄력성이 떨어집니다. 근육이 붙은 단단한 체형을 만들기 위해선 운동을 해야 합니다. 또한 근육이 늘어나면 기초대사량이 증가하여 1일 에너지 소모량도 증가합니다.

· 몸이 단련된다.

비만인 아이는 조금만 달려도 숨이 차고 지치기 때문에 움직이는 것을 몹시 싫어합니다. 그러나 조금씩 운동을 해나가다 보면, 심폐기능이 단련되어 점점 힘들지도 않고 자신감도 붙게 됩니다.

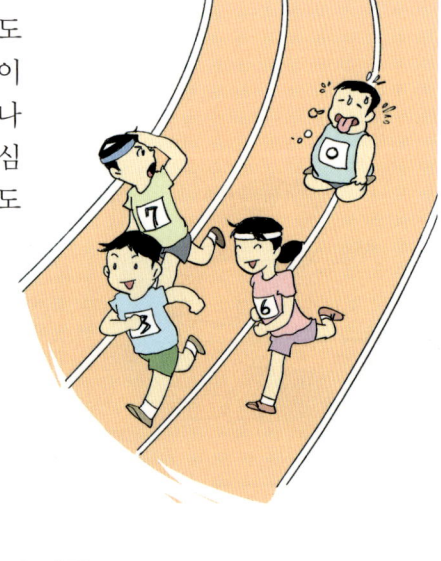

· 유익한 콜레스테롤이 증가한다.

비만아는 혈액속의 잉여지방 때문에 고지혈증이 많아집니다. 그러나 운동을 꾸준히 하면, 콜레스테롤(LDL 콜레스테롤)이 감소하고, 동맥경화가 진행되는 것을 억제하는 콜레스테롤(HDL 콜레스테롤)이 증가합니다.

· 인슐린 반응이 정상이 된다.

비만에 걸린 사람의 몸은 혈당을 조절하는 인슐린이라는 호르몬의 반응이 없어지고, 그 결과 당뇨병이 생겨 피하 지방이 축적되기 쉬워집니다. 하지만 운동을 하면 혈당을 조절하는 인슐린 호르몬의 반응이 회복됩니다.

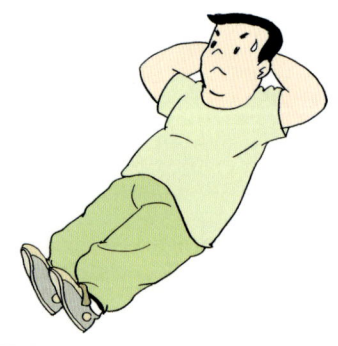

· 기초 대사량이 증가한다.

　　몸을 유지하는데 필요한 에너지를 기초대사량 이라고 하는데, 운동을 하면 이 기초대사량이 많아집니다. 그 결과 똑같은 양을 먹어도 1일 소모 열량이 증가하기 때문에 살을 빼기가 쉬워집니다.

· 심리적인 안정감을 얻는다.

　　엄격한 식사제한을 계속 하다 보면 어린이는 스트레스가 심해지기도하고 반항적이 되기도 합니다. 이럴 때 운동은 스트레스를 완화시켜 줍니다.

· 운동하는 습관이 몸에 밴다.

　　운동하는 습관이 몸에 밴 어린이는 앞으로 운동을 열심히 하는 어른으로 성장하게 되고, 이것은 곧 평생건강으로 이어 집니다.

◆ 탄수화물과 고열량 음식 자제, 채소, 식이섬유 섭취

　식생활을 통해 콜레스테롤과 지방, 혈당을 낮추는 것이 중요하다. 우리나라 사람들은 탄수화물 섭취가 과잉인 경우가 많다. 탄수화물을 줄이고 과일, 채소, 식이섬유를 최대한 섭취하고 인스턴트와 고칼로리 음식을 자제하도록 한다.

　○자제해야할 음식
　술, 인스턴트식품, 패스트푸드, 햄 소시지, 튀김, 삼겹살, 트랜스지방 식품, 사탕, 초콜릿, 잼, 콜라, 사이다, 과자, 짠 음식, 담배 등

▶규칙적인 운동으로 먹은 만큼 칼로리 소모

　먹은 만큼 움직여야 남은 영양분이 체지방으로 축적되지 않는다는 것은 너무 당연한 사실이다. 즉, 지금보다 적게 먹고 많이 움직이는 것이 대사증후군을 예방하는 길이다. 단시간의 운동으로는 어렵다. 움직이지 않는 생활습관을 고치는 것은 물론, 매일 30분 이상의 규칙적인 운동을 꾸준히 해준다면 언젠가는 달라진 자신의 모습을 발견할 수 있을 것이다. 운동은 복부비만을 완화할 수 있는 유산소 운동과 하체를 많이 움직이는 종목, 그리고 근육 강화 운동을 병행하는 것이 좋다. 밥 한 공기가 300칼로리라는 것을 염두에 두고 자신에게 맞는 운동을 시도 해보자.

○ 운동별 칼로리 (체중70kg, 1시간 기준)

걷기(평지, 분당 80m)	290~320Kcal
조깅(평지,분당140m)	560~590Kcal
싸이클링(평지,시속15Km)	210~560Kcal
등산	350~700Kcal
줄넘기	450~600Kcal
테니스	380~630Kcal
수영	550~720Kcal
탁구	210~350Kcal
배드민턴	529Kcal
검도	529Kcal

소아당뇨

소아당뇨에 대하여

　소아연령에서 발병되는 당뇨병은 인슐린 의존성인 1형과 인슐린 비의존성인 2형으로 구분된다. 20년 전까지는 소아연령에서 당뇨병의 90%가 인슐린 의존성인 1형이어서 일명 소아당뇨라 불리웠다. 하지만, 최근에는 소아 및 청소년 비만증으로 2형 당뇨병이 점차 증가하여 20~30%정도가 되었다. 1형당뇨병에 관해서 말씀드리고 2형당뇨병에 대해서도 말씀드리고자 한다.
　건강하게 자라던 아이가 갑자기 물을 많이 마시며 피곤해 하여 병원을 방문한 결과 당뇨병으로 진단되었을 때 당황해 하는 부모와 큰 병에 걸렸구나 하는 생각에 두려워 눈망울만 반짝이는 당뇨환아를 볼 때마다 소아당뇨병에 관한 책이 필요하다는 것을 느꼈다.
　신체적으로나 정신적으로 한창 자라는 시기에 당뇨병이 발병되어 매일 2~4회 인슐린주사를, 혈당검사를 최소한 2회 이상하며 식이요법과 운동요법 등으로 심한 갈등을 갖는 경우가 많으며 당뇨조절을 위해서는 인슐린주사, 식이치료, 운동치료와 함께 중요한 것이 당뇨교육이기 때문에 소아당뇨병에 대한 책을 쓰게 되었다.
　또한 정신적으로 미성숙 된 상태에서 당뇨병으로 인하여 친구들과 함께 어울려 놀지 못하여 친구들과 멀어지게 되고 항상 외롭게 지내는 경우도 많으며, 당뇨병으로 자신감이 없어져 미래의 희망과 꿈을 갖지 못하고 심리적 갈등을 겪기도 한다.
　소아당뇨병의 치료목적은 신체적으로 정신적으로 또한 사회적으로 건강을 되찾고 당뇨병으로 인한 문제점을 극복하여 긍정적이며 적극적인 삶을 영위하게 하는 것이다. 현대의학의 발달과 함께 머지않아 소아당뇨병은 정복될 것이며 환아들이 당뇨병의 굴레에서 벗어날 것임은 분명하다. 그때까지 당뇨조절을 잘하여 합병증이 생기지 않도록 노력하여야겠다. 이 책이 당뇨병 치료와 건강한 사회인이 되는데 도움이 되었으면 한다.

저자 김덕희

◆ 당뇨병이란 ?
  다음,다식,다뇨 임상증상과 함께 혈당200mg/dl이상이거나, 임상증상 없이 공복시 혈당 126mg/dl, 당부하검사(1.75g/kg) 2시간에 200mg/dl이상인 경우를 말한다.

▶ 내당능 장애란 ?
  공복시 혈당이 125mg/dl이하이면서, 당부하검사 2시간에 140~200mg/dl인 경우로 랖으로 당뇨가 생길 가능성이 있다.

▶ 공복고혈당이란 ?
  공복시혈당이 110~< 125mg/dl인 경우이며 앞으로 당뇨가 생길 능성이 있다.

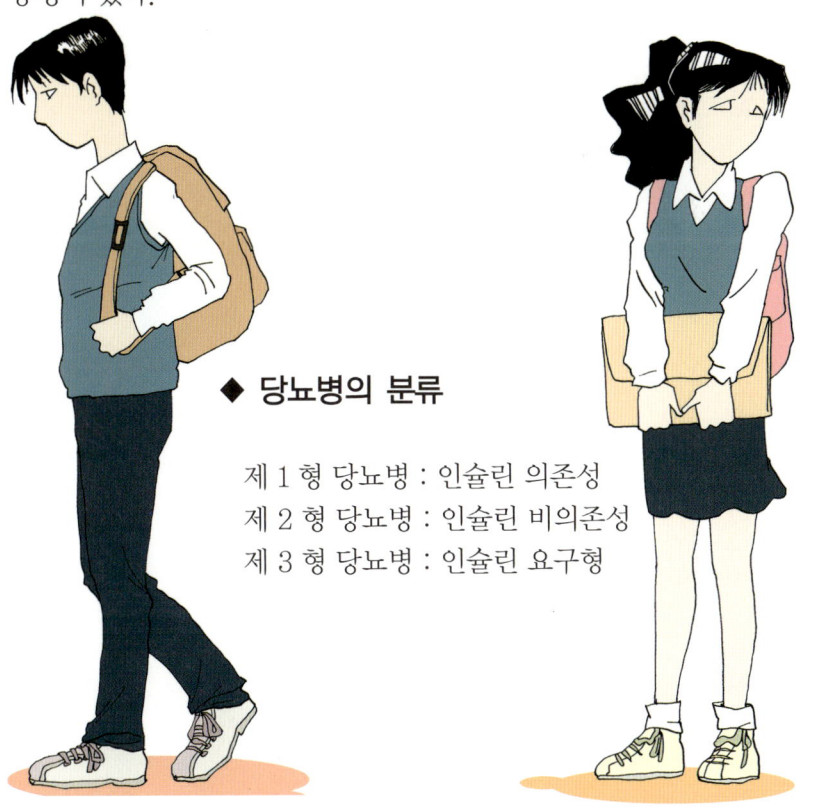

◆ 당뇨병의 분류

제 1 형 당뇨병 : 인슐린 의존성
제 2 형 당뇨병 : 인슐린 비의존성
제 3 형 당뇨병 : 인슐린 요구형

1. 제 1형 인슐린* 의존성 당뇨병

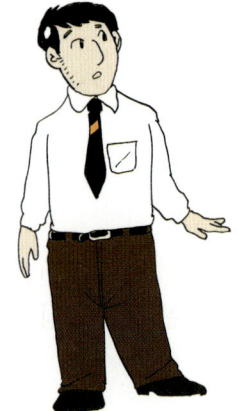

소아비만증과는 관계없이 자기 몸에서 필요한 인슐린이 분비가 거의 되지 않거나 부족하여 당이 세포내로 흡수되지 못하여 고혈압과 산독증*에 빠지게 되므로 인슐린 의존성 당뇨병이라고 불립니다.

제 1형 당뇨병은 소아에서 발생할 경우 증상의 경과가 빨라서 바로 인슐린 치료를 해야 합니다.

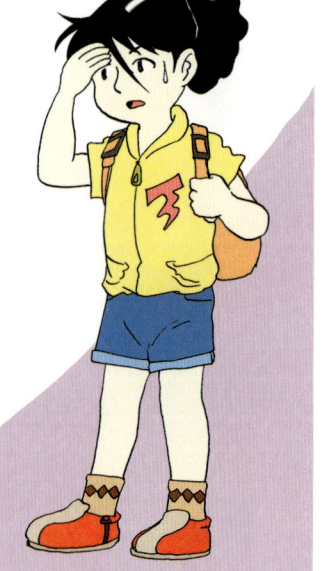

* 인 슐 린 (insulin) : 췌장에서 분비되는 호르몬중 하나. 체내의 글리코겐*을 증가시켜 혈당을 감소시키므로 당뇨병의 치료제로 씀.
* 글리코겐 (glycogen) : 함수탄소. 탄수화물 등의 잉여된 물질은 글리코겐 형태로 간과 근육에 저장됨.
* 산 독 증 (acidosis) : 신진대사의 장애로 체내 산의 형성이 병적으로 왕성해져서 혈액의 산중화능력이 감소된 상태.

2. 제 2형 인슐린 비의존성 당뇨병

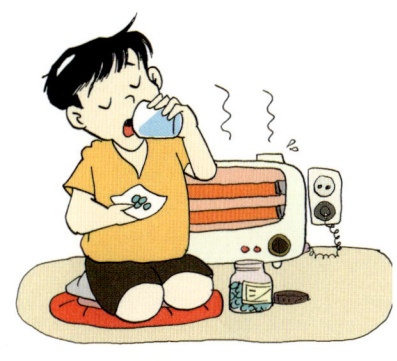

제 2형 당뇨병의 환경적 요인으로는 우선 비만과 육체적 활동의 부족함을 꼽을 수 있습니다. 우유를 마시는 사람은 당뇨에 걸릴 수 있어도 우유를 배달하는 사람은 당뇨에 걸리지 않는다는 말이 있습니다. 비만증으로 인슐린 저항선과 인슐린 분비가 상대적 감소로 당뇨병이 발병됩니다.

운동요법, 혹은 경구약(입을 통하여), 혈당강하제로 혈당조절이 가능하며 인슐린을 꼭 주사해야 하는 것이 아니기 때문에 인슐린 비의존성 당뇨병이라고 합니다.

최근 당뇨병을 포함한 고혈압, 심혈관 및 뇌혈관 질환과 같은 대사 질환의 핵심에는 비만 요인이 있다고 알려져 있는데 여기서 말하는 비만은 '대사적 비만' 즉 '복부비만'을 의미합니다.

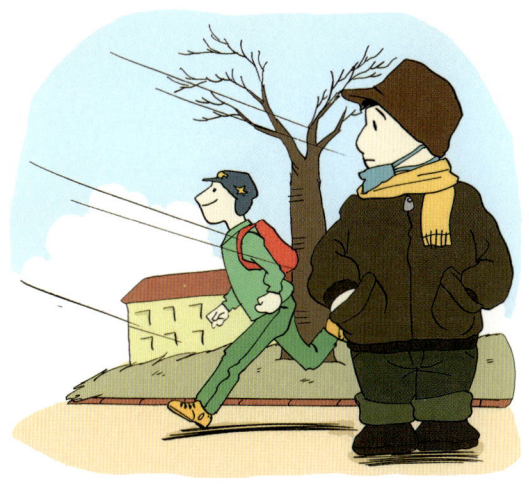

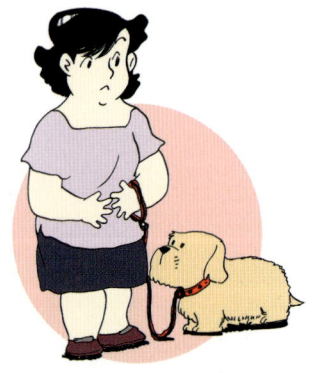
비만은 섭취한 에너지가 소비하는 에너지보다 초과할 때 생깁니다. 이 과잉 에너지는 지방의 형태로 바뀌어 몸에 축적되고 이렇게 지방량이 늘고 살이 찌면 인체는 혈당을 조절하기 위해 더 많은 양의 인슐린을 필요로 합니다.

인슐린은 잘 알려진 대로 혈당을 조절하는 호르몬입니다. 인슐린의 작용에 저항이 생겨 인슐린이 충분히 나와도 포도당은 세포 안으로 들어가지 못하고 피 속에 그대로 남아 있게 돼 혈당치가 높아지게 됩니다. 이런 상태를 인슐린 저항성이 있다고 합니다.

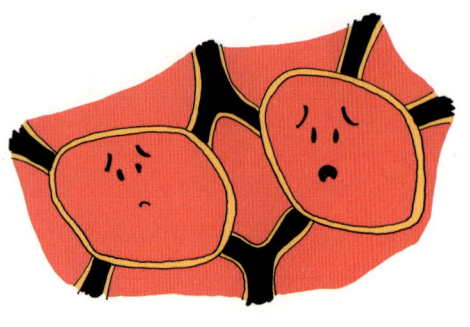

세포는 세포대로 포도당을 얻지 못하며 혈당치는 높아져 신장에서 당을 재흡수할 수 있는 능력보다 증가될 때 소변으로 당이 배설 되기 때문에 소변이 달다고 하여 당뇨병이라고 부르게 되었습니다.

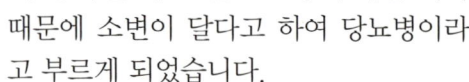

소변으로 당이 많이 배설 되니까 칼로리를 보충하기 위해 식욕이 왕성해지지만 체중이 빠집니다.

인슐린을 생산해내는 췌장은 결국 지치게 되고 더 이상 인슐린을 생산할 수 없게 되는데 적절한 혈당을 유지할 수 없게 되는 이 증상을 바로 제 2형 당뇨병이라고 하는 것입니다.

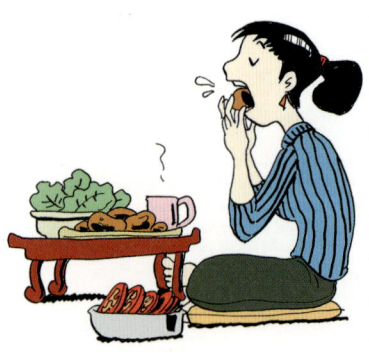

3. 제 3형 인슐린요구형 당뇨병

주로 15세~35세에 많이 발생하며 유아나 성장기에 영양결핍이 되었거나 특히 단백질 섭취 부족으로 인하여 체중증가가 별로 없는 경우에 발명하는 것이 특징입니다.

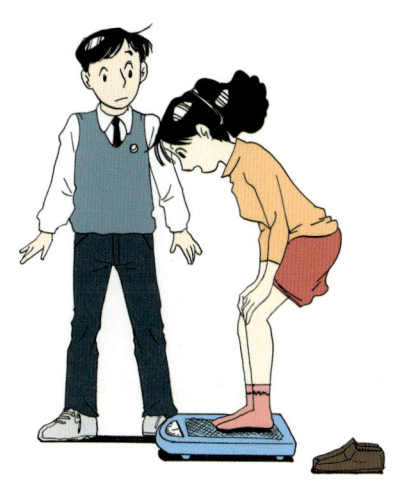

제 3형 당뇨병은 지금까지는 경제수준이 낮은 열대지역 주민에서 주로 영양실조와 함께 당뇨병이 발생되는 것으로 알려져 있으나 우리나라에서도 편식을 하거나 채식주의로 인한 영향 불균형으로 당뇨병이 나타나기도 하지만 비교적 드물게 나타납니다.

현재 우리나라 소아에서 나타나는 당뇨병의 70~80%는 인슐린의존성(제1형)당뇨병이며 나머지 20~30%는 사춘기 전후나 소아 연령에서 비만증에 의해 당뇨병이 초래됩니다. 요즈음 경제사정이 좋아지면서 햄버거 같은 패스트 푸드를 선호하며 운동은 하지않고 TV만 즐겨보는 가운데 비만증이 초래되어 성인형 당뇨병인 인슐린 비의존성 당뇨병이 증가하는 추세입니다.

◆ 인슐린(insulin)저항성과 비만

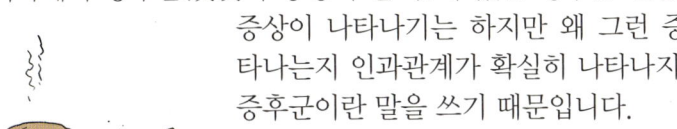

의학에서 증후군(몇몇의 증상이 늘 함께 있는 경우를 말함) 일련의 증상이 나타나기는 하지만 왜 그런 증상이 나타나는지 인과관계가 확실히 나타나지 않을 때 증후군이란 말을 쓰기 때문입니다.

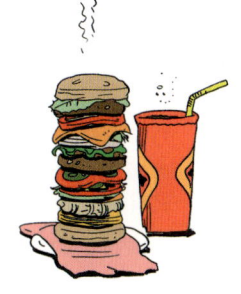

인슐린 저항성에 영향을 미치는 확실한 근거가 된다고 인정되는 것 하나가 바로 비만인 것입니다. 그것도 내장 비만이 주범이며 과도한 스트레스도 영향을 미칩니다.

◆ 제 1형 당뇨병 치료의 기본

성공적인 당뇨치료를 위해서는 다음과 같은 기본치료가 필요하다.

1. 당뇨교육
2. 인슐린주사 : 매일 2~4회 주사
3. 식이요법
4. 운동요법

▶인슐린의 종류 및 작용시간

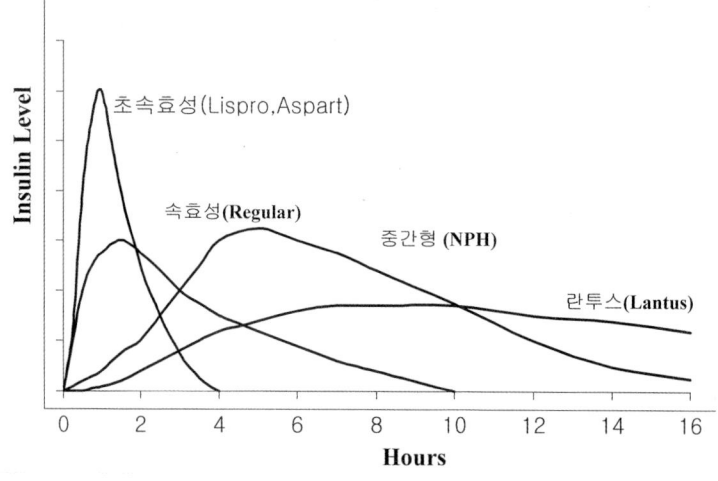

	작용시간	최고시간	유효시간
Lispro(휴마로그)	5~15분	30~75분	3~3.5시간
Regular(휴물린알)	30~45분	2~3시간	4~6시간
NPH/Lente(휴뮬린-엔)	2~4시간	4~10시간	10~18시간
Lantus(란투스)	2~4시간		18~24시간
휴말로그(25)	5~15분	7~10시간	12시간

▶당뇨병 환자에서 혈당조절의 지표

지표	공복시혈당(mg/dl)	식후2시간혈당(mg/dl)	HbA1c(%)
정상	115	140	6
허용기준	140	200	8
조절안됨	>200	>235	>10

여러가지 당뇨병을 치료하는 인슐린 제제

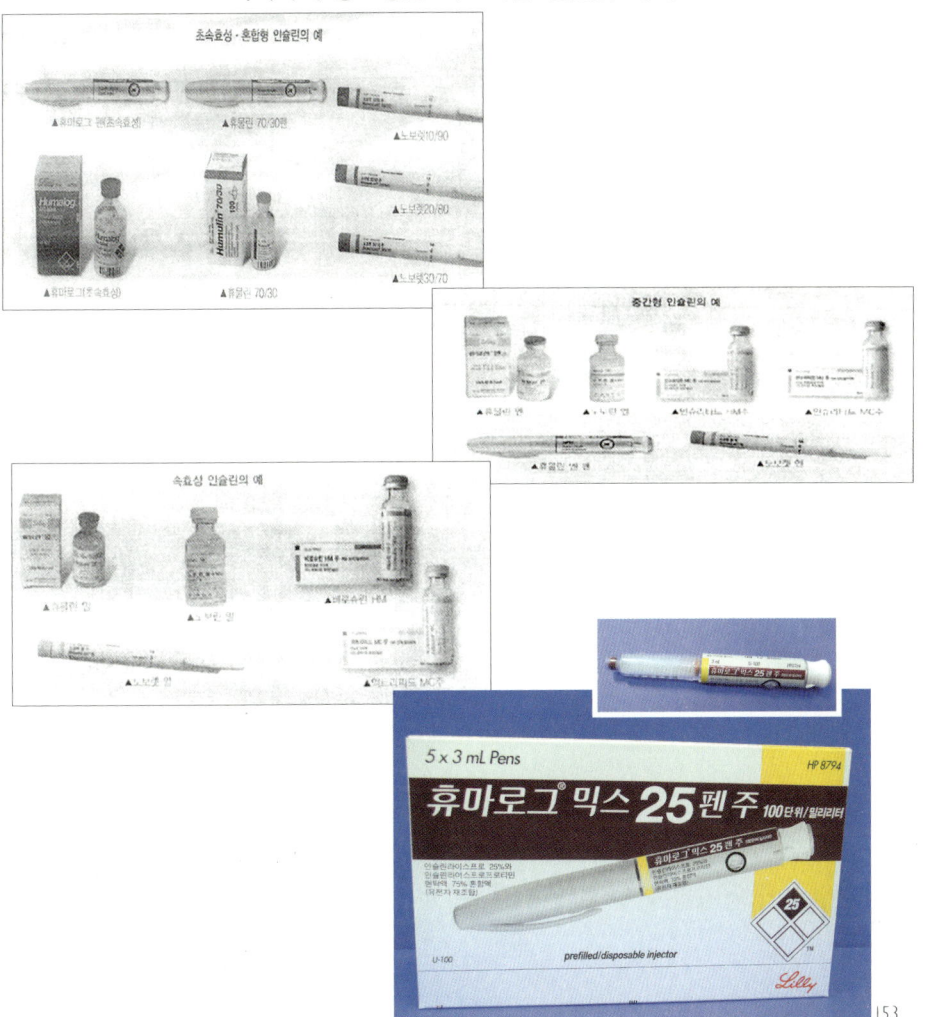

◆ 당뇨병 발생시 연령에 따른 심리적 변화 양상

당뇨병 발생시 심리적 변화는 환자 자신의 당뇨병에 대한 이해와 검사 등 이행할 수 있는 능력에 따라 다르게 나타납니다.

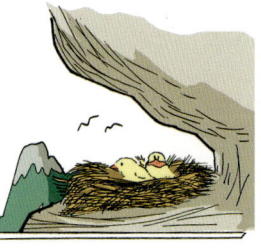

▶ 유아기(1~2세)

주로 1형 당뇨병으로 면역항체에 의해 췌장의 세포가 파괴되어 인슐린분비가 되지않아 발병됩니다. 유아 시기는 부모와의 관계 그리고 자기의 요구에 대한 부모의 반응을 통해 외부세계에 대한 자신감이 생기는 시기입니다. 이러한 연령에서 당뇨병이 발병하여 치료를 시작한 경우에는, 부모들이 당뇨병 검사와 치료를 하는데 자신감을 가지고 안정되어 있을수록 환아들이 긴장하지 않고 평안한 마음을 가지고 부모의 행위에 잘 따르게 됩니다.

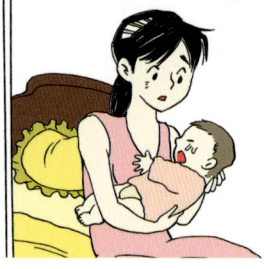

3세 미만의 당뇨병 환자에서의 일반적 치료목표는 좋은 건강상태를 오래 지속하는 것과 저혈당증이 생기지 않도록 하면서 혈당조절이 잘 되야 한다는 목표를 추가 시켜야 합니다. 혈당을 80~180mg/dl 이하로 유지하게끔 하여야 합니다. 부모들은 가끔 아기들이 당뇨병을 이해하지 못 하므로 주사를 놓는 부모들을 무서워 하거나 증오하지 않을 까 걱정합니다. 부모가 주사하는 것에 대해 심한 공포감이 있을 경우 심리치료를 받도록 권유하며 안정을 갖게하는 운동요법을 배우면 도움이 됩니다. 주사하는 사람이 불안해 하면 아기에게 불안한 감정이 전달되어 아기가 더욱 불안해 질 수 있습니다.

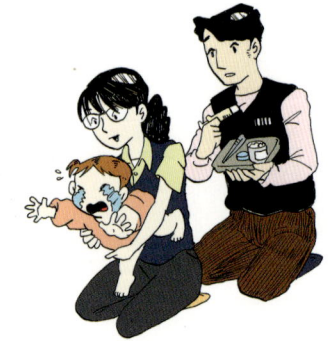

▶ 취학 전 아동(3-6세)

 정상적으로 취학 전 아동들은 체격과 체력에 관심이 많은 연령으로 TV나 영화에서 초능력을 가진 사람이나 멋진 근육을 갖춘 주인공을 좋아합니다. 당뇨병으로 신체가 손상된다고 생각하며 합병증에 관해 많은 이야기를 할 경우 더욱 낙심하게 됩니다. 어린이 세계에서 어른에 대한 관심사는 대단히 크며 어른의 안정된 행동은 아이들에게 안심, 안정과 자신감을 함께 줍니다.

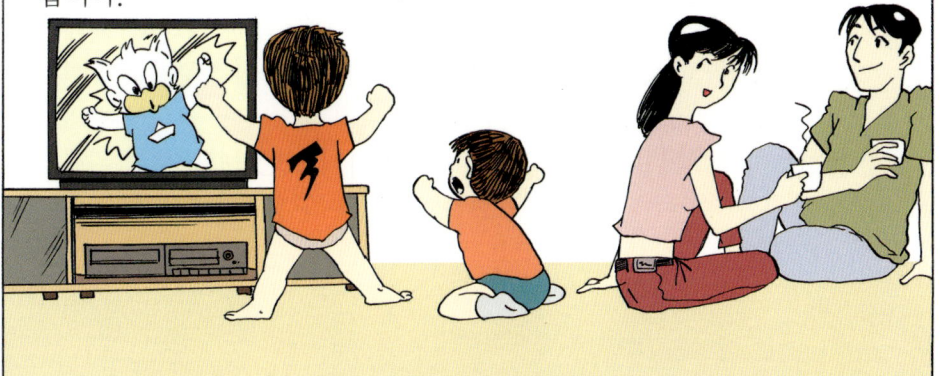

▶ 취학 아동(7-11세)

 학교생활이 시작되어 정서적 활동이 가정에서부터 외부로 전환되는 시기입니다. 이러한 시기에 당뇨병으로 진단된 경우 자기 자신은 친구와 무언가 다르다는 걸 느끼며 당뇨병 자체를 숨기려고 합니다. 자신이 당뇨병 환자라는 걸 친구들이 알면 어떡하나 하는 두려운 마음을 갖게 되는 것입니다. 그러므로 학교 선생님에게 당뇨병 사실을 알릴 경우 다른 친구가 없을 때 하길 바랍니다.

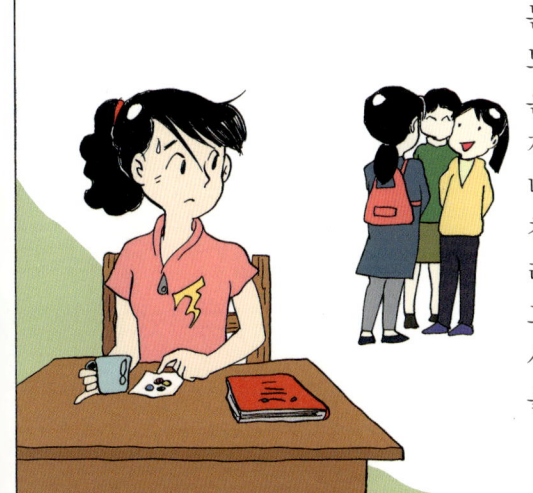

▶ 사춘기 연령(12-17세)

　사춘기 연령을 심리적, 육체적으로 급변하는 시기입니다. 사춘기에서는 심리적으로 친구나 동료로부터 인정받기를 원합니다. 불행하게도 당뇨병으로 진단되고 치료받는 것이 친구로부터 격리된다고 생각하게 됩니다. 그리하여 어떠한 당뇨 치료에 대해서도 일단 거부하게 됩니다. 이때는 심리적으로 자아를 구축하는 시기로 극한 상황 즉 위험한 지경까지 경험을 하고 싶은 충동을 느껴 당뇨병 치료법 자체를 무시하고 인슐린 주사를 하지 않거나 식이요법을 무시하기도 합니다. 그리하여 의사나 부모와 환자 자신이 서로 불편한 관계가 되어버립니다. 담당 의사는 이러한 사춘기의 심리상태를 이해하며 부모 없이 당뇨환아와 단독 면담을 통해서 불만을 해소하도록 노력합니다.

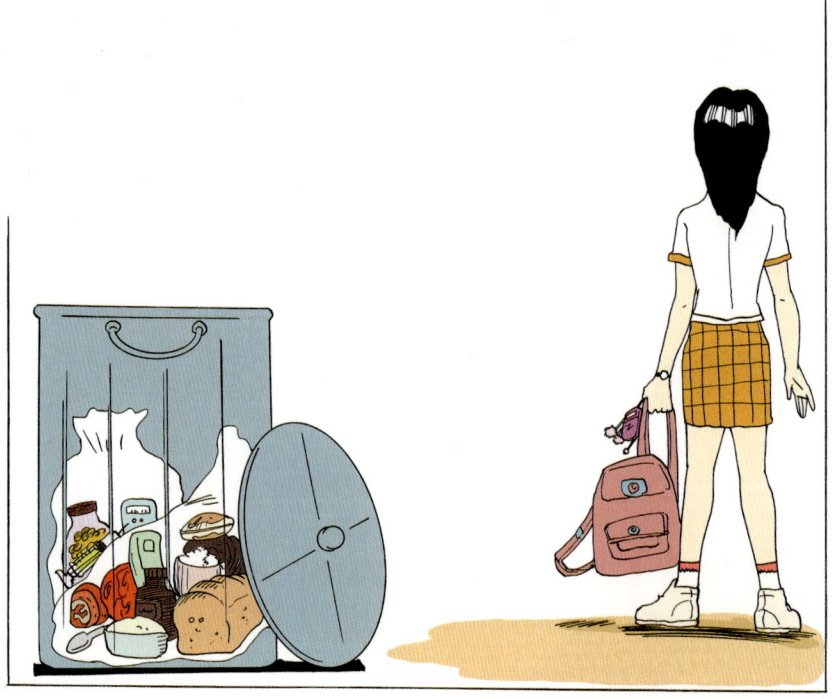

◆ 인슐린 의존성 당뇨병으로 진단 시 연령별 심리적 변화

▶ 1~2세
심리적 변화 : 긴장감과 불편함을 느낌
　　　　　　말과 운동 혹은 소변가리기에 퇴행성 변화
행동의 변화 : 먹는 것에 민감한 반응,
　　　　　　고집이 세며 주의가 산만해짐.

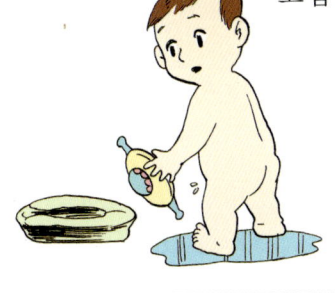
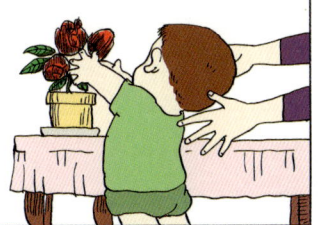

▶ 3~6세
심리적 변화 : 행동이 퇴행되어
　　　　　　엄마에게 매달리기만 함.

행동의 변화 : 신체적 힘에 과다관심을 표명.
　　　　　　인슐린 주사와 검사자체를
　　　　　　벌로 간주함.

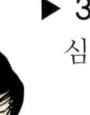

▶ 7~11세

　　심리적 변화 : 학교나 사회 활동에서 빠지며
　　　　　　　　퇴행성 우울증이 생기며 학교성적이 떨어짐.
　　행도의 변화 : 호기심, 운동, 지적,
　　　　　　　　사회적 기술이 발달함.

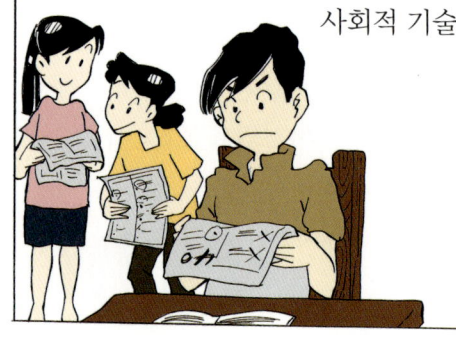

▶ 12~17세

　　심리적 변화 : 슬픔을 느낌. 당뇨병 자체를
　　　　　　　　이해하며 합병증에 관해 생각함.
　　행동의변화 : 자아형성과 신체적 변화에 민감하며
　　　　　　　　성적 호기심, 관심이 나타남.
　　　　　　　　부모로부터 독립심과 의존심으로
　　　　　　　　인한 갈등을 느낌.

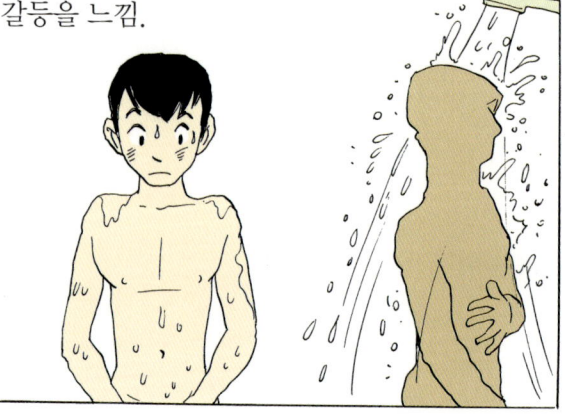

◆ 당뇨 환아 일상생활 중 문제점

당뇨병 환아가 생활하면서 주위로부터 받는 어려움은 상당히 많으나 그 중 다음과 같은 갈등이 주된 문제점이 됩니다.
1. 의존심 ⟷ 독립 사이의 갈등
2. 규율 지키는 것에 혼돈
3. 다른 형제들의 반응
4. 합병증이나 죽음에 대한 공포증

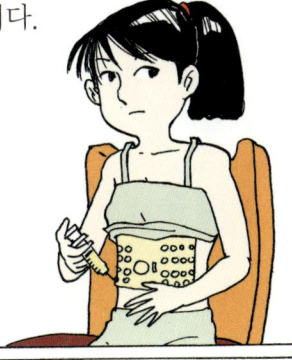

▶ 의존심독립심과의 갈등

정상 아동이 나이가 많아짐에 따라 서서히 독립심이 증가하게 됩니다.
당뇨병 환아들은 이러한 발달과정에 장애가 와서 독립심이 적은 경우가 많습니다. 독립심을 키우며 건전한 정서적 발달을 유도하기 위해 학교 선생님이나 체육 선생님, 당뇨 캠프 지도자들이 도움을 줄 수 있습니다. 주위 사람들을 믿고 싶은 마음은 있으나 의존심과 독립심 사이에서 많은 갈등을 느낍니다.

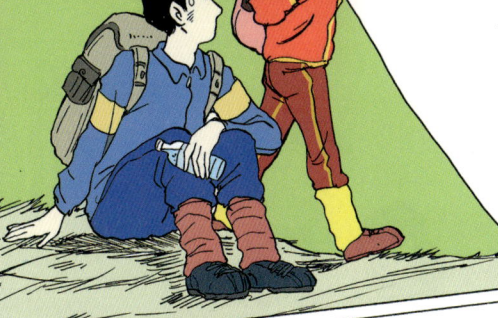

▶ 규율 지키는 것에 혼돈

부모들은 당뇨병 생활의 규율을 지키라고 강요할 경우 스트레스가 많아져 당뇨조절에 장애가 올까 염려되어 당뇨 환아가 부당한 행동을 하더라도 관용적으로 대하게됩니다. 부모들은 가족 누구나 같은 규율을 지키게하여 환아 자신이 독립심이 커진다는 것을 알아야 합니다.

▶ 다른 형제들의 반응

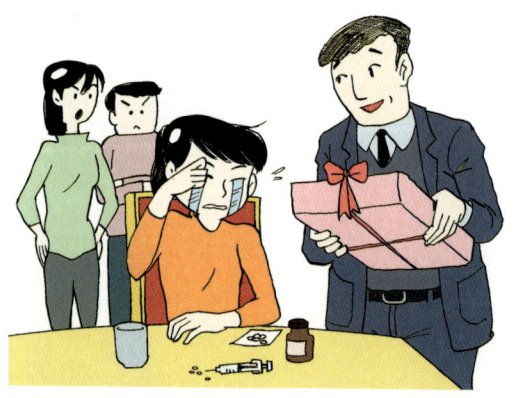

　환아 가족들은 부모가 당뇨병 환아에만 관심을 갖는 것에 대해 질투와 불만이 생길 수 있으며 이러한 감정이 다시 당뇨 환아에게 미쳐 당 조절이 잘 되지 않는 경우가 있습니다.

　그러므로 가족 전원이 당뇨병에 관한 의학 상식을 갖고 있어야 하며 전 가족이 함께 당 조절에 필요한 처치를 생활화하도록 하여 차별 의식을 갖지 않도록 해야 합니다.

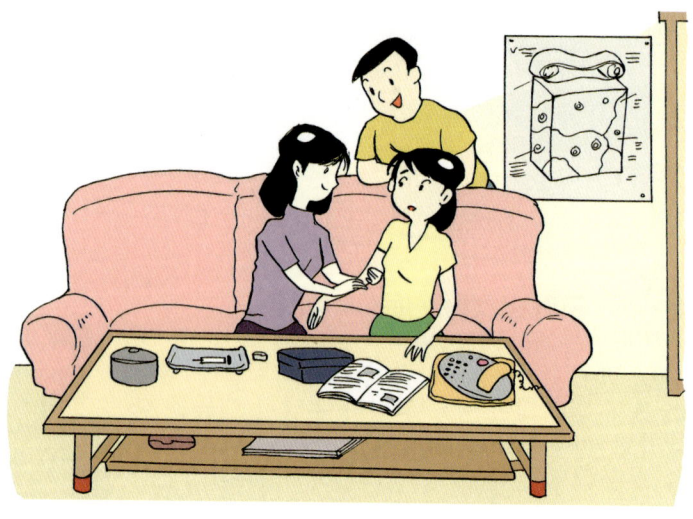

◆ 사춘기 연령에서의 당뇨 조절

사춘기란 성적으로 소아에서 성인으로 이행되는 시기로 신체적인 변화와 함께 정서적으로 변화사 많이 일어나는 시기입니다.

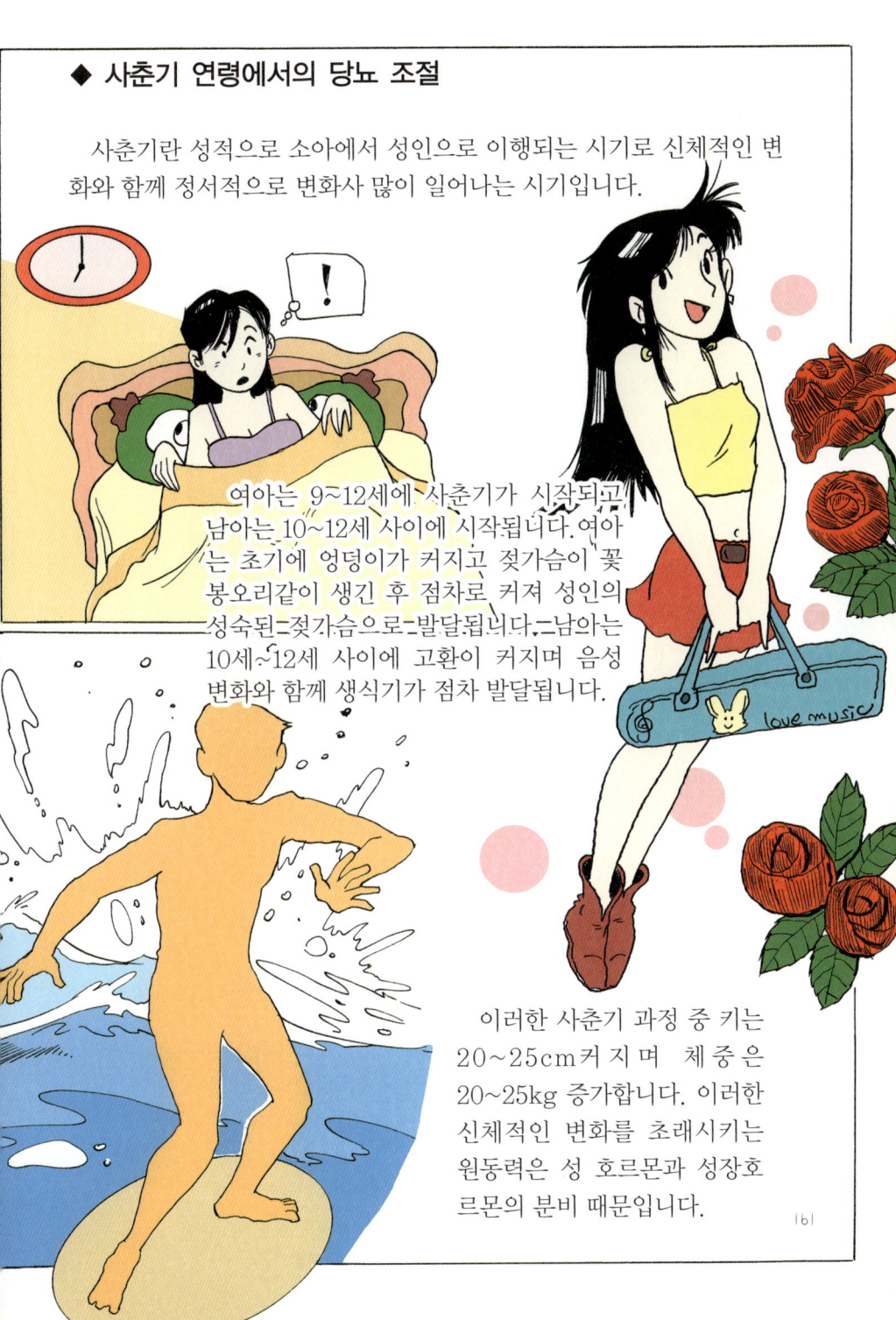

여아는 9~12세에 사춘기가 시작되고 남아는 10~12세 사이에 시작됩니다. 여아는 초기에 엉덩이가 커지고 젖가슴이 꽃봉오리같이 생긴 후 점차로 커져 성인의 성숙된 젖가슴으로 발달됩니다. 남아는 10세~12세 사이에 고환이 커지며 음성변화와 함께 생식기가 점차 발달됩니다.

이러한 사춘기 과정 중 키는 20~25cm커지며 체중은 20~25kg 증가합니다. 이러한 신체적인 변화를 초래시키는 원동력은 성 호르몬과 성장호르몬의 분비 때문입니다.

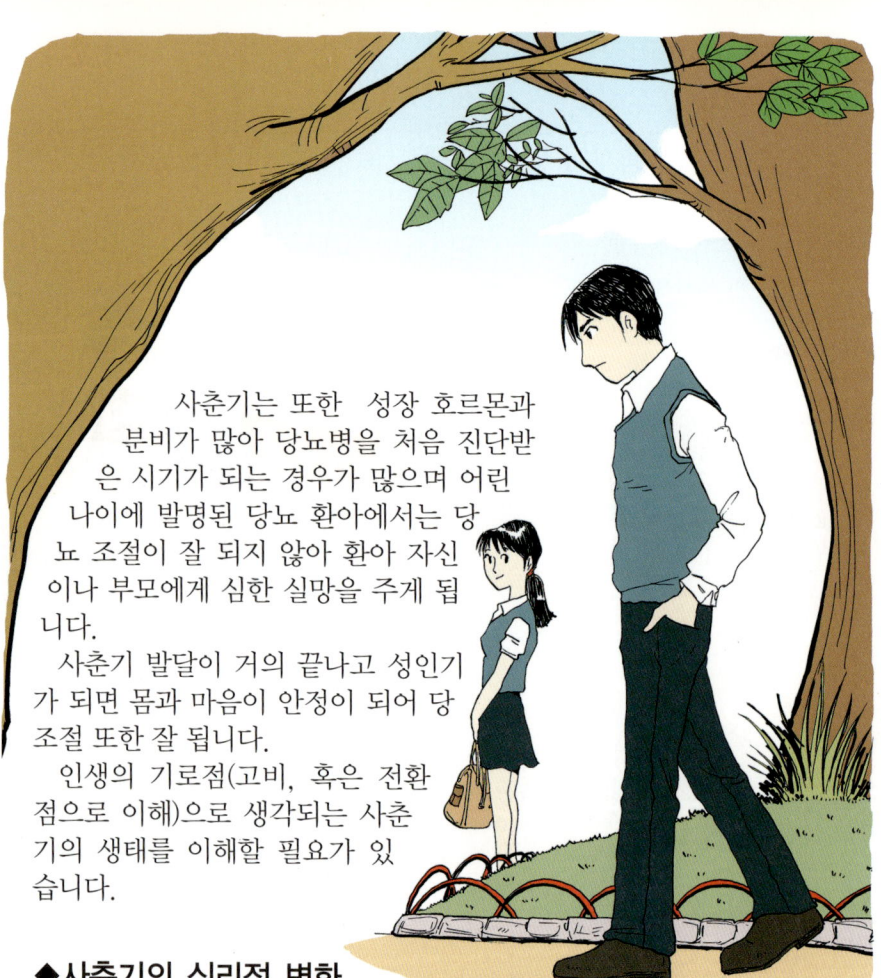

사춘기는 또한 성장 호르몬과 분비가 많아 당뇨병을 처음 진단받은 시기가 되는 경우가 많으며 어린 나이에 발병된 당뇨 환아에서는 당뇨 조절이 잘 되지 않아 환아 자신이나 부모에게 심한 실망을 주게 됩니다.
사춘기 발달이 거의 끝나고 성인기가 되면 몸과 마음이 안정이 되어 당 조절 또한 잘 됩니다.
인생의 기로점(고비, 혹은 전환점으로 이해)으로 생각되는 사춘기의 생태를 이해할 필요가 있습니다.

◆사춘기의 심리적 변화

　심리적으로 부모로부터 충고를 받기를 싫어하며 가족들로부터 멀리 떨어져 있고 싶으며 혹은 이성의 친구를 너무 지나치게 좋아하고 학교 선생님들 중 1-2분을 영웅으로 존경하기도 하며 우울증에서 환희에 이르기까지 감정의 변화가 다양합니다. 질투와 죄의식을 잘 느끼며 죄의식 때문에 다른 사람의 영향을 많이 받습니다.
　분노를 해결하는 방법 중 습관적으로 약물 복용, 각종 범죄행위, 자살 기도 등이 있습니다.
　인슐린 주사나 혈당 검사를 하지 않아 부모가 화를 내면 이에 쾌감을 느낍니다. 부모들은 사춘기 자녀들이 말이나 충고 등을 잘 듣지 않아 불쾌감을 느낄 수 있으나 심리적 변화를 이해하고 적절히 대처해 나가야 합니다.

▶ 정서적 안정

어린 아이들과 10대 자녀들의 정서는 거울로 묘사할 수 있습니다. 그들은 사랑을 받은 그대로 반사시키며 사랑을 주면 사랑을 되돌려 줍니다.

충분히 받으며 자란 아이는 사춘기에 갖는 죄의식, 질투심, 분노, 우울증 등 감정문제들이 비교적 적습니다.

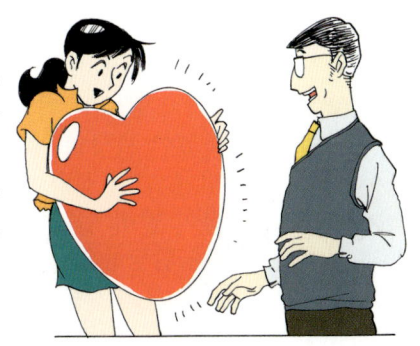

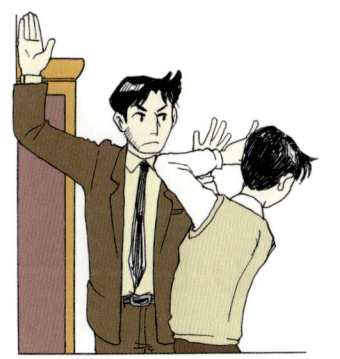

사랑을 적게 받은 아이들은 감정에 문제점들이 많이 생깁니다.

사춘기 때 외부환경들이 아이들에게 끼치는 영향들이 악하고 파괴적인 것들이 많습니다. 이러한 나쁜 영향을 덜 받기 위해서는 10대 자녀들이 진심으로 사랑을 받는다는 느낌을 갖도록 합시다.

진정한 사랑을 나눌 수 있는 방법들은 눈길접촉, 신체접촉과 집중적인 관심입니다. 눈길접촉을 통한 사랑을 많이 할수록 10대 자녀들은 풍부한 감정을 가지며 자랍니다. 사랑의 교류가 거의 없이 훈계나 지시만을 받으면 현실에 대해 부정적인 반응을 보이며 자신감이 없어집니다. 신체적인 접촉은 감정의 자양분을 전달하는 방법 중 하나입니다.

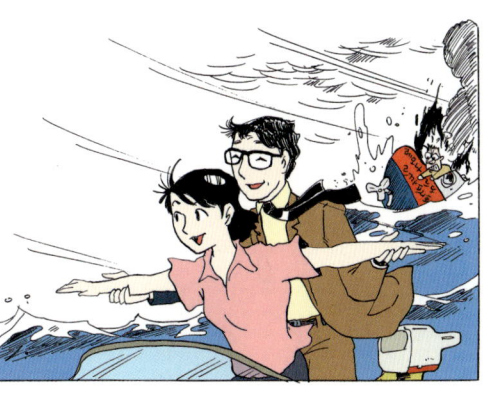

◆ 당뇨에 의한 합병증
▶ 급성 합병증

・**케톤*산증** : 주로 1형 당뇨병에서 나타나며 절대적인 인슐린의 부족으로 인하여 탄수화물(=당질)로부터 에너지를 얻을 수가 없어서 몸 안의 지방질로만 에너지를 얻기 위해 지방질이 분해, 이용되면서 몸 안의 지방질의 분해 산물인 산성의 케톤체가 다량으로 생겨 몸 안이 산성으로 바뀝니다. 이렇게 되면 혈당이 오르고 숨이 가쁘며, 입에서 아세톤 냄새가 나고 심장이 빨리 뜁니다. 또한 급히 서두르지 않으면 혼수, 사망에 이르는 무서운 합병증입니다.

・**고삼투압성 혼수** : 주로 2형 당뇨병에서 많이 나타나며 혈당이 매우 높이(1000mg/dl을 넘는 경우도 있음) 올라가서 심한 탈수와 몸 안의 대사 이상이 초래되어 혼수, 사망에 빠지는 위중한 합병증입니다.

・**젖산증** : 몸 안의 젖산이 과도하게 쌓이는 합병증으로, 그리 흔하지는 않습니다.

・**저혈당증**

▶ 만성 합병증
・대혈관 합병증
・당뇨병성 망막증
・당뇨병성 신경병증
・당뇨병성 신증
・발에 생기는 병변(괴저)

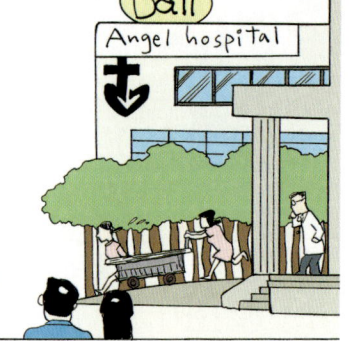

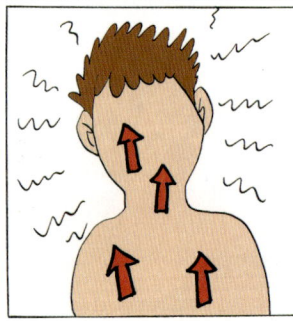

급성 합병증은 대부분 당뇨병으로 진단되었으나 치료하지 않고 무시하는 경우, 불량한 치료, 치료 중단, 뇌졸중이나 심근경색증 혹은 심한 외상 등이 동반된 경우에 잘 발생합니다.

---

*케톤(Ketone)=카르보닐-기 (유기 화합물, 원자단의 일종)가 두 개의 탄화수소기와 결합하고 있는 유기 화합물의 총칭, 아세톤 따위.

특히 당뇨병 성 케톤산증은 제 1형 당뇨병에서, 고혈당성-고삼투합성 혼수상태는 제 2형당뇨병에서 더 많이 발생합니다. 이에 비해 만성 합병증은 서서히 악화되고 심각한 문제점이 발견될 때까지 별다른 증상이 나타나지 않아 합병증의 발생을 모르고 지나거나 혹은 알고도 무시하기 때문입니다.

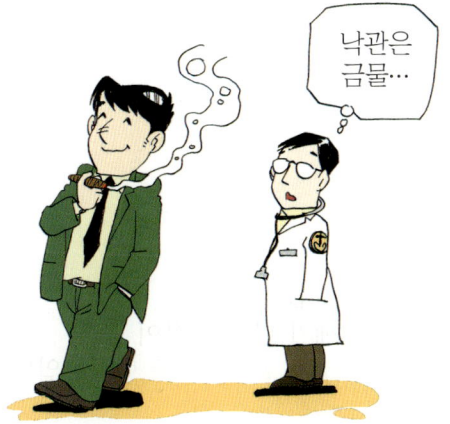

최근에 만성 합병증이 발생하는 메커니즘(mechanism)에 대한 새로운 지식과 치료법이 계속 소개되고 있지만 아직은 완전한 치료법이 정립되지 못한 상태입니다.

따라서 현재 당뇨병의 관리 과정에서 죽음에 이르거나 장애인으로 남게 되는 주원인은 대부분 만성 합병증에 기인하고 있습니다.

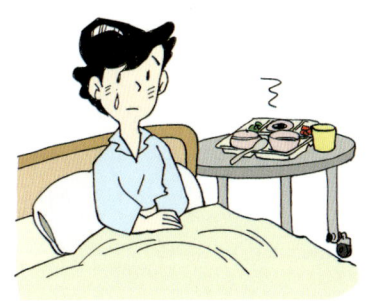

▶ 대 혈관에 발생하는 합병증

당뇨병 환자에서는 큰 혈관에 동맥경화증이 잘 생겨서 혈관이 좁아지거나 막히는 합병증이 생길 수 있습니다. 심장으로 혈액을 공급해 주는 관상 동맥이 좁아지면 가슴에 통증을 일으키는 "협심증"이 생기고 아주 막히면 심장의 근육이 망가지는 "심근 경색증"이라는 위험한 합병증이 생깁니다. 또 뇌로 가는 혈관이 막히면 "뇌졸중(뇌졸증=뇌졸중의 잘못)", 즉, "중풍"이 생깁니다. 또 고혈압이 잘 생기며 고혈압 역시 동맥경화증을 일으키는 위험 인자이므로 당뇨병 환자는 혈압조절을 잘해야 합니다.

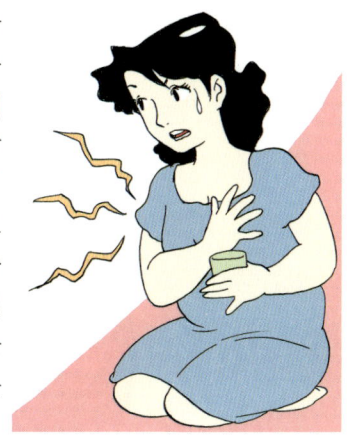

▶ 백내장

카메라의 렌즈에 해당하는 눈의 부위를 수정체라고 하는데, 이 수정체가 뿌옇게 혼탁 되는 것을 백내장이라고 합니다. 백내장이 생기면 시야가 마치 안개 낀 것같이 보이고 심해지면 앞을 못 보게 됩니다.

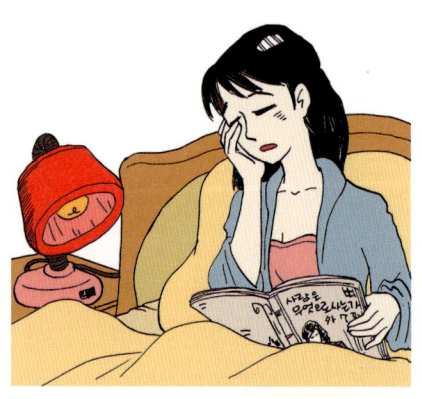

▶ 당뇨 망막병증

여러 가지 대사 이상과 만성 합병증을 일으킬 때 당뇨병 약 반수 이상에서 눈을 침범하여 당뇨망막병증을 일으키며 성인에서 실명을 일으키는 가장 큰 원인이 됩니다.

당뇨병을 오래 앓을수록 당뇨망막병증의 위험성은 더욱 증가하므로 당뇨 조절을 더욱 잘 하더라도 당뇨 발생 후 15년 내지 29년이 지나면 환자의 상당수에서 여러 가지 정도의 당뇨 망막 병증이 발생하게 됩니다.

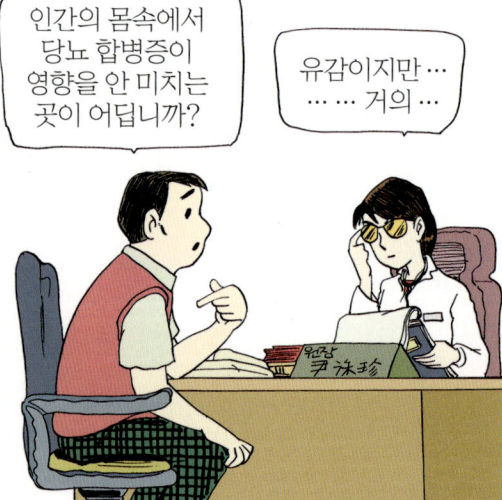

▶ 신경에 발생하는 합병증

· 말초신경병증

가장 흔한 당뇨병성 신경병증으로 주로 양쪽 발, 다리의 여러 개의 말초신경에 장애가 발생합니다.

양쪽 발, 다리 혹은 손이 화끈하거나 저리고, 뜨끔뜨끔하거나 조여지는 듯한 통증을 느끼게 되며, 심해지면 감각도 없어집니다. 또 손발이 쳐지는 형태로의 신경장애로도 나타납니다.

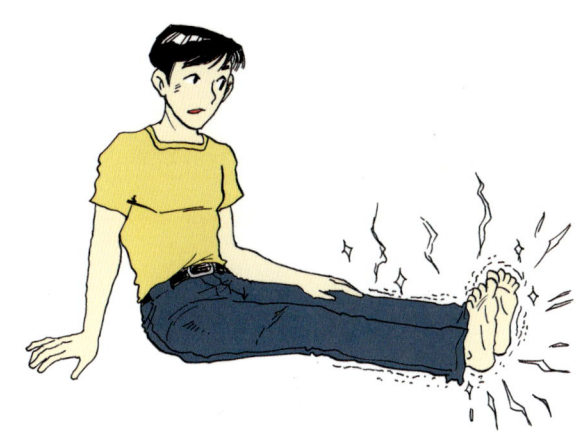

· 자율신경병증

자율신경계장애로 땀이 잘 안 나거나 너무 나거나, 갑자기 일어날 때 혈압이 떨어져서 현기증, 무기력, 시력장애들이 생기거나, 구토, 복부팽만감, 변비, 설사, 배뇨곤란 등의 증상들이 나타납니다.

신경병증은 혈당 조절을 철저히 하면 수개월 내에 회복될 수 있습니다.

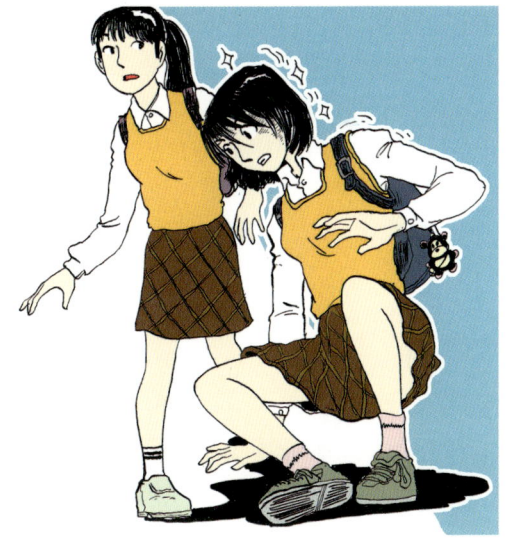

▶ 신장에 발생되는 합병증

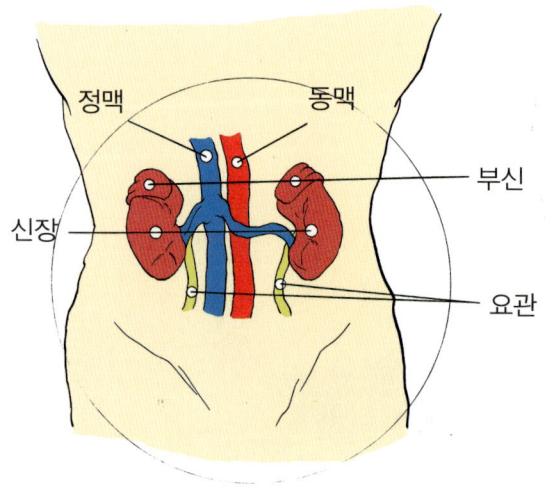

신장은 몸 안의 불필요한 노폐물을 걸러 내보내고 필요한 성분은 유지시키는 곳인데, 합병증으로 신장에 이상이 생기면, 몸 안에는 해로운 노폐물이 자꾸 고이고 꼭 필요한 성분인 단백질들이 오히려 소변으로 자꾸 빠져나가게 되므로 부종, 구토, 빈혈, 호흡곤란 등의 증상이 생깁니다.

좀 더 진행이 되어 신장기능이 더 나빠지면 말기 신부전증이 발생되는데, 이 때는 복막 혹은 혈액투석이라는 방법을 통하여 노폐물을 제거해야만 생명을 유지할 수 있습니다.

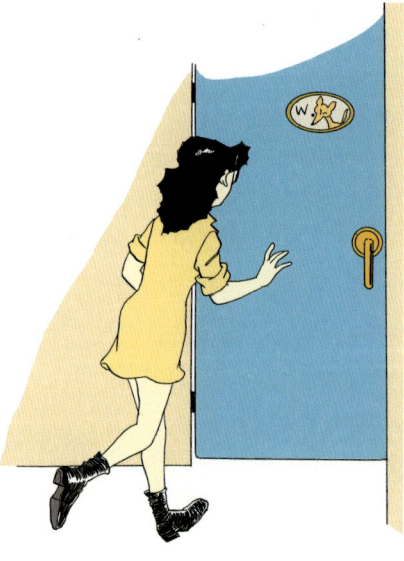

▶ 발에 생기는 합병증

· 당뇨병 성 괴저

(신체 부분이 부분적으로 썩어서 신체의 기능을 잃는 일 "탄저")

당뇨병 환자에서 발에 합병증이 잘 생기는 이유는 동맥경화증으로 혈액순환이 안 되고, 신경병증으로 피부감각이 둔해져 상처가 잘 생기며, 세균 감염이 잘 일어나기 때문입니다.

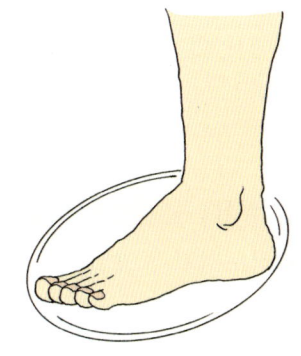

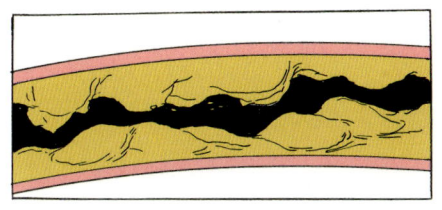

침입한 세균은 급속히 퍼져 발가락이 썩는 괴저로 발생하기도 합니다. 당뇨병 성 괴저는 치료에 잘 반응하지 않고 점점 퍼져 때에 따라서는 발목이나 무릎을 절단해야 하는 경우가 발생하기도 합니다.

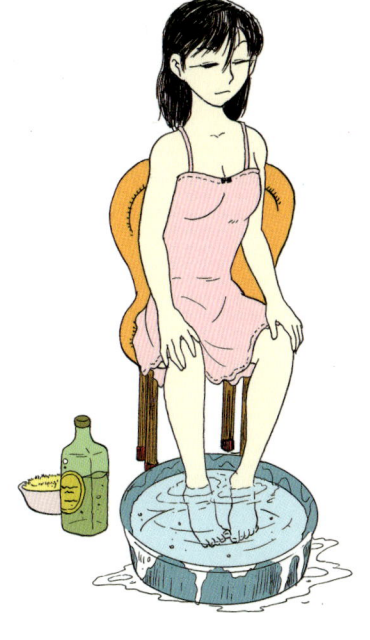

◆ 발의 세균 감염과 예방

- 환한 곳에서 매일 발을 관찰한다.
- 깨끗이 씻고 잘 말린다.
 (피부가 건조해지고 갈라지만 감염이 잘 됩니다).
- 발톱은 꼭 일자로 자르고 발톱 모서리는 파지 않습니다.
- 티눈은 칼이나, 티눈제거용 연고 등 사용을 금지합니다.
 물집은 터트리지 말고 소독 거즈로 덮어 깨끗하게 관리합니다.

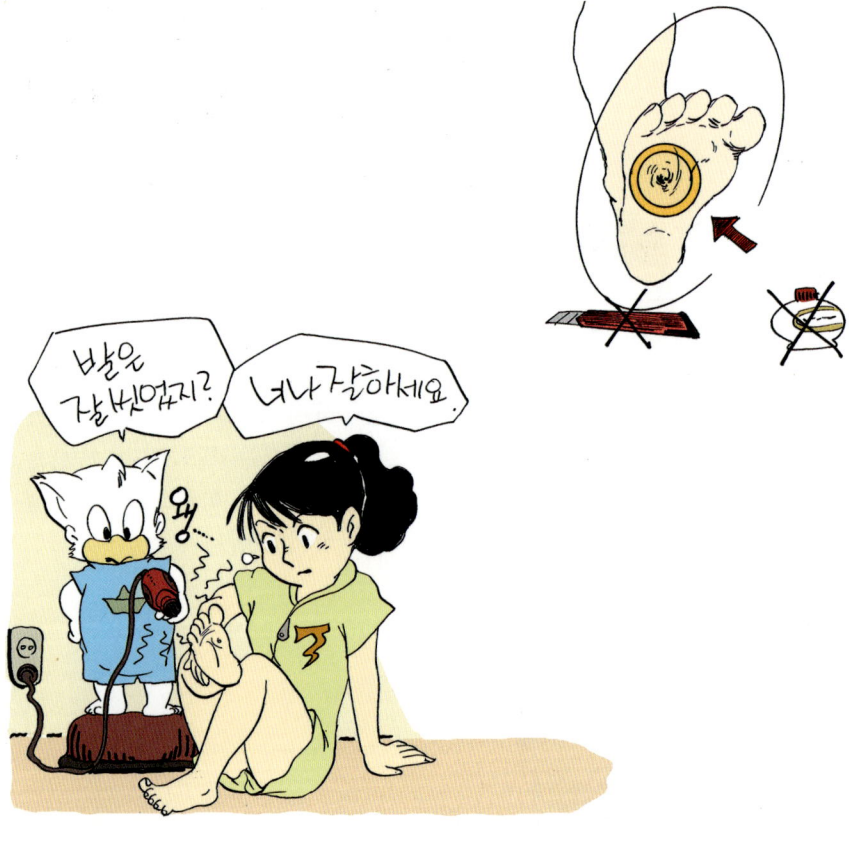

· 신발은 느슨하게 신으며 슬리퍼나 샌들을 신지 않습니다.
  양말은 발목을 조이지 않는 부드러운 것을 착용합니다.
· 걷기(Walking)는 가장 좋은 운동입니다.
  규칙적인 걷기는 발의 혈액순환과 유연성을 증가시켜
  신경과 혈관 손상을 예방해 줍니다.

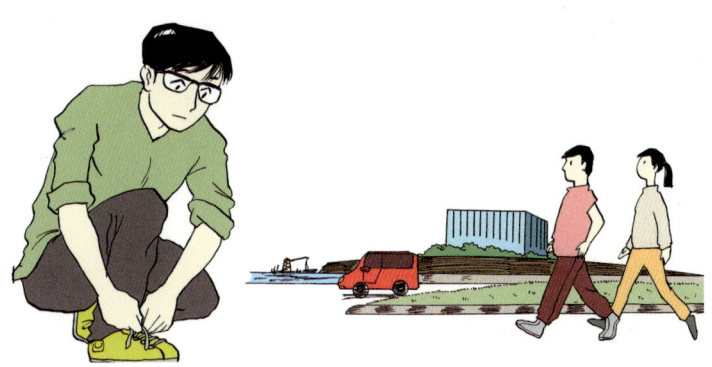

◆몸에 다른 질환이 생겼을 때

당뇨병 환자가 때로 감기, 구토, 설사 등의 질환을 앓게 되는 경우 당뇨병 관리가 어려울 수 있습니다. 특히 인슐린 의존형 당뇨병 환자에게는 더욱 그러합니다.

왜냐하면 스트레스 호르몬 분비가 많아져 인슐린의 작용이 약해집니다.

인슐린의 작용이 약해지면 몸 안에 저장되어 있던 당이 나와 음식을 먹지 않았는데도 혈당이 올라가게 되어, 더 많은 인슐린이 필요하게 됩니다. 그러므로 아픈 날의 관리요령을 익혀 두는 것이 필요합니다.

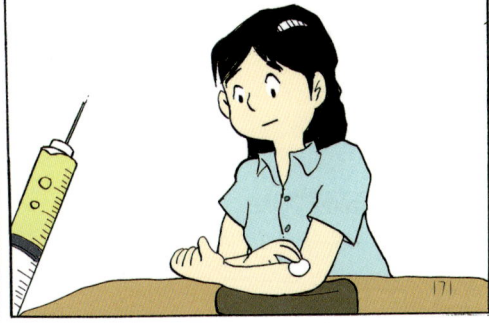

◆ 아픈 날의 당뇨병 관리 요령

① 평소에 쓰던 인슐린(경구혈당강하제)용량을 그대로 투여합니다. 비록 식사를 못하더라도 인슐린(경구혈당강하제)를 빼면 안됩니다.

② 혈당 및 소변의 케톤 검사를 자주 실시합니다. (하루 네 번 [아침, 점심, 저녁 전, 자기 전])

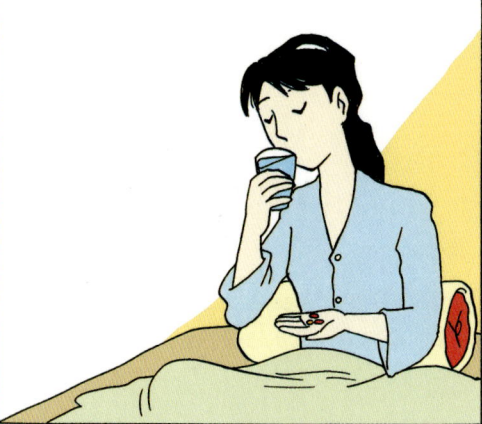

③ 충분한 수분을 섭취해야 합니다. 구토나 헛구역질로 식사를 할 수 없을 때에는 갈증이 생기지 않도록 전해질(산, 알칼리, 염류 등)이 포함된 이온 음료수를 충분히 마셔야 합니다.

④ 충분히 휴식을 취하며 몸을 따뜻하게 하고 운동은 삼가도록 합니다. 자가 혈당검사 상 혈당이 지속적으로 높거나, 고열이나 기타 감염증 증상이 있을 때, 수 시간 계속하여 음식이나 수분을 섭취하지 못하는 경우에는 의사의 도움을 받는 것이 안전한 방법입니다.

우리 몸은 병이 나면 정상으로 회복하려는 자연 기능을 갖고 있는데 이를 항상성(Homeostasis=생체 내의 균형을 유지하려는 경향)이라고 합니다.

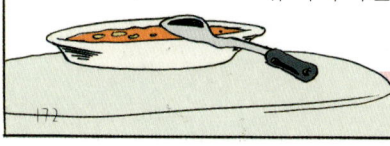

◆ 당뇨병의 식사 요법

음식물을 당신의 의사나 약으로 삼으십시오.

음식물로 고치지 못하는 병은 의사도 못 고친다. - 히포크라테스-

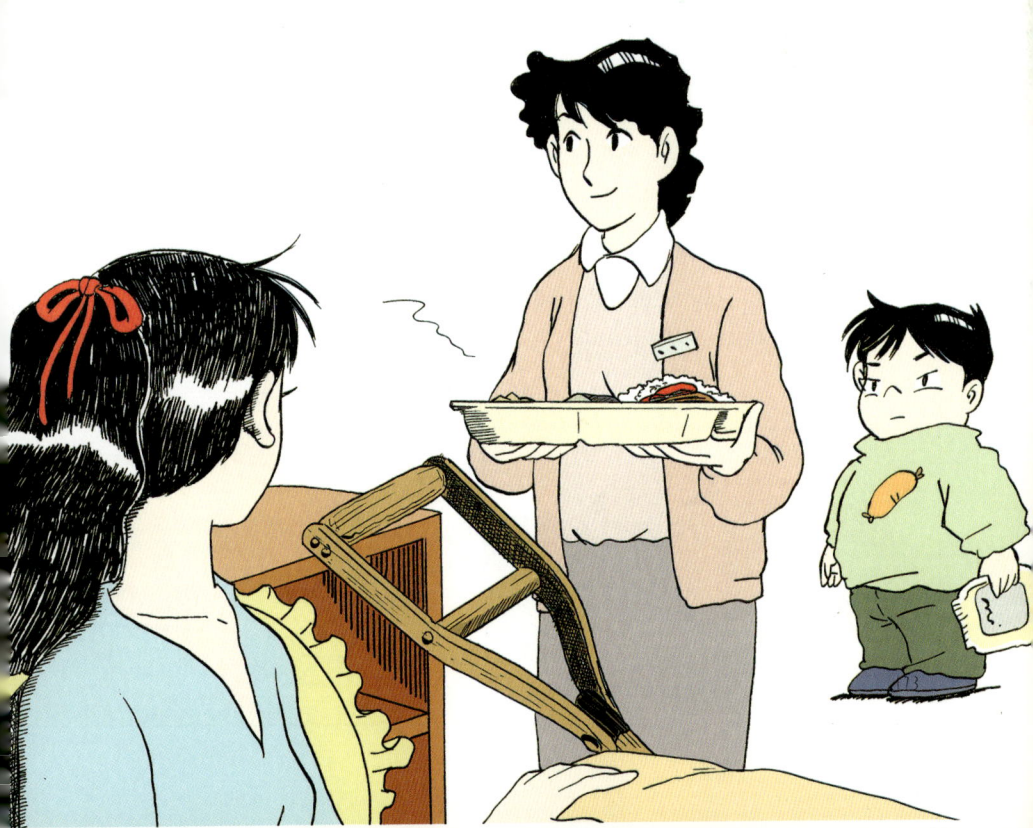

인체는 에너지를 얻기 위해 많은 양의 음식물을 매일같이 섭취하며, 섭취된 음식물은 혈액에서 포도당 즉, 당의 형태로 전신으로 이동하여 에너지 지원으로 사용 됩니다.

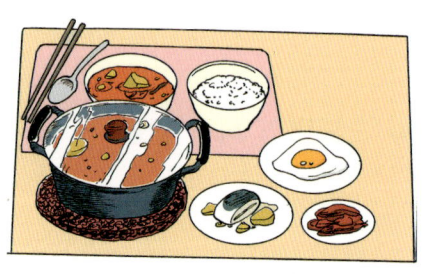

당뇨병의 식사 요법은 음식을 무조건 제한하거나 금지하는 것이 아니고 각 개인의 열량에 맞게 음식의 양, 종류 및 식사 시간을 적절히 조절하여 식사에 의한 혈당의 상승을 최대한 억제하고 합병증을 예방하는 것입니다.

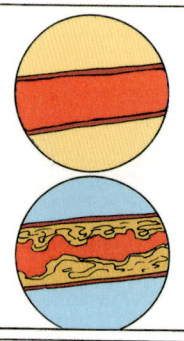

당뇨인은 피가 탁해지면 이러한 항상성 기능이 떨어지게 됩니다.
결국 당뇨 합병증을 예방하는데 피를 맑게 하는 것이 필수적입니다.

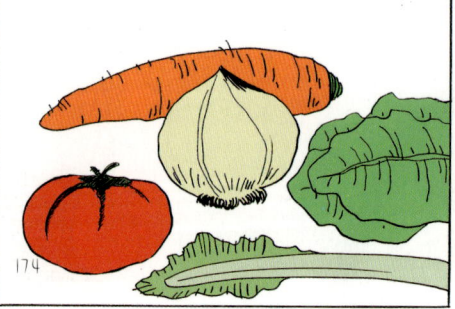

채소는 인간의 피를 맑게 해 주는데 있어서 으뜸입니다.

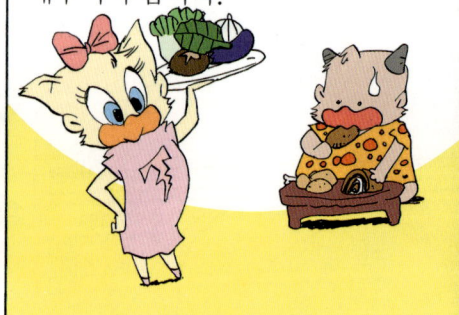

채소에는 각종 미네랄, 비타민, 효소, 섬유질 등 몸에 좋은 성분들이 풍부하게 들어 있고 영양학적으로도 매우 우수합니다.

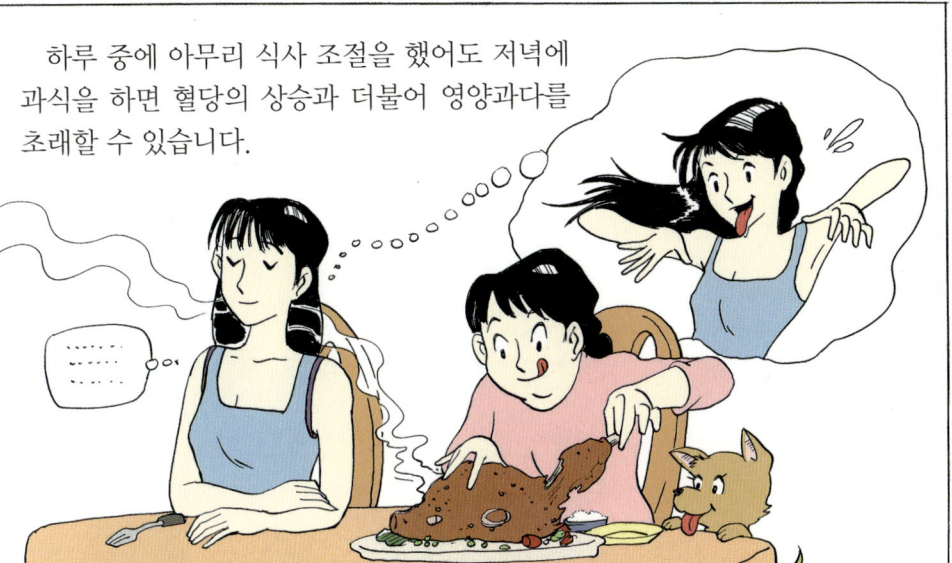

하루 중에 아무리 식사 조절을 했어도 저녁에 과식을 하면 혈당의 상승과 더불어 영양과다를 초래할 수 있습니다.

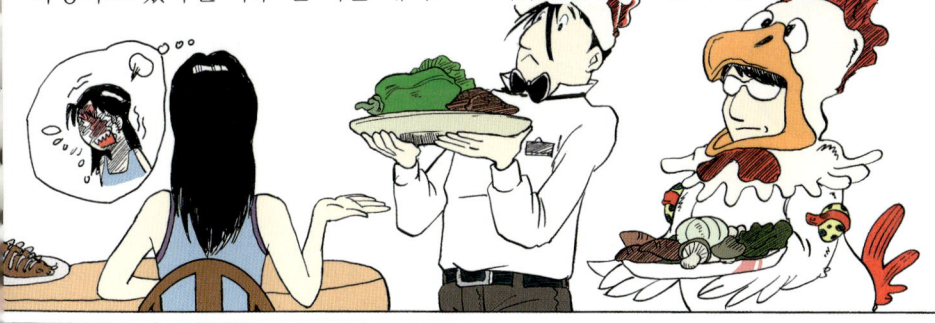

그러므로 이런 채소 요법은 저녁에 시행해 보는 것이 좋습니다. 비만으로 걱정하고 있다면 하루 한 끼를 채식으로 바꾸는 것이 도움이 됩니다.

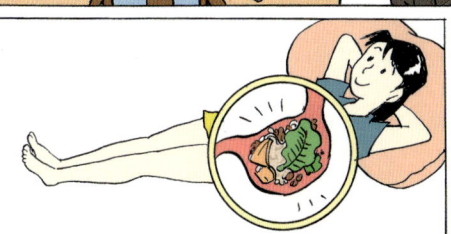

상추, 당근, 토마토 등이나 다시마, 양파, 고구마 같은 것으로 준비한 식단으로 먹는 것입니다.
이들은 칼로리도 적을 뿐만 아니라 풍부한 섬유질은 공복감을 없애줄 것입니다.

단, 녹즙으로 갈아 마시는 것보다 직접 채소를 먹는 것이 좋습니다.
· 식사 시간은 일정한 시간대에 하루 세끼 비슷한 양으로 천천히 식사합니다.

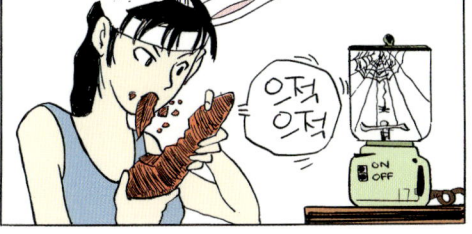

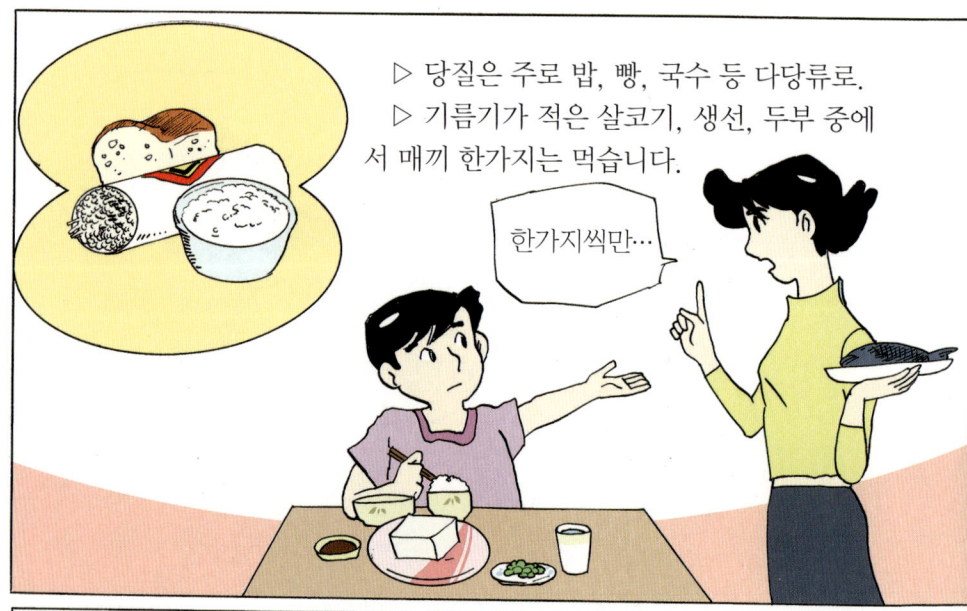

▷ 당질은 주로 밥, 빵, 국수 등 다당류로.
▷ 기름기가 적은 살코기, 생선, 두부 중에서 매끼 한가지는 먹습니다.

"한가지씩만…"

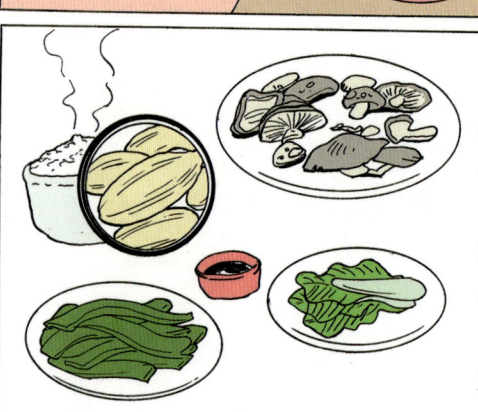

▷ 잡곡류(보리, 현미)를 이용하고 채소(버섯, 해조류 포함)를 많이 먹어 섬유소의 섭취를 증가시킵니다.
　감자를 먹으면 혈중 인슐린과 혈당치가 급격히 상승하므로 당뇨병 환자는 피하는 것이 좋습니다.
▷ 참기름, 들기름, 콩기름 등 기름을 조리에 적정량 사용합니다.

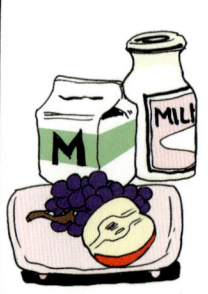

▷ 계란 노른자, 생선알, 내장육, 오징어 류 등 콜레스테롤이 많은 식품의 섭취를 줄입니다.
▷ 버터, 마아가린, 프림 등 포화지방산이 많은 음식은 피합니다.

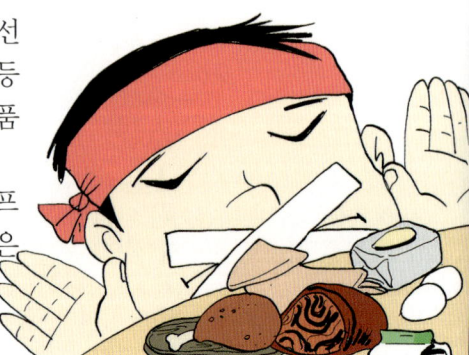

▷ 공복감을 느끼면 열량이 적으면서 부피가 큰 자유 식품(채소류, 맑은 육수, 엽차 류, 물, 저열량 음료)을 먹습니다.

▷ 갈비, 통닭, 삼겹살, 육가공품등 기름기가 많은 고기는 섭취하지 않고 조리시에 고기에 붙은 기름기는 모두 제거합니다.

▷ 외식시에는 단 음식, 튀김, 중식, 양식, 성분을 알 수 없는 음식은 피합니다.

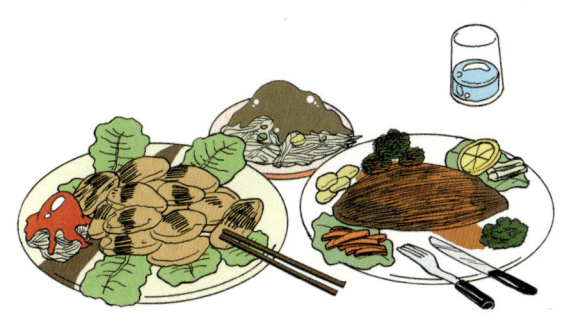

▷ 동물성 단백질에 풍부한 아미노산(단백질의 가수 분해에 의해 생기는 유기 화학물질의 총칭)인 트립토판은 대사에서 비타민 B6을 필요로 하는데 비타민이 부족하게 되면 크산투레산이라는 중간 대사 산물을 생성하게 됩니다.

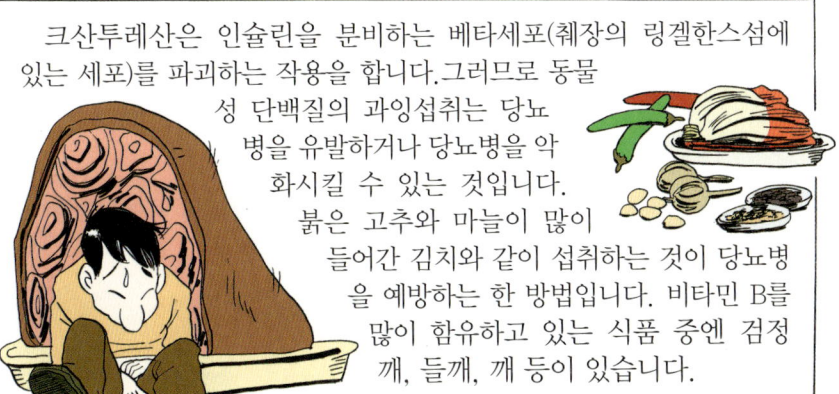

크산투레산은 인슐린을 분비하는 베타세포(췌장의 링겔한스섬에 있는 세포)를 파괴하는 작용을 합니다. 그러므로 동물성 단백질의 과잉섭취는 당뇨병을 유발하거나 당뇨병을 악화시킬 수 있는 것입니다. 붉은 고추와 마늘이 많이 들어간 김치와 같이 섭취하는 것이 당뇨병을 예방하는 한 방법입니다. 비타민 B를 많이 함유하고 있는 식품 중엔 검정깨, 들깨, 깨 등이 있습니다.

▶ 항상 정상 체중을 유지하며 비만이면 체중을 줄입니다. 규칙적인 운동을 하여 체중을 줄이면 당뇨병 예방 효과가 40%로 혈당조절에 뛰어난 효과를 발휘합니다.

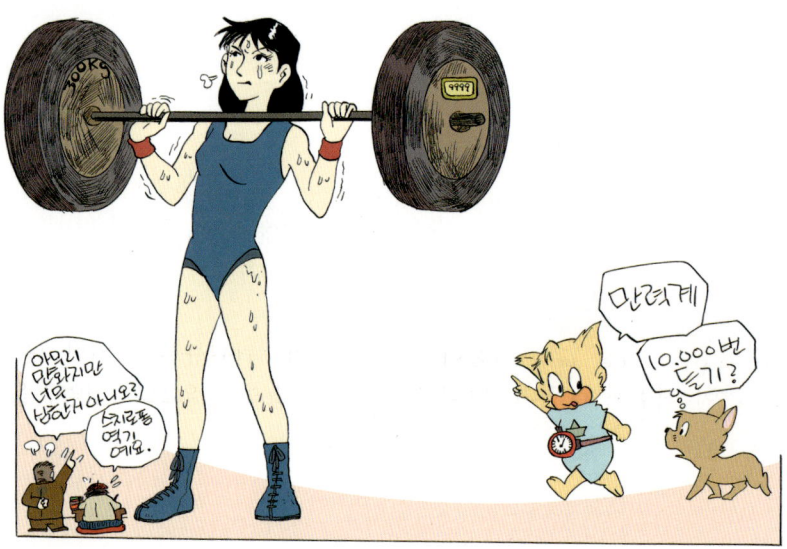

◆ 당뇨병과 외식

1. 외식의 단점
   1) 밥의 양이 많고 기름을 많이 사용하므로 고열량을 섭취하게 함.
   2) 식품을 골고루 섭취하기 어려워 영양의 불균형을 초래함.
   3) 염분을 과잉섭취하게 함.
   4) 과식의 우려.

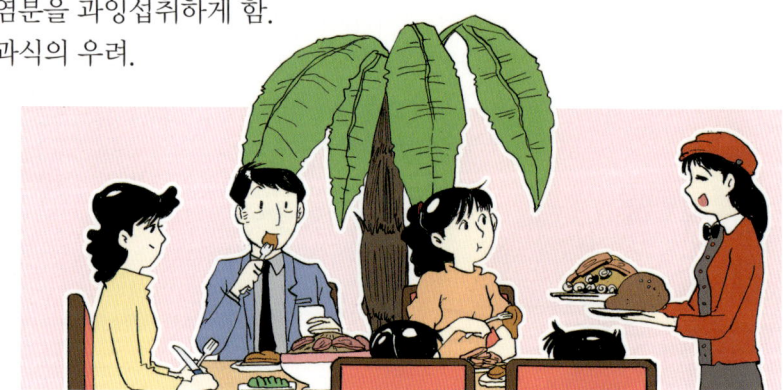

2. 외식의 종류별 특징

1) 한식: 주식량에 비해 부식의 종류가 다양하여 영양분을 골고루 섭취할 수 있으므로 염분이 많이 들어있는 젓갈류나 장아찌를 제외한다면 권장할 만합니다.

2) 양식: 일반적으로 지방의 열량이 높아 고열량과 당질의 과다 섭취를 초래할 수 있으므로 피하는 게 좋습니다.

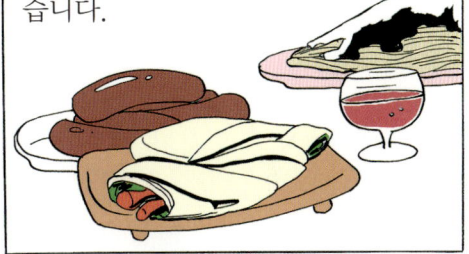

3) 중식: 설탕, 기름을 많이 사용하여 열량을 많이 섭취하게 되며, 당질의 과다 섭취를 초래할 수 있으므로 피하는 게 좋습니다.

4) 일식: 튀김류를 제외하고는 열량이 그리 높지 않으며 영양분을 골고루 섭취할 수 있습니다.

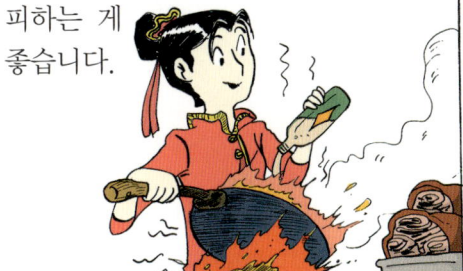

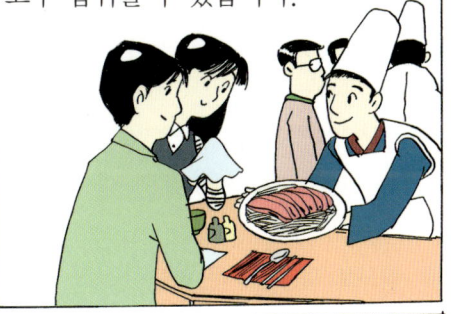

5) 국수류: 중국음식 이외에는 열량은 그리 높지 않으나, 다른 영양소에 비해 당질을 많이 섭취할 우려가 있습니다. 또한 국수류 중에는 칼국수, 수제비 등 양이 많은 것들이 있으므로 각 식품 군 내에서 허용된 양만큼 섭취하도록 주의할 필요가 있습니다.

3. 외식 시에 주의 할 점

1) 각 식품별 특성을 고려하여 골고루 섭취합니다.
2) 과식을 피하도록 합니다. 특히 뷔페식은 조금이라도 모두 합하면 양이 많기 때문에 주의해야 합니다.
3) 필요량보다 많은 식사를 했을 경우 운동을 하여 소모시키도록 합니다.

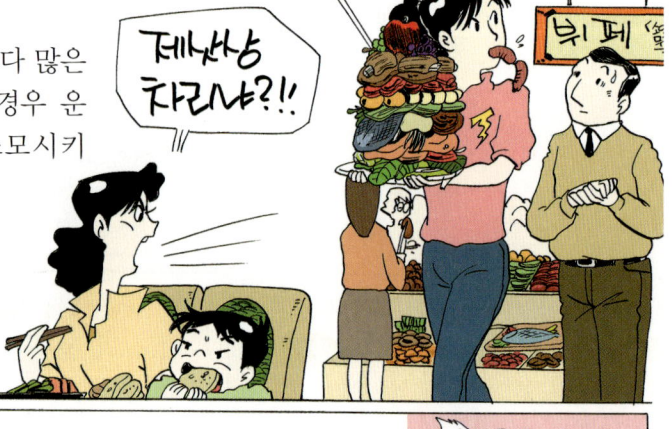

포화지방산 : 닭고기(껍질포함) 돼지 족, 돼지 머리, 삼겹살, 소갈비, 소꼬리, 우설(소의 혀). 소시지(40g), 참치통조림, 고등어 통조림, 꽁치통조림, 뱀장어, 치즈, 유부.

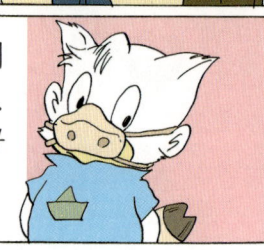

포화지방산이란?

주로 상온에서 고체인 동물성 지방(돼지기름, 소기름)에 함유되어 있으며, 일부의 식물성 기름(팜유, 코코넛유 등)에도 포함되어 있습니다. 혈중 콜레스테롤을 높여 심장혈관계 질환을 일으킬 수 있으므로 총 지방 섭취량의 1/3 이하로 섭취를 줄이는 것이 바람직합니다.

콜레스테롤(cholesterol)이란?

동물성 식품에서만 볼 수 있는 지방의 한 형태로 우리 몸에 필요한 성분이나 지나치게 섭취하면 동맥경화증, 뇌혈관 질환, 심장혈관계 질환을 초래할 수 있습니다.

섬유소란?

주로 채소류, 과일류, 곡류에 포함된 소화되지 않는 물질로서 포만감을 주고, 변비를 방지하고 혈당조절을 도와줍니다.

◆ 저혈당

식사를 거르거나, 인슐린의 과잉투여 또는 과격한 운동 등으로 혈당이 정상 이하로 되었을 경우 떨림, 심한 공복감, 진땀, 두통, 메스꺼움, 졸림, 현기증, 시각의 몽롱함 등의 증상이 나타납니다.

이 때는 사탕이나 주스, 설탕물, 꿀물 등 당을 빨리 회복시켜 줄 수 있는 단순 당을 바로 섭취합니다.

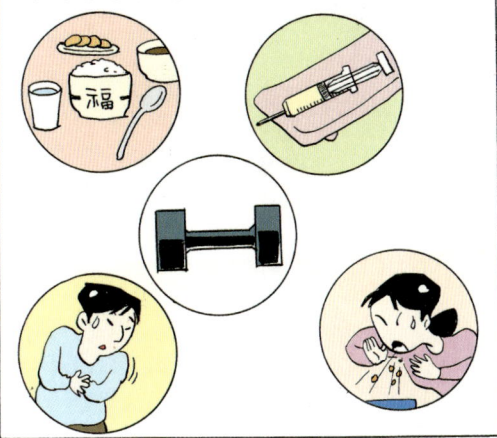
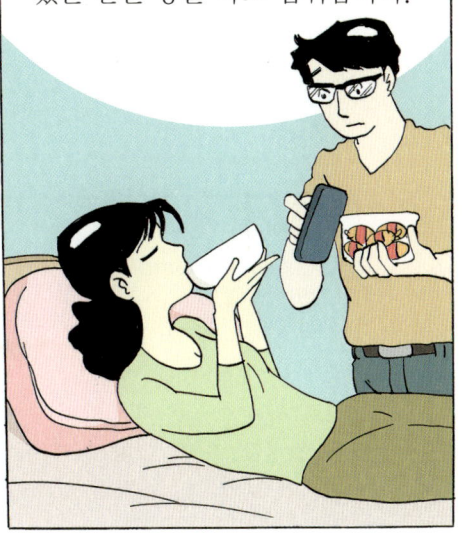

경구혈당강하제, 인슐린을 사용하는 당뇨환자는 저혈당에 대비하기 위해 늘 사탕 등 단순 당 식품을 소지하고 다니는 것이 좋습니다.

고통을 통해 순수해지고 성숙해진다는 말처럼 소아 당뇨인들이 혈당조절을 잘하여 합병증 없는 사회인이 되기를 바랍니다. 부모역할은 이론적으로 잘 될 것 같지만 실제 상황에서는 어렵습니다. 효과적인 부모 역할을 끊임없이 되풀이 하려는 노력이 필요합니다. 여기에는 고통과 어려움이 따릅니다. 부모 역할은 인간이 해야 할 가장 위대한 역할이며 소중한 의무이기 때문입니다.

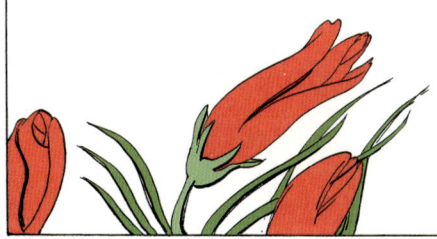

컴퓨터가 전원의 힘으로 일하는 것처럼, 우리 몸의 가장 중추적인 역할을 하는 뇌는 포도당에서 에너지를 얻어 일을 합니다.

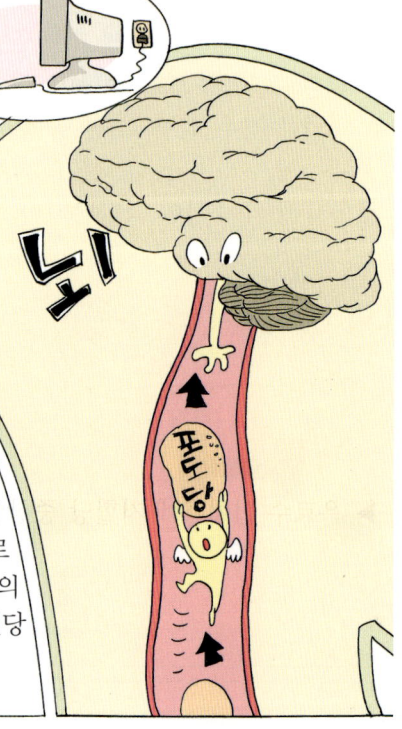

그러므로 정상인의 혈당은 공복 시 70~100mg/이, 식사 후 2시간 후에는 140mg/dl를 넘지 않고 일정하게 유지됩니다. 만약 혈 중의 당이 감소하면 뇌 기능이 저하되므로 사람의 몸은 위험한 상태에 이르게 됩니다. 이와 같이 혈액 속의 당의 농도가 낮아지는 급박한 상태를 저혈당이라고 합니다.

◆ 저혈당 발생시 응급처치법

▶ 몸에 가장 빠르게 흡수되어 혈당을 올릴 수 있는 당질을 15~20g정도 섭취하도록 합니다. 예를 들면 콜라 1~2컵, 오렌지 주스 1~2컵, 우유 1~2컵, 각설탕 2~4개를 물에 녹여서, 사탕 3~4개를 빨리 먹는 것이 필요합니다.

그러면 혈당의 상승과 함께 증상이 소실하는 것을 곧 느낄 수 있습니다.

저혈당이 자주 발생하는 환자의 경우 사탕이나 초콜릿 등을 주머니에 넣고 다니며 대처하는 것도 도움이 됩니다.

▶ 하던 일을 멈추고 휴식을 취하여야 합니다.

길을 가거나 버스, 지하철 등에서 증상이 느껴지는 경우는 주위의 도움을 청하고 편한 자리를 찾아 앉거나 누울 수 있도록 하는 것이 좋습니다.

▶ 이와 같이 처치를 하고 15분이 지나도 계속 저혈당 증상을 느끼면 위의 치료를 반복하거나 간단한 음식(과자, 빵 등)을 먹도록 합니다.

▶ 저혈당으로 의식이 없을 정도로 심한 경우 음식물 섭취보다는 상비해둔 글루카곤 주사를 놓습니다.

▶ 그럼에도 불구하고 혈당이 낮거나 저혈당 증상이 지속되면 곧 의사에게 연락하고 병원 응급실로 내원하여야 합니다.

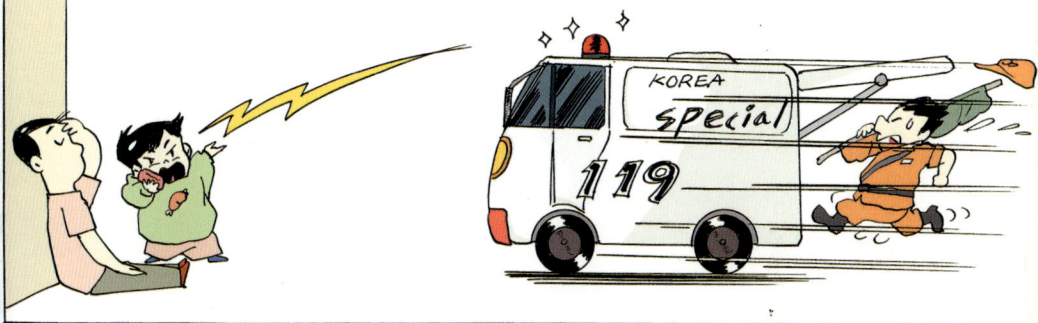

▶ 음료수 섭취후에 저혈당 증상이 있으면 가벼운 식사를 합니다.

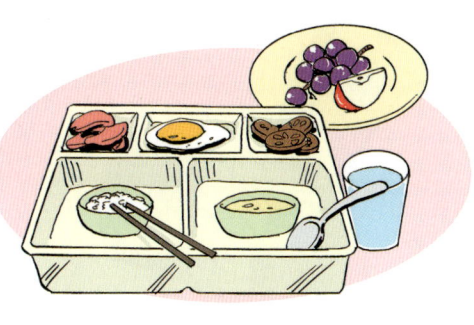
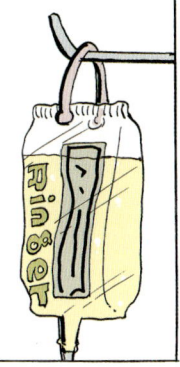

▶ 환자가 의식이 없으면 음식을 먹거나 마실 수가 없으므로 준비된 글루카곤 주사를 맞거나 병원 응급실로 신속히 후송하여 포도당 정맥 주사를 맞아야 합니다.

의식이 없는 상태로 억지로 음식이나 음료수를 먹이려 하면 기도가 막혀 매우 위험하므로 무리하게 음식을 투여해선 안됩니다.

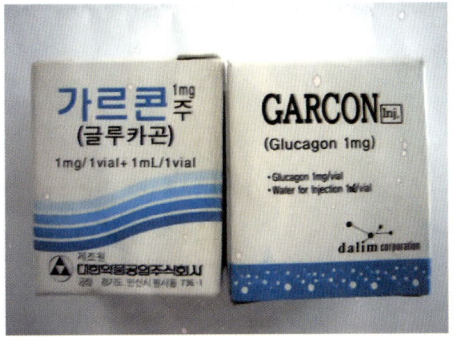

◆ **저혈당의 예방**

한 번 저혈당이 생긴 환자는 다시 발생할 가능성이 많으므로 주의하여야 합니다. 저혈당이 자주 발생하는 이유는 전자 제품의 전원을 끄고 켜는 것과 같아 인체에 매우 해로우며 뇌기능 저하를 일으키기도 합니다.

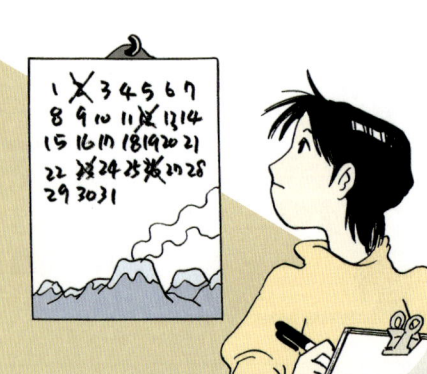

그러므로 저혈당이 발생하여 회복한 후에는 왜 저혈당이 발생했는지 원인을 주의깊게 생각하여 더 이상 저혈당이 발생하지 않도록 대책을 세워야 합니다. 당뇨병 환자는 인슐린 또는 경구 혈당 강하제의 양을 식사량과 운동의 정도에 맞추어 균형 있게 투여함으로써 저혈당을 예방할 수 있습니다.

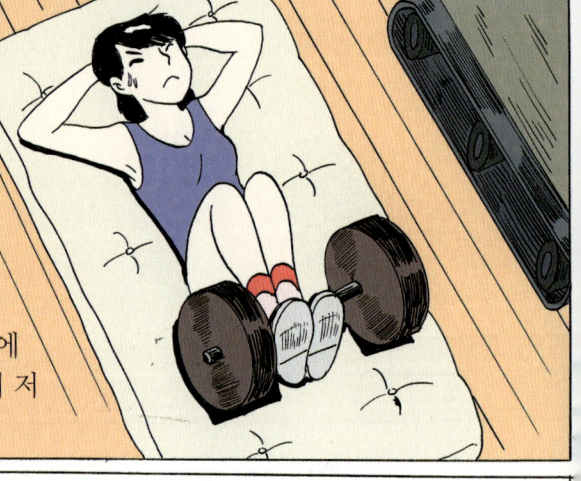

예를 들어 예외적으로 심한 운동을 하게 되는 경우에는 당의 소모가 심하므로 거기에 맞추어 음식 섭취량을 늘리거나 당뇨병 치료 약물의 양을 줄여야 합니다.

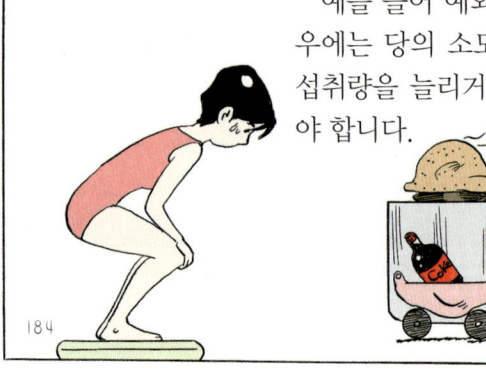

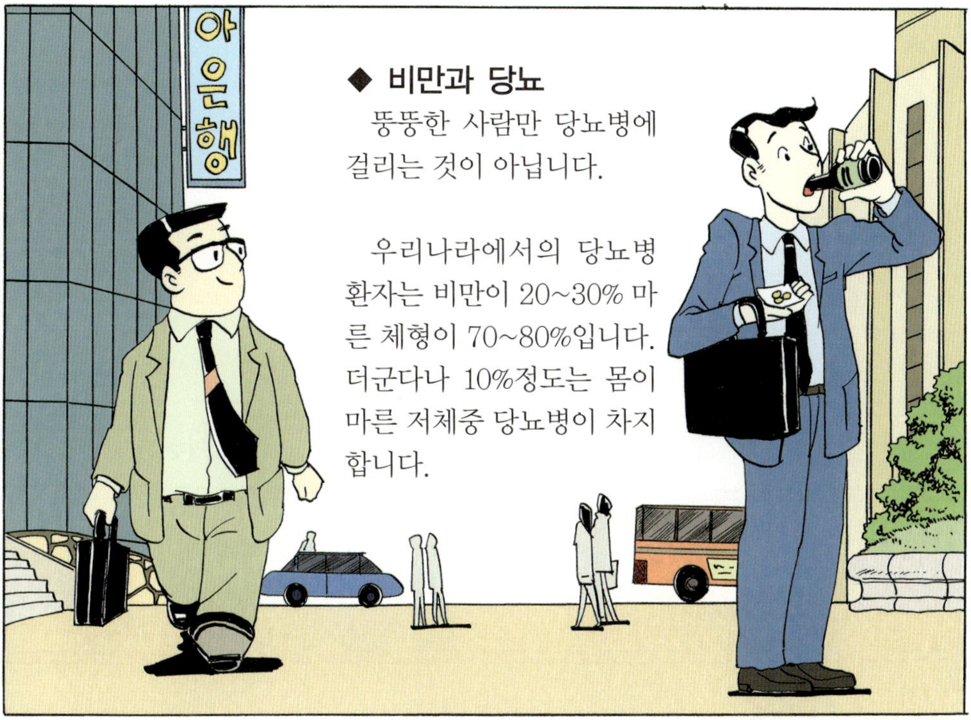

◆ 비만과 당뇨

뚱뚱한 사람만 당뇨병에 걸리는 것이 아닙니다.

우리나라에서의 당뇨병 환자는 비만이 20~30% 마른 체형이 70~80%입니다. 더군다나 10%정도는 몸이 마른 저체중 당뇨병이 차지합니다.

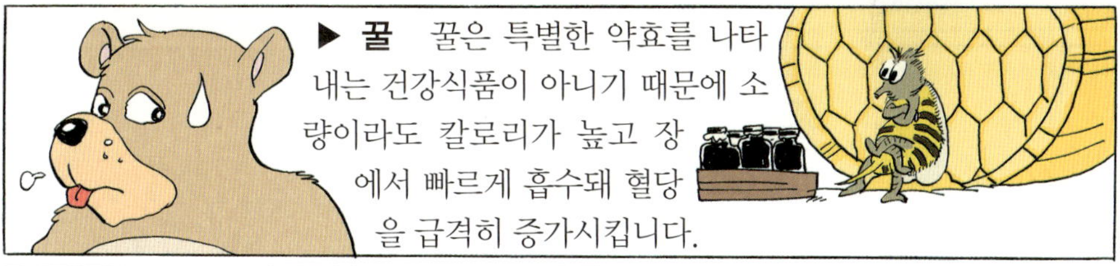

▶ 꿀

꿀은 특별한 약효를 나타내는 건강식품이 아니기 때문에 소량이라도 칼로리가 높고 장에서 빠르게 흡수돼 혈당을 급격히 증가시킵니다.

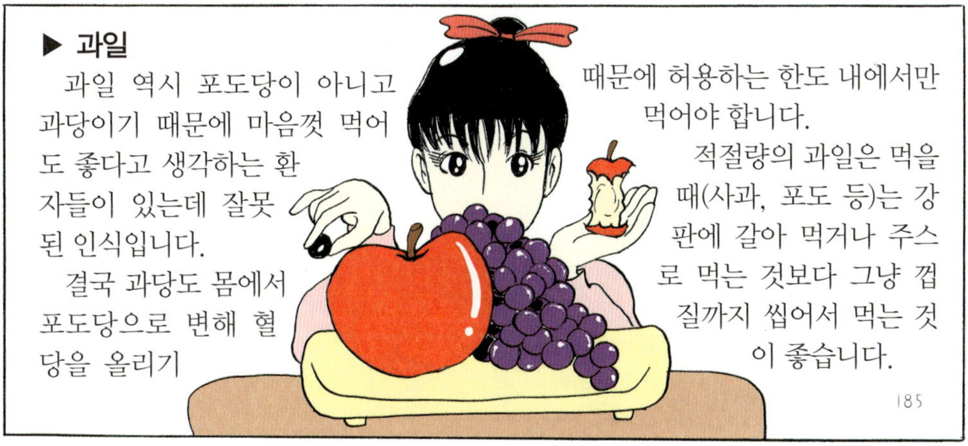

▶ 과일

과일 역시 포도당이 아니고 과당이기 때문에 마음껏 먹어도 좋다고 생각하는 환자들이 있는데 잘못된 인식입니다.

결국 과당도 몸에서 포도당으로 변해 혈당을 올리기 때문에 허용하는 한도 내에서만 먹어야 합니다.

적절량의 과일은 먹을 때(사과, 포도 등)는 강판에 갈아 먹거나 주스로 먹는 것보다 그냥 껍질까지 씹어서 먹는 것이 좋습니다.

▶ 섬유질

설탕이나 지방이나 지나치게 많은 칼로리는 나쁘지만, 이보다 더 나쁜 것은 섬유질의 부족입니다.

반대로 말한다면 섬유질만 충분히 섭취된다면

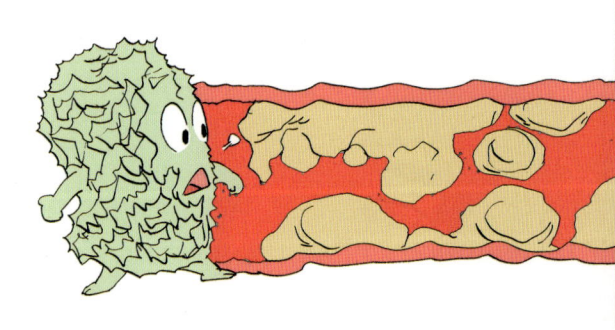

설탕이나 지방의 해는 상당히 소멸시킬 수 있으므로 당뇨병이란 근본적으로

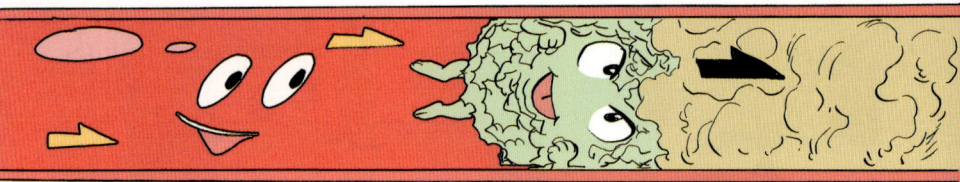

섬유질 부족병이라 해도 과언이 아닐 것입니다.

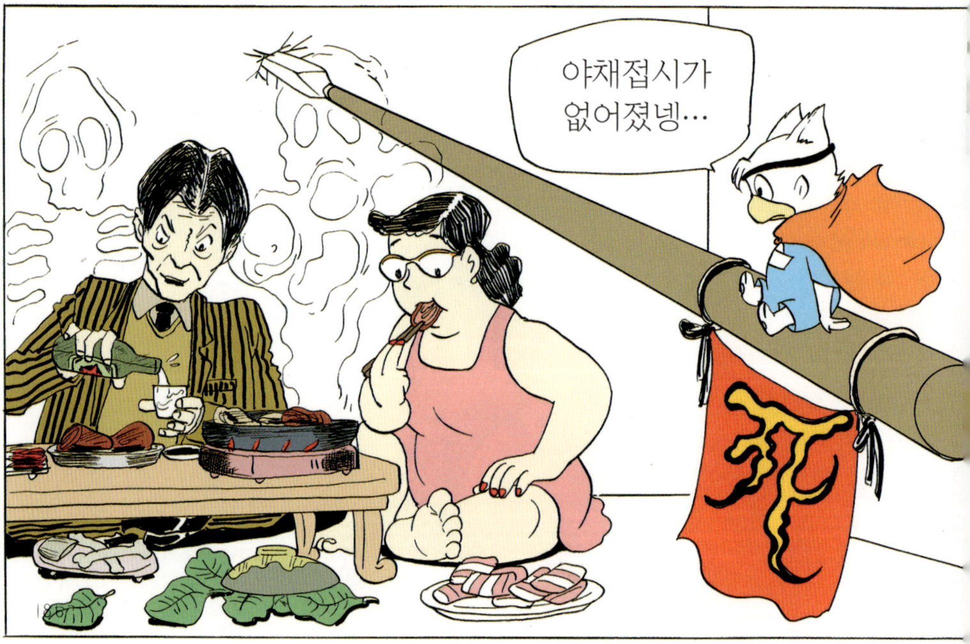

야채접시가 없어졌넹…

쌀과 잡곡

흰 쌀밥은 절대 안 먹고 보리밥만 고집하는 환자들이 있는데 반드시 그렇지만은 않습니다. 다만 잡곡에는 섬유소가 많이 포함되어 있어서 섭취 후 쌀밥에 비해 공복감을 덜 느끼고 흡수가 느리다는 장점은 있습니다. 하지만 칼로리 면에선 쌀밥과 동일합니다.

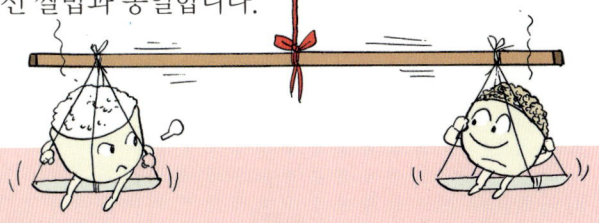

◆당뇨병에 이로운 곡류

곡류에는 칼슘, 마그네슘, 셀레늄, 비타민 B17, 비타민 B15, 비타민E 등 섬유질의 영양이 들어있기 때문입니다. 섬유질은 중금속, 콜레스테롤, 담즙 산(쓸개즙의 주요 성분의 하나)등을 흡착하여 체외로 배설시켜 줍니다. 셀레늄과 비타민 E는 중금속이나 오염물질을 무해한 것으로 만들어 몸 밖으로 쫓아 보내는 효소의 원료가 되거나 반응의 촉매제가 됩니다. 평소에 건강한 사람이라도 갑자기 피부에 부스럼, 습진, 무좀과 같은 증상이 생겨서 낫지 않는다면 당뇨병을 의심해 볼 필요가 있습니다.

당뇨병 환자가 반드시 잡곡밥만을 선호할 이유는 없습니다. 잡곡밥이나 보리밥이 좋다고 해도 허용량 이상을 섭취해서는 안됩니다. 과일의 과당은 몸에서 포도당으로 변해 혈당을 올리기 때문에 역시 허용하는 한도 내에서만 먹어야 합니다.

식탐

당뇨병에 걸리면 먹고 싶은 음식을 맘껏 못 먹는다고 하는데 당뇨병 환자라고 해서 못 먹을 음식은 없습니다. 다만 정량 이외에의 과다음식 섭취가 비만을 부르고 거기에 따른 당뇨 합병증이 우려되기 때문에 "식탐"의 습성을 고치는 게 좋겠습니다.

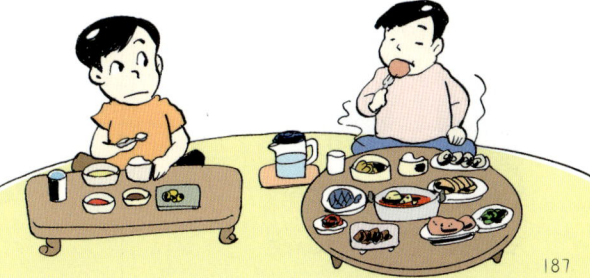

◆ 치킨문화

경제발달과 함께 맛있으면서 칼로리가 많은 외식산업이 발전했습니다. 특히 닭고기, 돼지고기, 소고기등이 많이 이용되고 있습니다.

이러한 외식산업은 선진국 뿐만 아니라 개발도상국 어린이들의 입맛도 바꾸었습니다.

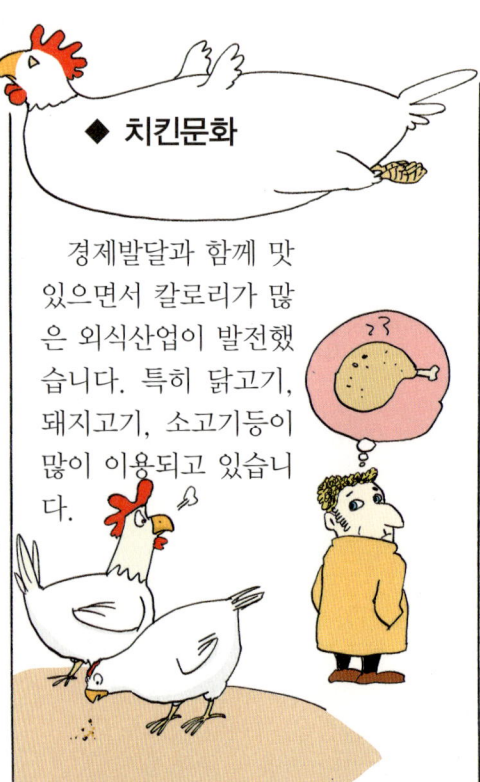

공업 후진국 사람들은 선진국의 것이라면 무엇이든 다 좋은 것으로 받아들이는 경향이 있어, 그들의 망국적인 식생활을 아주 재빠르게 받아들이고 있다는 것입니다.

우리나라의 어린이들도 이런 무절제한 음식습관에 물들어 비만이 시작되고 이에 따른 당뇨병이라는 무서운 병이 어린이들을 노리고 있다는 것을 엄마들이 인식해야 되겠습니다.

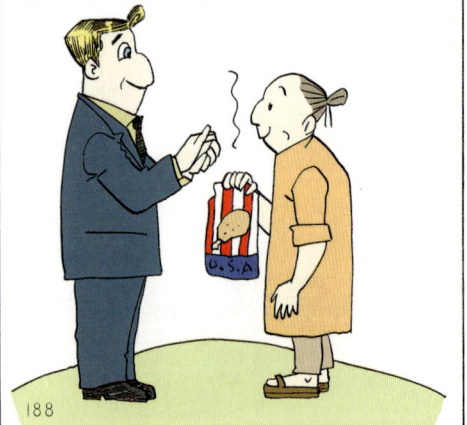
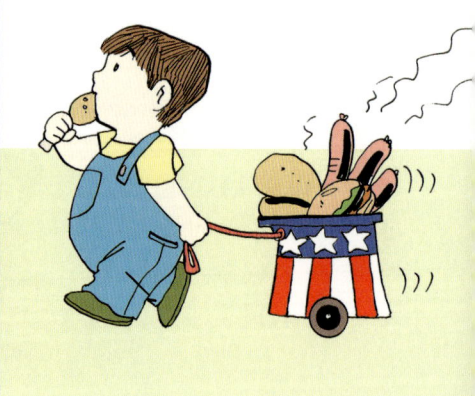

◆ 단식

　혈당을 빨리 낮출 목적으로 권장량 이하로 음식 섭취를 한다든가 단식을 한다는 것은 잘못된 생각입니다. 단식은 스트레스에 크게 작용하고 특히 인슐린이 제대로 분비되지 못 하는 당뇨병 환자는 정상인보다 영양학적으로 더 많은 손상을 입게 됩니다.

　일시적으로 혈당이 감소할 수는 있지만 그로 인해 다른 영양소까지 결핍될 수 있습니다. 이는 마치 자동차 부품 사이의 마모 방지를 위한 가스켓을 빼버리는 것과 같다는 것에 비유할 수 있겠습니다.

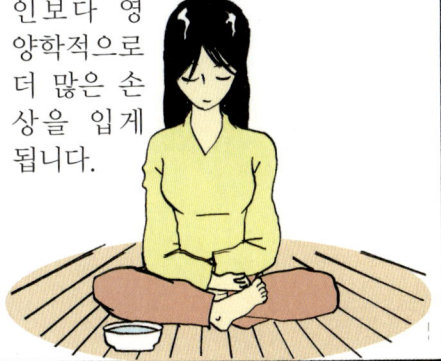
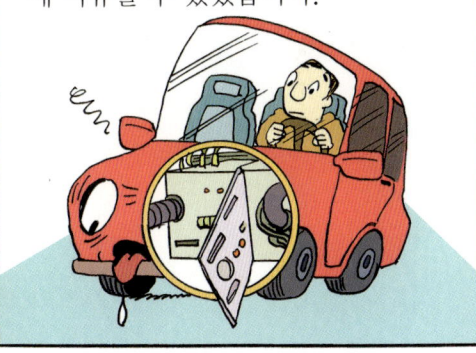

◆ 물

　당뇨병 환자에게 물을 제한시키면 안됩니다. 혈당에 비례해 탈수증상이 오는데 이때 물을 제한하면 당뇨병이 더 악화될 수 있습니다.
　· 미네랄(mineral)물=광천수. 칼슘, 철, 인, 칼륨, 나트륨, 마그네슘 등 광물성 영양소.

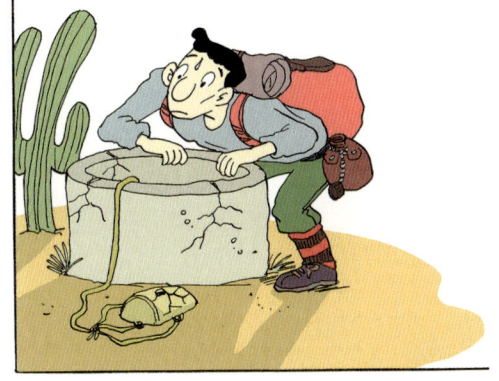

◆ 민간요법

"당뇨병에 좋다고" 민간요법에 매달려온 아까운 시간과 돈, 그리고 소중한 몸을 망치는 경우를 보면 안타깝습니다.

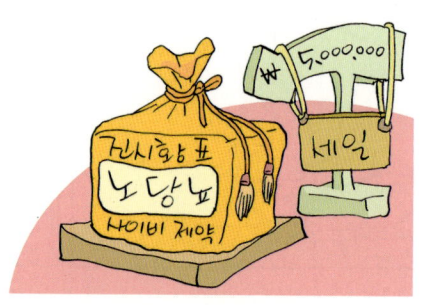

당뇨병의 민간요법은 약 170여가지가 있는 것으로 조사되었는데 효과가 있다고 증명된 것은 하나도 없습니다.

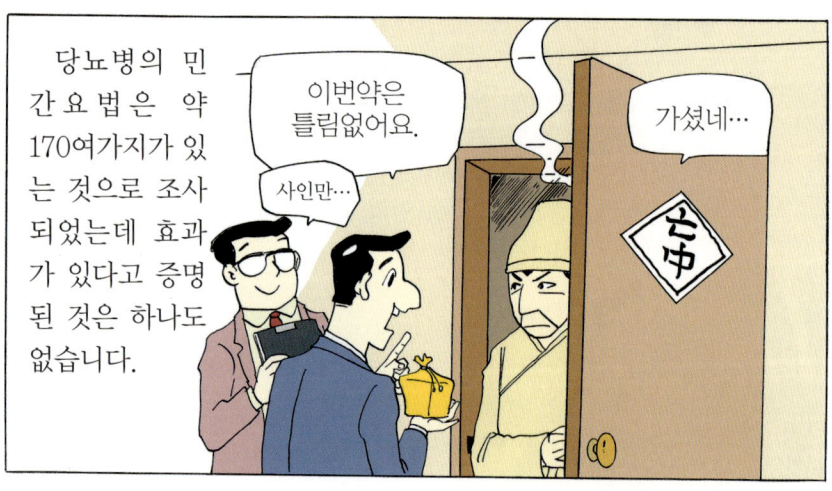

◆ 엄마와 아이

요리를 잘 모르는 신세대의 젊은 엄마들이 많습니다.

또 상당수의 젊은 엄마들이 사회생활의 일 관계로 인한 시간관념에 비례해 아이에게 손쉽게 조리할 수 있는 식품이나 인스턴트식품만을 아이에게 먹이는데 이에 따라서 고콜레스테롤 아이가 되어버립니다.

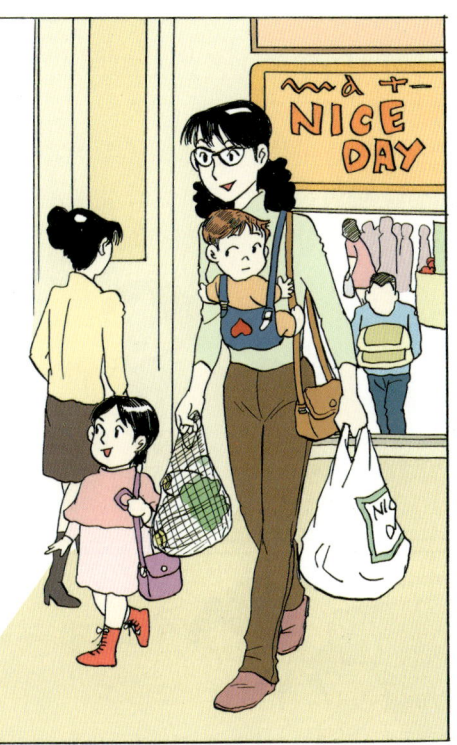

그러한 가공식품은 값싼 동물성 식품으로 만들어진 것이며 조미방법도 담백한 자연의 맛을 없애고 조미료나 설탕을 듬뿍 넣어 맛을 냅니다.

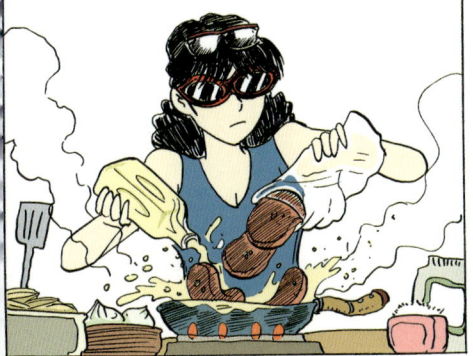

가뜩이나 소금을 많이 먹어 탈인 우리나라 식생활 문화는 인스턴트 라면 한 봉자에 5g내외의 소금과 기타 식품 첨가물이 들어 있다는 것을 엄마들은 알고 있어야 합니다.

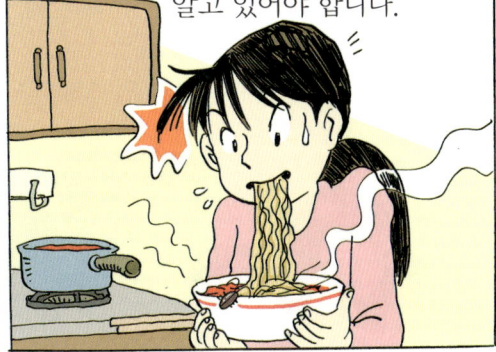

소아 당뇨병에서 치료의 원칙이 몇 가지 면에서 차이가 있습니다.
 첫째로 소아들은 신체적으로 계속해서 성장을 해야 한다는 점. 그러기에 소아는 성장에 필요한 열량을 섭취해야 합니다.

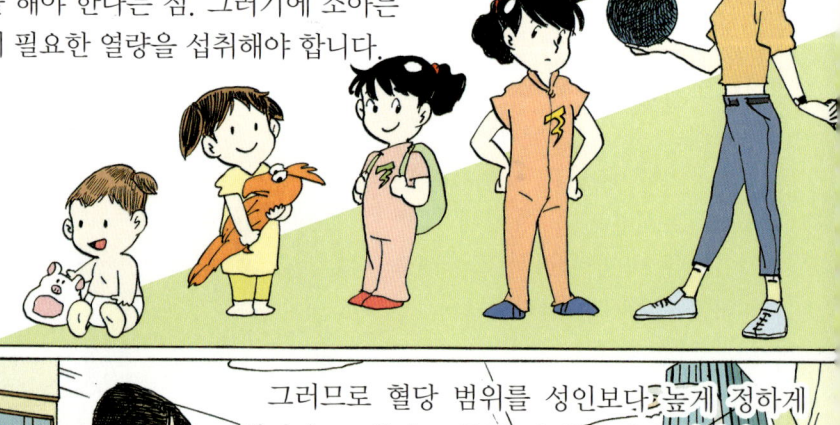

 그러므로 혈당 범위를 성인보다 높게 정하게 됩니다. 고혈당도 물론 좋진 않지만 저혈당증으로 인한 뇌손상 위험을 방지해야 합니다.

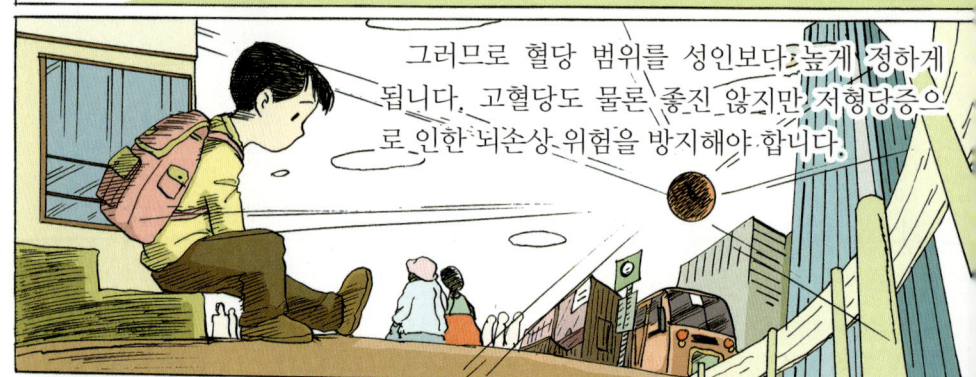

 둘째로 정신적인 건강을 갖도록 해야 합니다.
 당뇨병으로 인해 친구와 멀어져 혼자 있을 경우 많은 갈등을 합니다.

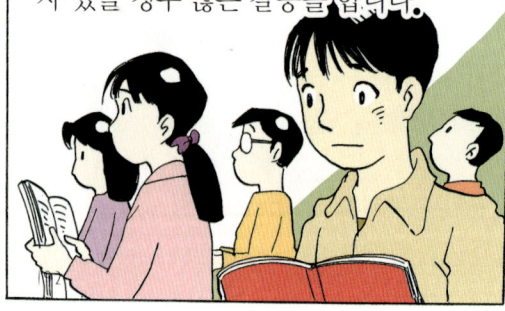

 일생동안 당뇨병과 함께 살아야 한다는 절망감과 당뇨 조절이 원활하지 못한 경우 미래에 닥쳐올 수 있는 합병증에 대한 불안감으로 정신 건강을 해쳐 정신 발달의 저해 요인이 됩니다.

셋째로 당뇨병 "치료성과"는 부모영향을 많이 받는다는 점입니다. 부모가 많은 관심을 가질 경우 그 자녀의 당뇨조절은 잘 됩니다.

소아 당뇨병은 성인 당뇨병과는 원인 및 증상과 치료 방법이 다릅니다. 소아나 사춘기 연령에서는 단순한 당뇨 치료 보다는 신체적, 정신적 건강함을 추구하여야 합니다.

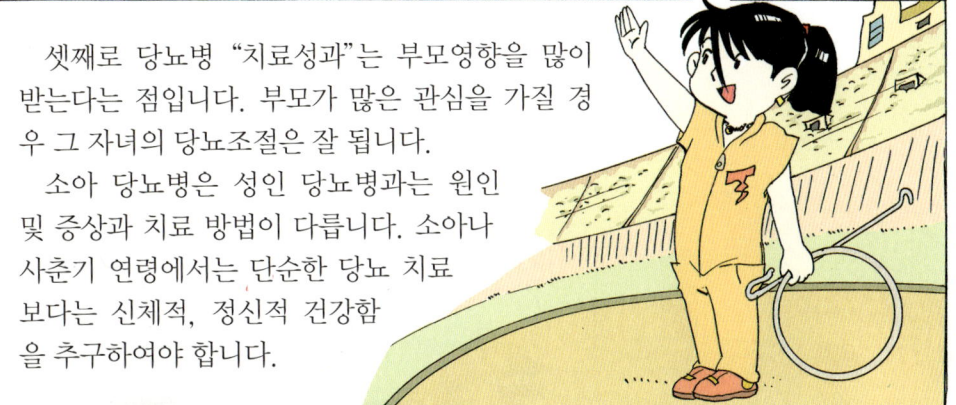

▶ 소아당뇨병중 2형 당뇨병

지금 세계는 전분질(녹말질)이 많은 식물성 식품을 주로 섭취하고 있는 국민이 총체적으로 건강합니다.

미국의 정치인 중 한 사람이 "아프리카 흑인에게서 배우라."고 미국인들의 비만에 대해 염려했었고 과거 중국(전 중공)의 부수상은 "미국사람들은 모두 등에 혹을 가지고 있다." 라며 미국인들의 비만을 꼬집었다고 합니다.

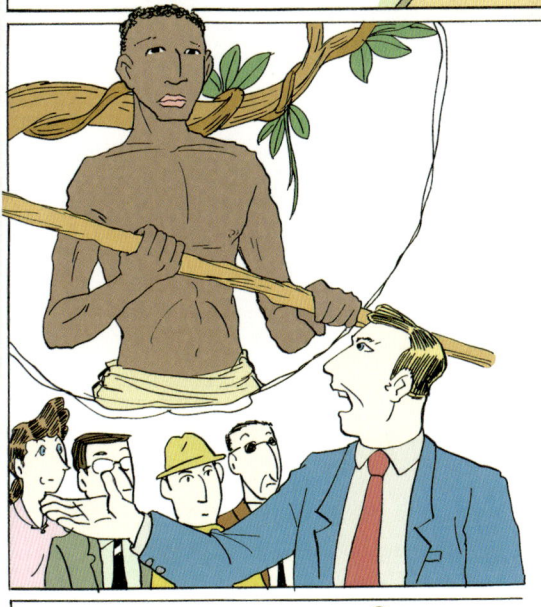

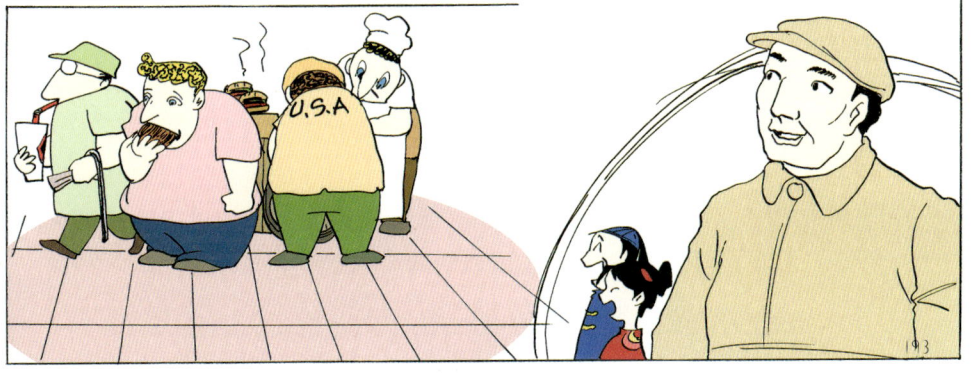

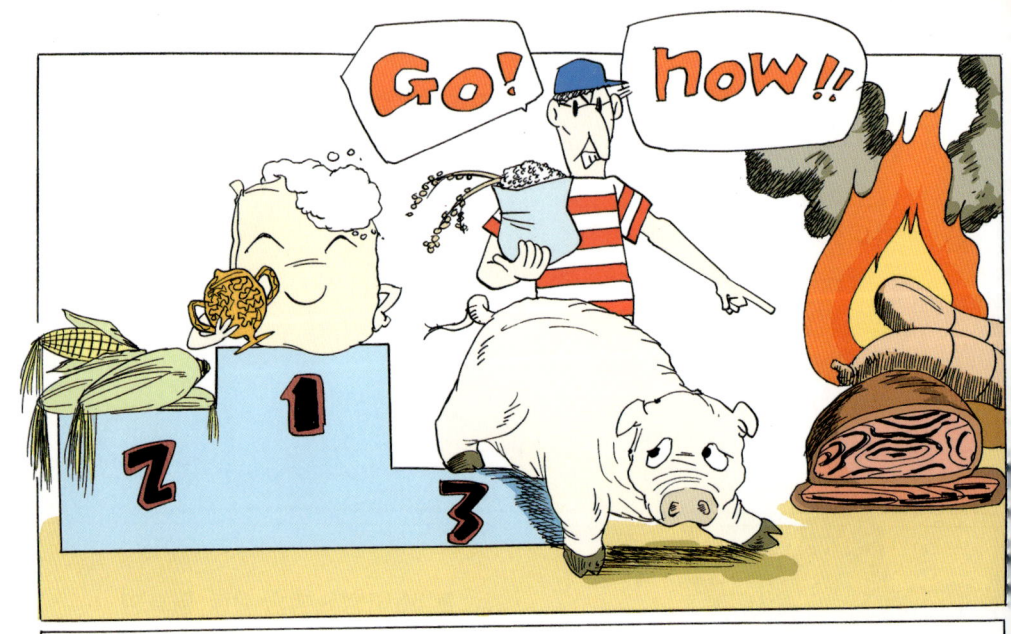

　　미국인의 식생활 지침은 결국 전분질을 증가시키고 동물성 식품을 감소시키라는 내용인데 우리에게도 많은 참고가 될 것으로 생각되어 그 내용을 여섯 가지로 나누어 간추려 보았습니다.

　　1)현재 섭취하고 있는 총 칼로리 전분질의 양 46% 수준에서 55~60%까지 높인다.
　　2)현재 섭취하고 있는 총 칼로리 지방의 양을 40%수준에서 30%로 낮춘다.
　　3)동물성 지방과 식물성 지방을 둘 다 감소시켜야 하는데, 전자는 총 칼로리의 10%, 호자는 20%가 되게끔, 즉 1:2의 비율로 한다.
　　4)콜레스테롤은 하루 300mg으로 감소시킨다.
　　5)설탕 소비는 40%감소시켜 총 칼로리의 15%까지만 한다.
　　6)소금의 섭취도 50%~80% 감소시켜 하루 3g만 섭취한다.

　　덧붙여서 일반 상인들의 상업적 목적으로 남발되는 당뇨병과 영양식에 관한 광고나 홍보문고에 현혹되지 말고 아이에게 맞는 식이요법을 찾아주어야 겠습니다.

◆ 고혈당의 원인이 되는 일반적인 이유 세 가지

1. 음식이나 간식을 평소보다 많이 먹었을 경우
2. 인슐린 주사량이 필요한 양보다 적을 경우
3. 운동부족

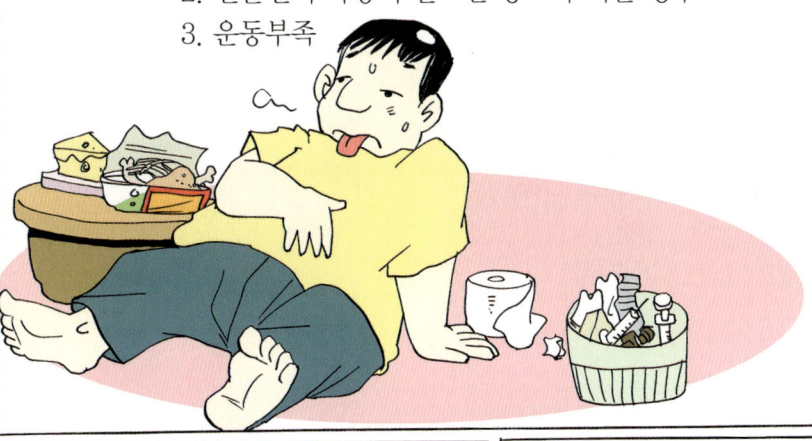

크는 어린이들이 일정한 식사를 일년 내내 혹은 평생을 지속할 수는 없습니다. 절대로 단 음식을 먹어서는 안 된다는 것도 아닙니다.

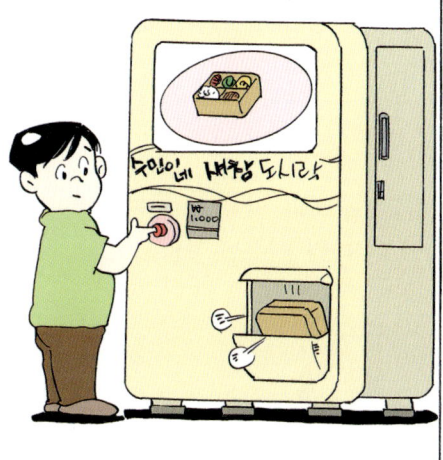

심한 강박 관념이 부딪쳐 심리적 부담이 많을 때 오히려 문제가 될 수 있습니다. 때로는 친구들과 담소를 나누면서 콜라, 사이다같은 청량음료수를 마실 수도 있으며 친척집이나 뷔페식당에서 평소에 비해 많이 먹는 경우도 있습니다.

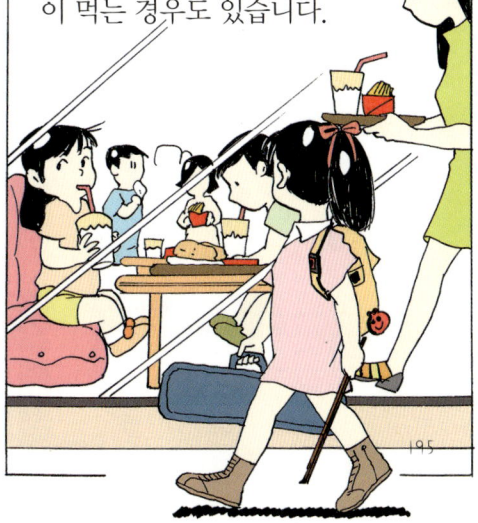

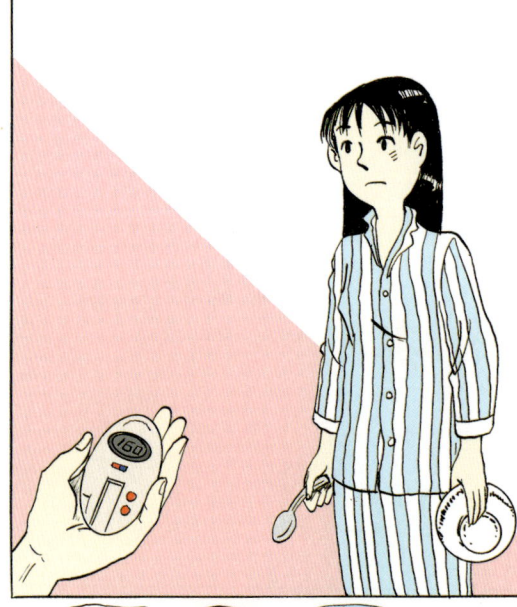

이렇게 많은 식사로 인해 일시적으로 고혈당이 초래되는 경우도 있으며 평소와 같이 일정한 식사를 하여 혈당이 정상 범위에 있으리라 예상하였는데 고혈당이 나타나는 경우도 있어 환자나 가족들이 실망하게 됩니다.

이렇게 당뇨병 치료 중에 일시적으로 혹은 예기치 못한 상태에서 혈당이 증가한 경우도 있으나 지속적으로 혈당이 증가되는 경우도 있습니다.

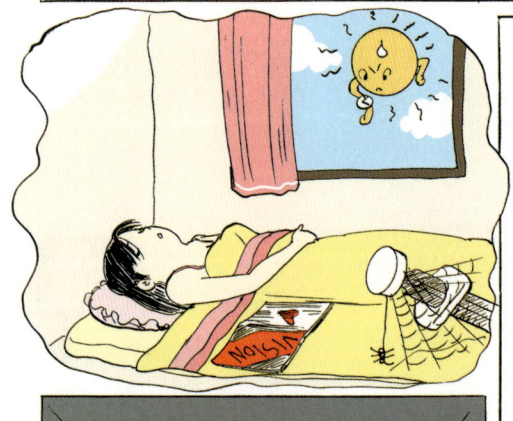

◆ 방학이나 여행 중 당뇨 조절

방학이란 학생들에게는 상당히 즐거운 것이지만 마음이 해이해져 규칙적인 혈당 검사와 인슐린 주사를 게을리 하게 되어 혈당조절이 잘 되지 않는 경우가 있습니다.

TV보면서 먹는 습관을 가진 사람은 운동 부족과 함께 과식으로 혈당 조절이 더 나빠질 수도 있습니다.

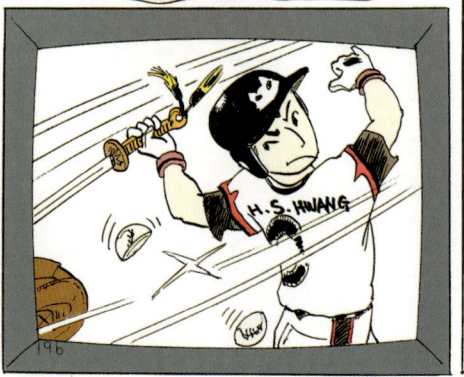

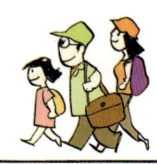

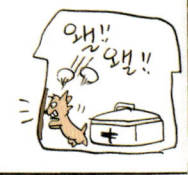

지방으로 여행갈 때 인슐린을 가져가는 것을 잊어버렸거나 휴가 장소까지 인슐린을 가져가는 것은 스트레스를 주는 게 아닌가 생각하여

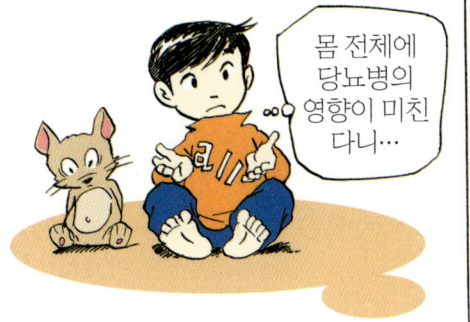

혹은, 필요성을 느끼지 않거나 잊어버리고 푹 놀게 해주자는 생각으로 인슐린 주사를 하지 않는 경우가 있습니다.

혈당 검사를 규칙적으로 하지 않을 경우 3~4일 이후에는 혼수상태에 빠져 산독증으로 병원 응급실에 오는 경우가 종종 있습니다.

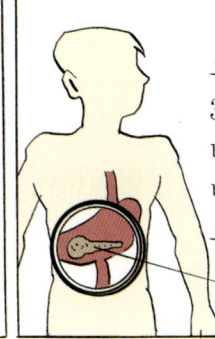

◆ **혈당 조절**

혈당 조절과 합병증의 발병과는 밀접한 관계가 있기 때문에 방학 중 인슐린 주사와 혈당 검사를 규칙적으로 하며 적절한 운동과 식사 요법으로 당뇨 조절을 잘 하여야 합니다.

학교생활 중에는 병원 가기가 힘들기 때문에 혈당이나 소변 검사 이외에 다른 검사를 하긴 힘들긴 하나 방학 중에는 당화 혈색소 검사나 췌장 기능 검사 등 당뇨병 자체에 대한 검사를 병원에서 시행해야 합니다.

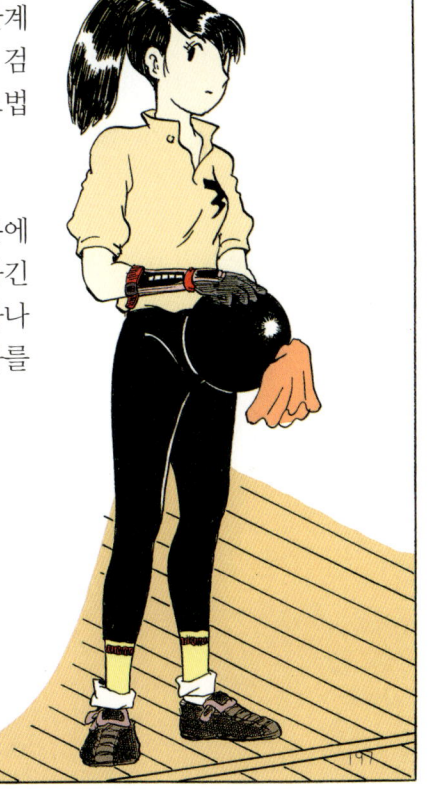

◆ 방학기간 중 당뇨 조절 상태를 점검하기 위한 검사들

①최근 2-3개월 동안 혈당조절 상태를 알려주는 당화혈색소검사를 시행한다. 당화혈색소가 높을 경우(10%이상) 당뇨합병증이 생길 수 있다는 의미가 된다.

②C-peptide검사를 시행한다. 췌장에서 인슐린 분비가 얼마나 될 수 있는가를 알기 위한 검사이다. 췌장에서 인슐린이 어느 정도 분비되는 경우 혈당조절이 잘 되며 합병증은 거의 초래되지 않는다. 만약 인슐린 분비가 적으면 혈당조절이 잘 되지 않으며 합병증이 초래될 가능성이 많아진다.

③생화학적 기능을 검사한다. 간기능 및 신장기능 등 생체기능을 알기 위한 검사를 6개월마다 시행하는 것이 바람직하다.

④24시간 소변 당량과 알부민 배설량 검사를 시행한다. 1회 소변에서 단백뇨 검사는 부정확하므로 24시간 소변을 모아 당량과 알부민 배설량을 검사하여 심장기능상태를 평가한다.

⑤시력과 안저검사를 시행한다. 당뇨병으로 인한 망막합병증이 초래될 것인가를 검사하여 변화가 있을 경우 조기에 레이저 치료를 하도록 한다.

⑥흉부 X-선 사진을 촬영한다. 당뇨병에서는 결핵 등 만성전염병의 감염도가 높아 6개월마다 주기적으로 검사하는 것이 좋다.

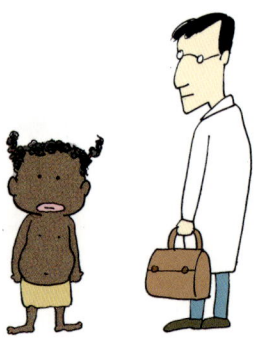

◆ 외국 여행시 당뇨 조절

비행기를 타고 외국으로 여행할 때 시차로 인해 인슐린 주사량을 결정하기 힘든 경우도 많습니다. 한국에서 비행기로 출발하여 13시간 비행하였는데 현지 시간상으로는 몇 시간이 되지 않을 경우 상당히 당황하게 됩니다.

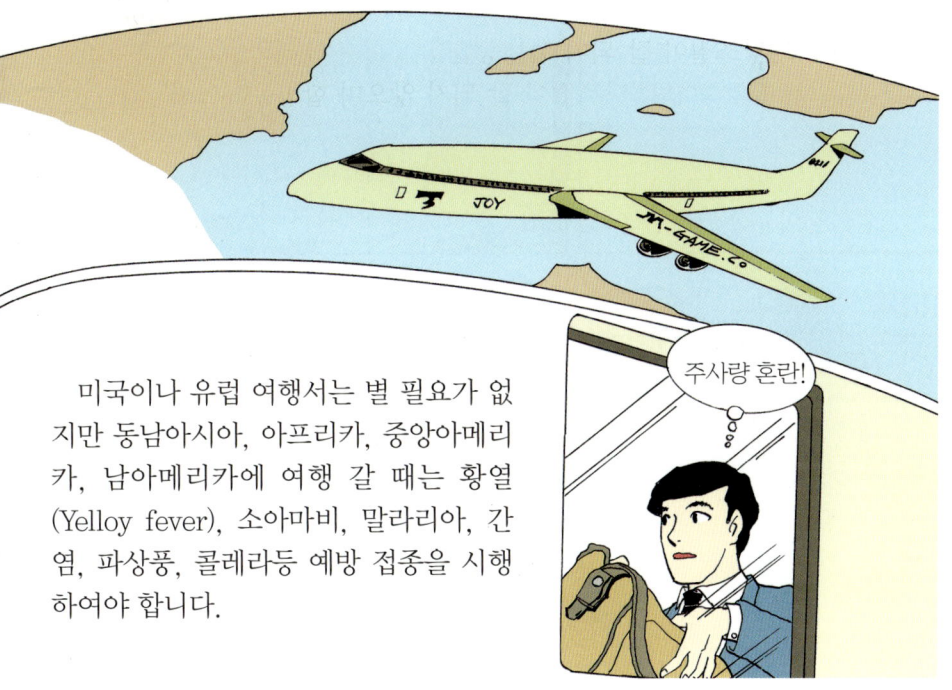

미국이나 유럽 여행서는 별 필요가 없지만 동남아시아, 아프리카, 중앙아메리카, 남아메리카에 여행 갈 때는 황열(Yelloy fever), 소아마비, 말라리아, 간염, 파상풍, 콜레라등 예방 접종을 시행하여야 합니다.

콜레라와 간염에 대한 예방접종효과는 상당히 짧지만 나머지 질환에 대한 예방접종은 상당히 오래 지속됩니다.
말라리아의 경우는 여행하기 수 주 전부터 여행 후 수 주 뒤까지 예방약을 계속 복용하여야만 합니다. 각 나라마다 필요로 하는 예방 접종은 다르며 출발 전에 미리 준비하여야 합니다.

▶ 옷과 신발

　옷은 여러 환경에 적합한 옷들을 가져가 감기에 걸리지 않도록 합니다. 당뇨인은 발 위생에 신경을 써야 합니다. 새 구두를 신지 말고 편안한 구두나 신고 다니던 구두를 신는 것이 좋습니다.

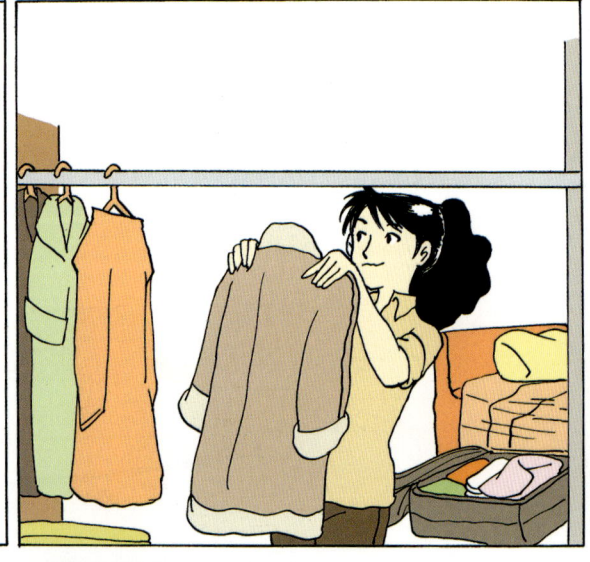

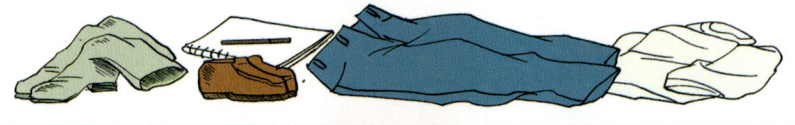

▶ 약

　건강상태와 주사 종류나 복용하고 있는 약물 이름을 영어로 명기한 건강기록부를 휴대하도록 합니다. 여행지역에서 사용하는 상품명이 아닐 경우 무슨 약인지 이해하기 쉽지 않기 때문에 약물 이름을 상품명보다는 화학명으로 기록하면 이해가 빠릅니다.

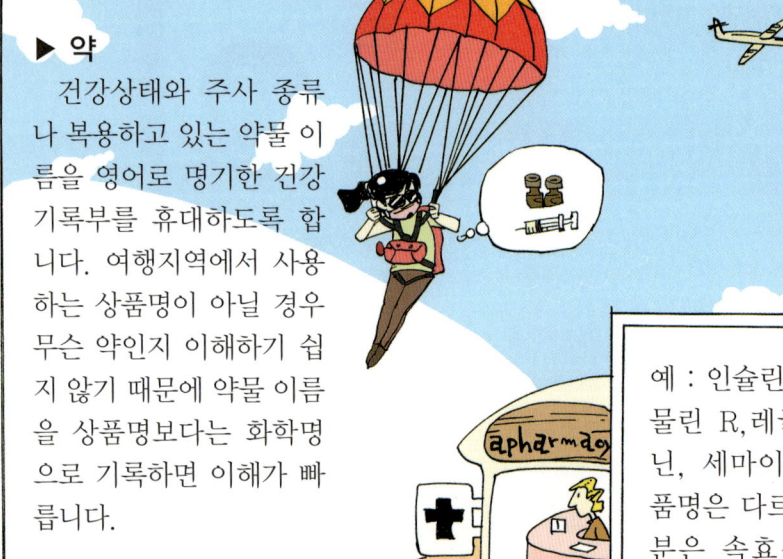

예 : 인슐린제 이름은 휴물린 R, 레귤라, 베로슈닌, 세마이렌테등은 상품명은 다르지만 화학성분은 속효성인 레귤라 인슐린입니다.

◆ 당뇨병 환자에게 잘 생기는 감염

우리 몸에서 최전방의 방어지역은 피부조직입니다. 당뇨병 환자는 신경병증으로 감각이 둔해져 있고, 망막증에 의하여 시력이 감소되어 있으므로 피부에 상처가 나기 쉬워 1차 방어선이 무너지는 경우가 많습니다. 또한 작은 혈관의 혈액순환이 당뇨병에 의해 망가져 있으므로, 상처 부위에 원활한 혈액 공급이 되지 않습니다. 그러므로 항생제와 같은 약을 투여하여도 상처나 염증 부위에 약이 잘 도달하지 못하여 감염된 곳이 더욱 심해지게 됩니다.

이에 따라 정상인의 경우라면 간단히 앓고 회복되는 감기의 경우라도 백혈구, 림프구가 감소되어 면역력이 떨어진 당뇨병 환자에겐 치료 회복이 더디므로 몸에 상처가 있거나 일부 감염에 의한 염증이 있는 경우 혈당 조절을 더욱 엄격히 하여야 합니다.

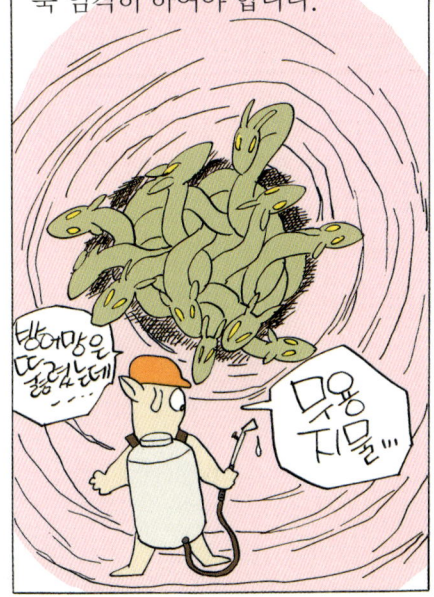

▶ 당뇨병의 감염증상 〈요로 감염증. 폐렴. 기종 성 담낭염. 결핵.〉

▷**요로 감염증** : 이것은 소변을 만드는 콩팥, 요관, 방광, 요도 등에 발생하는 경우입니다. 당뇨병 환자의 방광은 자율 신경병성증에 의하여 소변을 잘 배출하지 못하므로 고인 소변이 감염요인으로 작용하게 됩니다.

증상으로는 고열과 함께 옆구리가 아프며, 방광과 요도에 염증이 동반된 경우에는 소변이 자주 마렵고 소변을 본 후에도 시원하지 않으며, 소변 볼 때 통증을 느낍니다.

▷**폐렴** : 당뇨병 환자에게 발생하는 폐렴은 주로 포도상구균(구형의 세포가 불규칙하게 모여 포도송이같이 된 세균)이나 폐렴 간균에 의해서 발생합니다.

▷ **폐렴**

　폐에 침입한 균에 대한 방어기능을 하는 폐 대식세포의 기능이 감소되어 있으므로 간단한 감기도 폐렴으로 확대될 위험이 있습니다. 폐렴은 입원하여 2~4주간 항생제로 치료하여야 하며, 사망률 또한 40~50%로 소아기 때 특히 위험합니다.

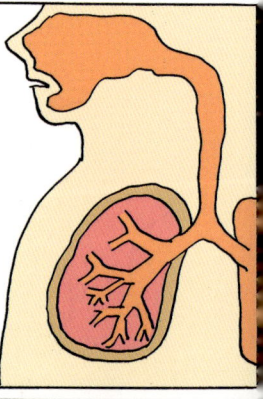

▷ **기종성 담낭염** : (기종-조직 내에 공기가 침입하여 팽창, 또는 확대된 상태) 담낭(쓸개)에 가스를 만드는 균이 침입하여 염증을 일으키는 질환으로 당뇨병 환자의 경우 담낭이 괴사되는 경우가 정상인에 비하여 30배나 높고, 담낭에 퍼지는 경우는 6배, 사망하는 경우는 3배 높은 것으로 알려져 있습니다. 또한 반 정도의 환자에서 담석이 동반되어 있으며 치료는 입원하여 광범위 항생제를 투여받고, 48시간 내에 담낭 절제 수술을 받는 것이 원칙입니다.

▷ **결핵** : 결핵균의 방어는 몸 속의 림프구*에 의한 세포면역이 중요한 역할을 하므로 세포면역에 문제가 발생하는 당뇨병 환자는 결핵에 걸릴 가능성이 높고 또한 발생 후 심한 경과를 거치게 됩니다.

　우리나라는 외국에 비하여 결핵의 유병률*이 높으므로 당뇨병 환자들은 기침, 가래, 체중 감소 등이 있는 경우 미리 흉부 방사선 촬영을 시행하는 것도 도움이 됩니다.

*림프구:백혈구의 일종. 골수에서 만들어지고 림프선, 비장, 흉선 등에서 증식 분화함. 항체를 만드는 T림프구와 면역 기능조절을 하는 B림프구가 있음.)
*유병률: 일정한 시일에 임의의 지역에서 발생한 병자 수를 그 지역 인구에 대해 나타낸 비율

◆ 정신적 멍에

성숙단계에 있는 아이들에서 당뇨병이란 멍에를 짊어지게 될 때 상당히 고통을 받을 수 있습니다. 그러나 이러한 고통을 통해 성숙해 질 때 더욱 건강한 사회인이 될 수 있습니다.

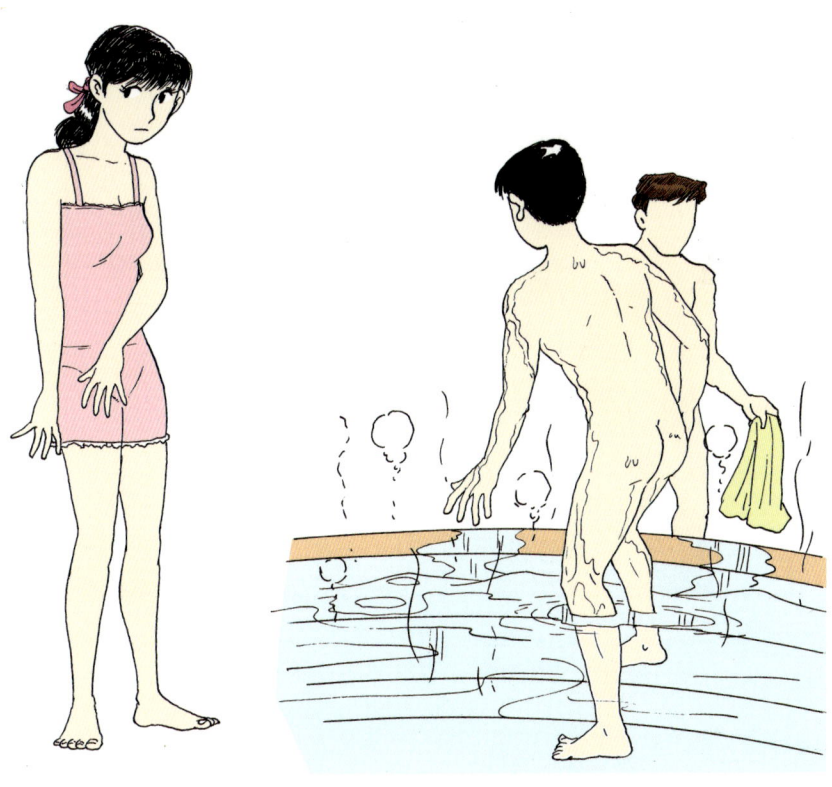

▶ 성기 감염

  당뇨병을 가진 환아들은 정상인에 비해 성기 감염이 잘 생깁니다. 원인 균은 곰팡이로 여아에서는 질염, 남아에서는 귀두염으로 잘 생깁니다.

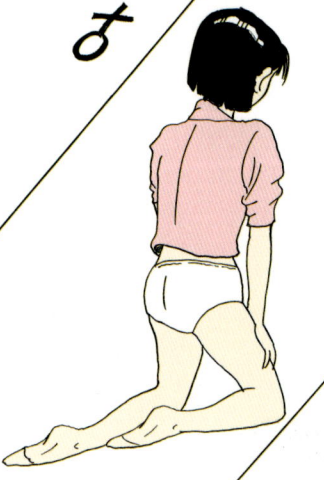

  일반적으로 당 조절이 잘 되지 않았을 경우 면역기능이 떨어지고 소변 내 당이 많아져서 균이 번식하여 감염이 잘 된다고 합니다. 크림이나 연고를 바르면 감염증이 치료되나 드물게는 혈당 조절이 잘 되어야만 회복될 수 있습니다.

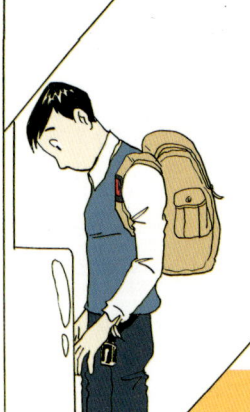

제 1형 당뇨병환자에서 혈압과 콜레스테롤 목표치
1. 저밀도지단백-콜레스테롤 : ＜100mg/dl
2. 고밀도지단백-콜레스테롤 : ＞45mg/dl
3. 중성지방(Triglyceride) : ＜150mg/dl
4. 혈압 ＜120/80mmHg

◆ 당뇨병의 만성 합병증

당뇨병 성 망막증은 망막의 소 혈관장애에 의한 것으로서 세계 각국에서 성인 실명의 원인 중 가장 흔한 원인이 됩니다. 이러한 당뇨병 성 망막증은 모든 환자에게 실명을 초래하는 것은 아니나 당뇨병이 발병한지 20년 전 후일 때에는 60-70%에서 30년 이상일 때에는 90%에서 나타납니다.

사춘기 전 후에 발명된 인슐린 의존성 당뇨병에서 많이 발병되며 당뇨병의 발병기간이 길어질수록 점차적으로 증가합니다. 12세 이하에서는 거의 발병되지 않으며 사춘기가 지난 평균 연령 16세 이후에 많이 발병됩니다. 그러나 당뇨병 초기에 망막증이 있더라도 뚜렷한 증상이 없으므로 정기적인 안과 적 진찰이 필요합니다. 당뇨병 성 망막증은 비 증식성 망막증과 증식성 망막병변은 드물며 10년 이내에는 증식성 망막병변이 드뭅니다. 그러나 부적절한 혈당조절, 고혈압이 있을 경우 더욱 발병이 잘 됩니다.

▶ 당뇨성 망막증

망막은 우리 눈에서 카메라의 필름과 같은 역할을 하는 곳입니다.

눈의 가장 안쪽에 물체의 모양이 맺히는 곳이 바로 망막입니다. 망막에는 많은 모세혈관과 시신경이 분포 되어있어 투영된 물체의 모양을 대뇌로 전달하여 우리가 알 수 있도록 하는 기능을 갖고 있습니다. 당뇨병에 의한 고혈당은 망막의 모세혈관을 망가뜨려 시력의 장애를 야기합니다. 당뇨병 성 망막증은 실명의 가장 많은 원인이 되는 위험한 증상입니다.

안타까운 점은 당뇨병 성 망막증의 초기에 시력에 아무런 불편을 느끼지 않으므로 질환이 진행 됨에도 불구하고 치료를 받지 않고 지내는 사람이 적지 않다는 것입니다. 현재 우리나라에서는 당뇨병 성 망막증이 상당히 진행된 후에나 검사하여 치료를 시작하는 경우가 많으므로 시력이 그 전처럼 회복되지 않으며, 실명에 이르는 경우를 흔히 볼 수 있다는 것입니다.

선별검사로는 주로 안 저 사진촬영 및 검안경검사 등을 시행하며 수술적인 치료 여부를 고려해야 하는 경우 "형광 안저 조영술"을 시행합니다,. 약물치료는 비 증식성 망막증 초기에 시행할 수 있으나 효과가 뚜렷치 않으며, 주로 레이저를 이용한 "광응고술"을 시행합니다.

레이저 수술은 시력의 약화를 방지하는데 좋은 효과를 보이지만 시력을 완전히 정상으로 되돌릴 수는 없습니다. 그러므로 당뇨병 성 망막증 치료를 위한 최선의 방법은 정기적 검진에 의한 조기 진단 및 조기 치료입니다.

◆ 신장의 합병증

콩팥은 우리 몸의 노폐물을 걸러내어 소변으로 내 보내는 역할을 하는 장기입니다. 즉 우리 몸을 깨끗하게 정화하여 주는 정수기와 같은 역할을 합니다. 그 외에도 몸의 수분과 전해질을 조절하고 일정한 혈압을 유지하는 기능을 하며, 피를 만드는 호르몬(에리스로포이에틴)과 칼슘을 조절하는 활성비타민 D의 대사에도 관여하는 중요한 장기입니다.

그러므로 신장의 기능이 저하된 신부전 환자에서는 몸이 깨끗이 정화되지 않으므로 노폐물과 수분이 몸에 쌓이는 요독증이 발생합니다. 또한 고혈압, 빈혈, 골다공증 등의 여러 가지 질환을 동반하게 됩니다. 질환이 계속 진행되어 말기 신부전에 이르면 투석 또는 신장 이식을 시행하여 신장의 기능을 대신 할 수 있는 방편을 마련하여야만 살아갈 수 있으므로 매우 고통스러운 나날을 보내게 됩니다.

당뇨병 성 신증이 말기 신부전증으로 진행하는 경과를 억제하거나 지연시키기 위하여 미세단백뇨 단계에서 혈성단백료로 진행되지 않도록 치료하는 것이 가장 효과적입니다. 제 1형 당뇨병의 경우는 발병 10년 이내에 당뇨병 성 신증이 발생하는 경우가 5%미만으로 매우 낮으니 제 2형 당뇨병은 진단 당시에 약 29%가 미세알부민뇨를 보입니다. 따라서, 당뇨병환자들은 1년에 1회 이상 소변의 미세알부민뇨 검사를 하여 당뇨병 성 신증을 조기발견할 수 있도록 주의하여야 합니다.

당뇨병 성 신장 병증은 당뇨병에 의하여 신장의 사구체들이 손상되어 단백질이 소변에 나타나고 더 심해지면 요독증으로 진행하는 것으로서, 당뇨병 성 망막증 및 혈압 상승과 함께 나타나는 것이 보통입니다. 당뇨병 성 신장병증의 진단을 위해서는 이 질병의 자연 경과를 아는 것이 도움이 됩니다.

▶ 선별 검사

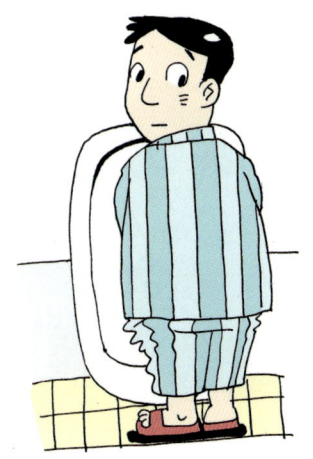

소변 내 배설되는 알부민 양을 측정합니다. 12살 이상이며 당뇨병이 발명된지 5년이 지난 연령에서 미세알부민뇨인가를 알기 위한 검사를 시행합니다. 아침 첫 소변에서 알부민과 크레아티닌비율(ACR)을 측정하는 것은 24시간 소변 내 알부민 배설과 밀접한 관계가 있습니다. 즉 ACR이 3.5mg/mmol이하인 경우 검사를 매년 시행하여야 하며 3.5mg/mmol 이상인 경우 알부민 배설이 30mg/l 이상임을 의미하여 알부민과 크레아티닌비율(ACR)이 10mg/mmol 이상일 경우 알부민뇨가 100mg/l 이상임을 의미하여 말기 신장질환으로 되고 있다는 징후가 됩니다.

당뇨병의 유병 기간에 따른 신장 병증의 변화과정

유병기간 (년)	신장병증의 출현
0	신장비대, 사구체 여과율 증가
2	사구체 기저막 두께 증가
10~15	운동후 미세 단백뇨 나타남
10~20	뇨단백이 초기에는 간헐적으로,, 이후에는 지속적으로 > 0.5mg/day
>15	크레아틴니치의 상승
20	요독증

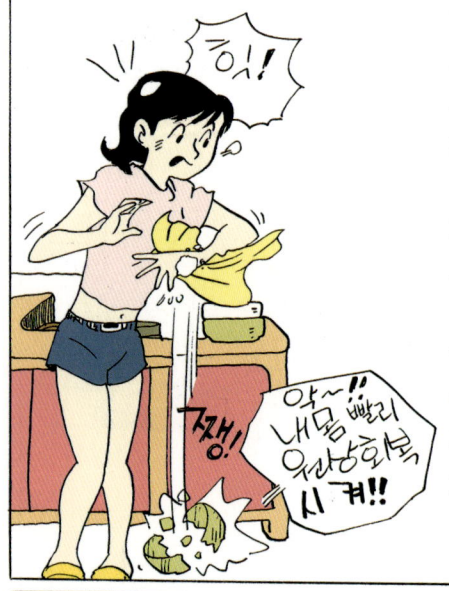

일단 당뇨병 성 신증이 발병하면 치료제가 없고 어떠한 방법으로도 원상회복은 거의 불가능합니다. 따라서 가장 중요한 것은 예방입니다. 만약 미세알부민뇨가 발견된 환자는 혈당 및 혈압 조절을 엄격히 하고 안지오텐신 전환효소 억제제 등을 투여하여 미세알부민뇨가 발견된 환자는 혈당 및 혈압 조절을 엄격히 하고, 안지오텐신 전환효소 억제제 등을 투여하여 미세알부민뇨를 호전시키는 치료를 하여야 합니다.

당뇨병 성 신장 합병증은 그 자체의 위험성 외에도, 뇌혈관 또는 심장혈관 질환이 동반하는 경우가 많고 사망률이 매우 높은 질환이므로 이에 대한 경각심을 가져야 합니다.

▶ 당뇨병 성 신증에 대처하기 위한 방안

1) 혈당 관리를 엄격하게 한다. 최근 미국과 영국에서의 연구 결과에 의하면 당뇨병 환자에서 혈당 관리를 철저히 하면 당뇨병 성 신증의 발생 위험이 현저히 감소한다는 보고가 나왔음.

2) 혈압 조절을 철저히 하여야 함. 당뇨병 환자에서 고혈압이 있으면 당뇨병 성 신증의 위험이 높다. 따라서 혈압 조절은 당뇨병 성 신증의 예방을 위해서는 필수적이다.

3) 혈중 콜레스테롤을 정상화 시킨다. 콜레스테롤도 당뇨병 성 신증의 위험인자로 알려져 있다.

4) 단백질 섭취를 제한한다.

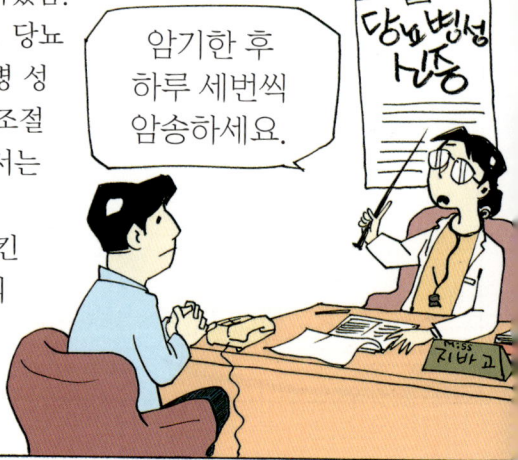

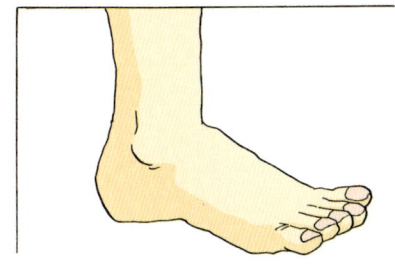

◆ 당뇨병의 발 궤양

 당뇨병 환자는 아주 작은 외상이라도 쉽게 발 궤양으로 진행됩니다. 당뇨병 발 궤양의 발생에 관계되는 인자들은 다음과 같은 것들이 있습니다. 첫째, 당뇨병 성 신경병증은 당뇨 환자의 발에 물체를 닿는 것을 느끼는 감각, 통증을 느끼는 감각 등이 소실되고, 또한 위치 감각소실을 유발 되어 보행에 지장이 생깁니다.
 당뇨병 환자의 발 근육에 변형을 초래하기도 합니다. 이 외에도 자율 신경 마비는 발 혈관의 발행에 장애를 유발하며 피지선의 분비 감소, 땀의 분비 감소를 동반하여 발의 피부를 건조하게 만들며 이로 인하여 발의 피부가 갈라지게 됩니다. 둘째로 당뇨병 환자에서 잘 동반하는 하지의 동맥 경화증은 다뇨병 병 발생에 있어서 매우 중요한 원인 질환이 됩니다. 당뇨병 환자의 하지 혈관에 협착 된 부위나 완전히 박힌 주위의 주변에는 우회혈행(collateral circulation)의 발달이 적어 괴사가 잘 생깁니다.
 흡연하는 사람은 우회혈행이 적게 생성되므로 괴사가 더욱 잘 생기며 움직이지 않아도 통증이 생기며 결국은 하지 절단 등으로 최악의 결과를 초래하게 됩니다. 하지의 동맥경화증이 가잘 잘 생기는 부위는 경골(tibial)과 비골(peronral)혈관입니다. 그러므로 허혈성 당뇨병 발의 궤양에 대한 최근의 치료 방법은 원위부경골이나 발등 동맥에 회로조성술(bypass graft)을 실시하도록 권장하고 있습니다.
 당뇨병 발에 발생 되는 감염증은 매우 위험하며 이로 인하여 흔히 발을 절단하게 됩니다. 일반적으로 유병 기간이 긴 당뇨병 환자의 발 궤양이 감염증이 동반되어도 환자는 아주 심하게 진행될 때까지 통증을 느끼지 못하는 경우가 많고 감염으로 인한 증상(발열, 빈맥등)이 나타나지 않는 경우가 많으며 혈당이 상승 되는 경우가 많습니다. 그러므로 당뇨병 발이 의심되는 환자는 자주 자신의 발을 관찰하도록 교육하여야 합니다.

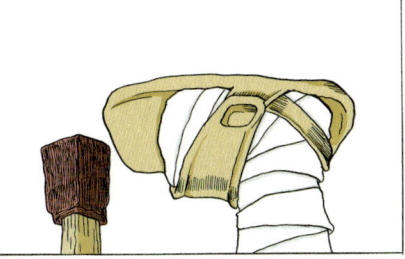

◆ 소아당뇨캠프

▶ 소아당뇨캠프의 역사적 배경 및 필요성

    1925년 미국 디트로이트에서 처음으로 시작하여 미국 전 지역으로 퍼져나갔으며 1953년에는 유럽에서 캠프가 시작되었다. 1963년에는 일본에서도 시작하였으며 한국에서는 1981년부터 캠프가 시작되었다.
    초창기의 캠프는 숲속에서의 병원, 야외에서의 병원으로 주로 치료에 중점을 두었으며 교육과 운동은 2차적으로 시행되었다.
    그러나 해가 거듭될수록 교육보다는 운동을 통한 심리적 갈등해소 및 자신감을 갖게 하는데 더욱 치중하게 되었다. 그리하여 캠프의 기간이 점차적으로 길어지며 가족과 함께 하는 캠프인 겨울 캠프도 생기면서 청소년 당뇨캠프도 발족하게 되었다.
    당뇨병의 치료는 인슐린주사, 식이요법과 운동요법으로 혈당을 조절한다는 사실이 많이 알려져 있다. 어떻게 혈당조절을 하여야 하는지? 인슐린 주사방법과 용량은 어떻게 조절하는지?
    무슨 운동을 얼마나 하여야 하는가? 이러한 사항들은 교육을 통하여 알 수 있으며 교육을 통하지 않고서는 당뇨병 조절이 거의 불가능하다고 할 수 있다. 그러므로 당뇨교육은 당뇨치료의 일부분이 아니라 바로 치료 그 자체라고 말할 수 있다.
    당뇨병 치료에 선구자적 역할을 한 조스린 박사가 1918년에 쓴 책에는 "당뇨병에 관한 지식을 많이 가진 사람은 그만큼 더 오래 살 수 있다."라고 기술되어 있다. 의료에 종사하는 사람들은 당뇨교육이 당뇨병 치료에 있어서 기본이며 건전한 사회인으로 되게 하는 관건이 된다는 사실을 믿고 있다.
    당뇨병에 관한 교육은 당뇨병으로 진단된 시기 뿐만 아니라 그 이후 계속해서 받아야 한다. 그렇게 함으로써 당뇨병에 관한 지식/기술/태도 등을 배우고 익혀 더욱 발전시킬 수 있게 된다.
    당뇨교육은 개인병원, 종합병원, 대학병원, 건강센터, 당뇨교육실, 캠프 등 다양한 장소에서 행해질 수 있다. 이러한 교육에는 집단교육과 개인교육으로 나눌 수가 있는데 집단 교육은 정해진 시간에 여러 사람을 상대로 하여 일반적인 지식을 전해주는데 그치는데 반해 개인교육은 이러한 지식을 전달할 뿐만 아니라 개별적인 문제점까지 다룰 수 있다. 개인교육은 소아당뇨 환아들에게 특히 필요하다. 이는 당뇨병으로 인한 정신적인 문제점들이 많기 때문이다. 따라서 가능하면 개인교육을 집중적으로 시행함으로써 환자에 대한 끊임없는 관심과 교육이 소아당뇨병을 치료하는 데 있어서 중요한 역할을 한다.

당뇨캠프는 집단교육형태의 일환이다. 딱딱한 교실에서가 아니라 자연 속에서 생활을 하면서 또한 즐겁게 놀면서 당뇨병에 관한 교육을 받는다. 캠프기간 동안 같이 생활하면서 이들의 문제점을 파악하고 교육하여 치료에 대한 순응도를 높여 긍정적인 생활태도를 갖게 한다. 또한 소아당뇨 교실을 개최하여 혈당은 적절히 조절할 수 있는 방안을 교육시키며 환아들의 의학적, 심리적 및 사회적으로 갖는 문제점에 관해 개별 내지 단체 토의를 거쳐 해결방안을 제시해 준다.

또한 정신적 갈등을 해소하기 위하여 진료실이 아닌 다른 장소에서 서로 대화를 통해 갈등을 해소하거나 야외에서 즐겁게 지내면서 생활에 필요한 실질 적은 교육과 지도를 받는 당뇨캠프가 필요하다. 사춘기 당뇨아동을 담당하는 의료진과 부모들은 다정하면서 다각적인 접근을 시도하여 환아들이 마음의 안정을 찾을 수 있도록 하여야 한다. 그러므로 소아당뇨 캠프는 소아당뇨조절의 필수적인 요건으로 여름방학이나 겨울방학 혹은 방학이 아닌 시기에는 주말을 이용한다.

소아당뇨캠프의 기본 적인 조건들과 캠프를 개최하여 갖는 좋은 점과 부모들이 캠프에 기대하는 것들은 다음과 같다.

소아당뇨캠프의 기본적인 조건들

- 안전하여야 한다.
- 재미가 있어야 한다.
- 교육적이어야 한다.
- 새로운 것에 도전적이어야 한다.
- 사회단체와 협력 관계를 가져야 한다.

소아당뇨 캠프의 좋은 점

• 교육적 측면	• 개인별 및 단체별 교육을 받는다. • 일상생활에 근거를 둔 교육을 받는다. • 소아당뇨인의 감각, 사고 및 행동에 근거를 둔 교육을 받는다. 전문가에의한 양질의 교육을 받는다. • 당뇨조절 상태를 평가하여 새로운 치료 방향을 모색한다.
• 심리적 측면	• 일상생활의 스트레스로부터 해방 • 같은 질환을 갖고 있는 동료로부터 경험과 느낌을 나눈다. • 새롭고 힘든 경험에 도전할 기회를 갖게된다. • 리더쉽을 갖게 해준다. • 심리전문가와 접촉할 기회를 갖게된다.
• 사회적 측면	• 사회단체에서 당뇨병과 당뇨인에 대한 이해를 갖게 하는데 도움이 된다. • 당뇨인들이 사회단체에 대해 개방적이며 긍정적인 태도를 갖게 한다.

소아당뇨캠츠에 대한 부모의 기대

- 소아당뇨인으로서 즐거움
- 소아당뇨를 가진 친구를 만남
- 당조절을 잘하기위한 방법을 터득
- 캠프기간동안 가족들이 스트레스 해소
- 사회단체에 당뇨병의 특성을 홍보

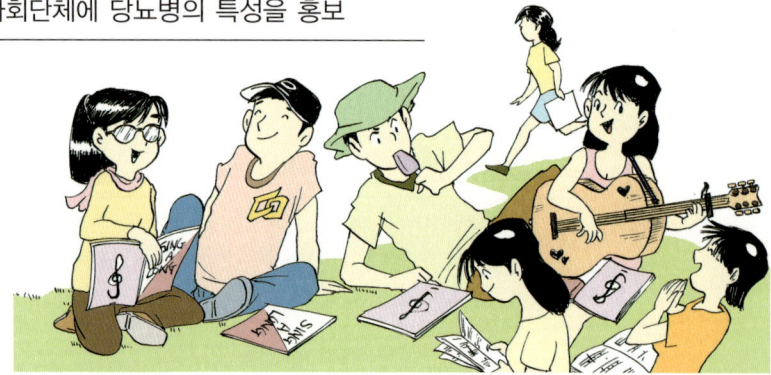

◆ 영·유아기의 당뇨병 (3세 이전에 발병한 당뇨병)

소아연령에서 당뇨병이 발병한 경우 부모나 가족 친척들이 무척 놀라게 된다. 첫돌이 지나기 이전이나 아장 아장 걷기 시작하면서 한창 재롱을 부리기 시작하는 시기인 만 3세 이전 연령에서 당뇨병이 발병하였을 경우 가족은 물론 주위 사람들은 놀라움과 경악을 금치 못한다. 또한 치료나 당뇨조절방법 자체도 4세 이상 아동과는 차이가 있다.

출생 후 6개월이 채 되지도 않은 연령에서도 당뇨병이 발병할 수 있으며 당뇨병의 종류에는 2가지가 있다. 즉 일시적 당뇨병과 지속적 인슐린 의존성 당뇨병이다. 일시적인 당뇨병이란 당뇨증상이 있다가 저절로 증상이 없어져 정상 아이로 되는 경우를 말하며 지속적 당뇨병이란 발병 후 당뇨병이 계속 지속되는 경우를 말한다.

1. 일시적 당뇨병

출생 후 1개월 이내에 고 혈당이 나타나며 당뇨병 증상이 나타나며 심한 탈수와 체중감소를 보인다. 탈수현상이 있는데도 또록또록하게 보인다. 소변검사상 뇨당은 (++++) 나오나 케톤은 검출되지 않는다. 혈당은 보통 250~800mg/dl 정도로 높다. 증상이 수 주 내지 수 개월 지속될 수 있으며 인슐린 주사를 필요로 하는 경우도 있다. 대개 임신 기간에 비해 체중이 비교적 적은 신생아에게서 많이 나타난다. 원인은 잘 모르나 임신 중 산모가 지속적으로 저 혈당이 있어 태아·혈당이 계속 낮아 태아 췌장의 발달이 잘되지 않아 생긴다는 학설이 있으나 무슨 원인이든지 간에 일시적으로 췌장도세포에서 인슐린 생산이 감소되어 발병된다. 이러한 아이들은 대개 정상으로 회복되나 영구적인 당뇨병으로 이행될 가능성은 있으나 비교적 드물다. 일시적 당뇨병의 기간은 11~540일 정도 되며 대개 2개월 이내에 회복된다.

치료는 인슐린을 체중 kg당 0.25 단위를 주사한 후 자주 혈당측정을 하여야 한다. 그 이유는 일시적 당뇨병에서는 인슐린 주사에 예민하기 때문이다. 일시적 당뇨병과 영구적인 인슐린 의존성 당뇨병과의 차이점은 다음의 표와 같다. 임상증상의 차이점은 다음과 같다.

일시적 당뇨병과 지속적 당뇨병의 구별 점

	일시적 당뇨병	지속적 당뇨 병
성 별	빈도남녀 같음	남자에 많음
체 중	저 체중아	정상 체중
발병연령	생후 6 주 이내	모든 연령
임 상 증	· 탈수증 · 고농도 성 혼수 · 케톤성산독증은 없음	· 다음 및 다뇨 증상 · 케톤성 산독증

생후 2개월 이내에서는 지속적인 인슐린 의존성 당뇨병이 거의 발병하지 않으므로 2개월 이내 당뇨증상이 있는 경우 일시적 당뇨병의 가능성이 많다. 일시적 당뇨병에서는 의식이 없어지는 케톤성 산독증이 거의 나타나지 않으며 오히려 눈망울이 또록또록하며 의식은 극히 정상이다. 식욕과 우유섭취량은 정상이며 구토나 설사가 없는데도 탈수가 되어 있다. 인슐린 주사에 대단히 예민하여 4~8 단위 이상 주사하면 심한 저혈당증이 초래된다.

2. 지속적인 당뇨병

3세 이하에서 인슐린 의존성 당뇨병이 생기는 경우는 상당히 드문 것으로 소아 연령에서 발병한 당뇨병 환아 중 0.5% 내지 1.6% 정도 된다. 발병시 중상은 인슐린 의존성 당뇨병의 전형적인 증상과는 다른 경우가 많다. 즉 열이 있으며 구토가 생기며 탈수현상이 나타난다. 그리하여 당뇨병으로 진단되기보다는 급성 위장염으로 오진 된다. 소변량은 많으나 이상하게 여겨지지 않으며 아이가 많이 보채는 이유가 갈증으로 인해 초래되었다는 사실을 늦게야 알게 된다. 초기에 더욱 진단하기 어려운 점 중 하나는 당뇨가 경하며 케톤이 검출되지 않아 스트레스로 일시적인 현상 내지 포도당 혈관주사로 나타난 현상으로 간주하게 된다. 그리하여 당뇨증상이 심해 인슐린치료를 시작하는 시기가 늦어진다. 일단 인슐린 주사를 시작하면 환아의 전신 상태는 빨리 호전된다. 인슐린 주사에 대한 반응은 큰 아이에 비해 예민하여 체중 kg당 0.2 - 0.4단위 주사로 혈당조절이 가능하며 수 년동안 같은 용량으로 치료가 가능한 경우가 많다. 큰 아이들이 당뇨병으로 진단되어 인슐린 치료를 시작한 후 2 주 내지 2개월쯤 밀월기가 와서 아주 적은 양의 인슐린을 주사하거나 거의 주사하지 않아도 혈당이 조절이 잘 되는 시기가 있다. 그 이유는 췌장에서 인슐린 분비 내지 작용이 일시적으로 호전되기 때문이다. '영유아기 당뇨병에서는 이러한 밀월기가 없거나 아주 짧아 거의 느끼지 못한다. 1세 미만에서는 잦은 병치례로 잘 먹지 못해 탈수현상이 자주 나타난다. 다른 소아 연령 당뇨병에서는 케톤성 산독증으로 탈수가 자주 생길 수 있으나 영유아기에서는 고삼투압성 탈수현상이 생긴다. 췌장 도세포에서 인슐린 분비능력(C-Peptide)이 대개 감소되어 있으나 일부 환아에서는 정상범위 내에서 분비되는 경우도 있다.

3. 영 유아기 당뇨병의 치료

효과적인 당뇨치료를 위해서는 일반적인 당뇨치료 이외에 성장과 발달과정이 정상적인 방향으로 이행되도록 부모나 가족들은 당뇨치료에 적극적으로 따르도록 마음의 자세를 가져야 한다. 영유아기에 적합한 치료방향을 잡아야 한다. 실천 가능성이 있는 목표 점을 설정하며 연령에 따라 목표 점인 달라질 수 있다.

1)저혈당증이 생기지 않도록 하여야 한다.

큰 아이들에서는 저혈당증은 혈당조절을 잘하려고 시도할 때 가끔 나타나는 현상으로 빨리 치료하면 큰 문제점은 없으나 영유아기에서는 저혈당증에 빠질 경우 영구적인 뇌손상을 받을 수 있다. 특히 2세 미만에서는 뇌와 중추신경계가 계속 발전하고 있는 단계로 저혈당에 빠질 경우 뇌손상을 받을 가능성이 많다. 그러므로 영유아기 당뇨병의 치료 목표는 저혈당증이 발생하지 않으면서 혈당을 정상범위로 적절히 조절하여야 한다. 그러나 실제적으로 상당히 힘든 일이다.

저혈당의 증상은 안면이 창백해지며 눈동자가 커지고 맥박이 빨라진다. 저혈당증이 의심이 될 때는 빨리 혈당검사를 시행하여야 한다. 만약 피를 뽑지 못하거나 혈당 측정기가 고장이 난 경우 저혈당에 빠졌을 가능성이 있는 행동을 할 때 가능한 설탕물을 주는 것이 좋다. 치료는 설탕물, 사이다, 콜라, 오랜지 주스에 꿀을 2 순가락 첨가시킨 것을 마시게 한다. 반응이 없을 경우 글루카곤 0.5mg(1/2병)을 근육주사한다.

2) 당뇨 치료에 부모들이 적극 참여하여야 한다.

　당뇨병 환아의 치료목표를 설정할 때부터 부모들이 참여하도록 한다. 물론 당뇨병으로 진단되었을 당시에는 심적 충격을 받으며 심한 분노로 인하여 병 자체를 부정하고 싶은 심적 갈등상태에 있게 된다. 특히 1세 미만의 부모들은 이러한 심리적 갈등이 더욱 심하다. 그 이유는 단순한 부부의 입장에서 한 아이의 부모라는 입장으로 완전히 부모의 생각이 정립되지 않아 극히 완전한 아이가 될 수 없다는 생각, 아이의 현재 건강상태에 관한 생각, 빨리 치료를 시작하지 못한 죄책감으로 슬픔에 잠긴다. 당뇨병의 원인으로 부부와 친척들까지 연결시켜 유전적 요소로 책임을 전가 시키려고 하며 다른 형제 혹은 뱃속에 있는 태아까지 당뇨병이 생기지 않을까 걱정하게 된다. 당뇨환아가 입원하는 동안 부모도 같이 옆에 있으면서 소변검사, 혈당검사, 인슐린 주사방법을 배우며 당뇨병의 병태생리를 이해하도록 하며 당뇨치료에 책임자가 되도록 한다.

3) 낮은 농도의 인슐린을 사용하도록 한다.

　영유아기 당뇨병에서는 인슐린에 민감하여 적은 용량으로 조절이 가능하나 소량을 정확히 뽑고 주사하기가 어렵다. 1세 미만에서는 0.5단위 변화에도 민감하게 반응하므로 100단위 인슐린보다는 25단위 내지 40단위를 사용하는 것이 오차를 줄일 수 있다. 25단위 인슐린은 시중에 없으므로 희석시켜 사용한다. 생리 식염수가 10cc들어 있는 병에서 2.5cc를 뽑아버리고 100유니트 인슐린 병에서 2.5cc를 뽑아서 식염수

7.5cc가 든 병에 넣어 10cc되게 하면 25단위로 희석된 인슐린이 된다 (다음의 표). 가능한 주삿바늘이 손에 닿지 않도록 하며 무균 적으로 조작한다. 이렇게 희석된 인슐린은 냉장고에 보관하며 사용한 지 2-3개월이 지나서 남아 있더라도 버린다.

NPH를 단독 혹은 RI와 함께 하루에 3번 주사를 권한다. 하루 한 번 주사방법은 적합치 않으며 하루 2번 주사방법은 비교적 괜찮으나 새벽에 저혈당증이 생길 가능성이 많다. 그러므로 저녁에 놓을 NPH를 밤 9시-10시에 주사한다. 그리하여 새벽에 저혈당증의 발생을 줄인다.

100단위 인슐린제제를 25단위로 희석시키는 방법

1. 생리식염수 10cc에서 2.5cc를 뽑아내 7.5cc가 되도록 한다.
2. 100단위 인슐린 2.5cc를 뽑아서 생리식염수 7.5cc있는 병에 넣어 합이 10cc가 되도록 한다.
3. 1cc가 25단위이므로 필요한 양만큼 뽑아 주사한다.

4) 인슐린 주사

인슐린 주사부위는 다른 소아당뇨병 환아와 같으나 아기가 걸어다닐 나이 이전에는 엉덩이 부위에 주사하는 것이 좋지 않다.

그 이유는 하지의 운동신경이 손상될 위험이 있다. 걷기 시작한 연령 이후에는 하지 운동신경이 근육 깊이 있기 때문에 안전하다. 그 이외 장소로는 팔 바깥 부위와 허벅지 앞 부위이다.

부모가 몸부림치지 않도록 아이를 적절히 잡고 안전하게 주사하는 기술을 배우도록 한다. 또한 인슐린 주사 후 아이를 안고 잠시나마 마음을 편안히 갖도록 하는 것이 좋다.

부모들은 가끔 아기들이 당뇨병을 이해하지 못하므로 주사를 놓는 부모들을 무서워 하거나 증오하지 않을까 걱정한다. 부모가 주사하는 것에 대해 심한 공포감이 있을 경우 심리치료를 받도록 권유하며 안정을 갖게 하는 운동요법을 배우면 도움이 된다. 주사하는 사람이 불안해 하면 아기에게 불안한 감정이 전달되어 아기가 더욱 불안해질 수 있다.

5) 혈당조절상태

　3세 미만의 당뇨병 환아에서의 일반적 치료목표는 좋은 건강상태를 오래 지속시키는 것과 저혈당증이 생기지 않도록 하면서 혈당조절이 잘되어야 한다는 목표를 추가시켜야 한다. 혈당을 80-180mg/dl 유지하도록 하며 혈당을 측정한 것 중 75%는 혈당이 80mg/d1이상 200mg/dl 이하로 유지되게끔 하여야 한다. 소변검사를 하는 경우 당이 전혀 없는 것보다는 흔적(+-) 혹은 (++) 까지가 좋다. 집에서 혈당을 주기적으로 측정하여야 하며 소변검사는 큰 신빙성은 없으나 혈액채취시 오는 통증이 없어 선호하는 보호자들도 있다. 매 기저귀마다 소변 당 검사를 시행하는 것은 하루 2번 혈당측정보다 신뢰도가 적다. 기저귀를 짜거나 면봉에 소변을 적셔 테이프로 측정한다. 소변을 모으기 위한 비닐 백은 피부손상을 초래시킬 수 있어 권장하지 않는다. 감기나 전염병 혹은 상처 같은 스트레스가 많을 경우 혹은 저혈당증을 의심할 때 혈당검사를 시행하는 방법도 있다. 가능한 통증을 덜 느끼는 기구의 사용을 권장하며 채혈장소는 귓밥부위, 발가락, 발뒤꿈치바깥부위가 좋다. 인슐린 주사시 가능한 편안한 자세로 잡고 순간적으로 주사한다.

6) 식이요법

　식이요법 계획을 짤 때 정상적인 성장과 발달을 위한 칼로리, 저혈당을 방지하기 위한 칼로리, 인슐린 주사시간에 따른 식사시간 조절 등을 감안하여야 한다. 영유아기에서는 가능한 3번 식사와 3번 간식을 하여 오랫동안 공복상태가 되지 않도록 한다. 아이가 입이 짧거나 먹는 양이 소나기 식으로 많이 먹을 때도 있고, 또 거의 먹지 않는 경우도 있어 먹는 양을 예측 치 못해 식사 후에 인슐린주사를 하는 것이 좋다. 환아가 음식을 안 먹으려고 하거나 한 종류의 음식만 먹는 경우 혹은 예상보다 아주 적게 먹는 경우 주의깊게 관찰하여야 한다.

3. 당뇨병 환아의 예방접종

영유아기 당뇨병 환아들은 다른 건강한 아이와 마찬가지로 예방접종이나 기타 건강을 위한 조치를 받아야 한다. 당뇨병 환아가 예방접종을 한 후 며칠동안 당 조절이 되지 않아 혈당이 증가하며 케톤뇨가 나오는 경우도 있다. 이러한 경우 감기로 감염된 것 같이 며칠동안 인슐린량을 증가시켜 치료한다. 가끔 부모들은 아기가 어떠한 행위를 할 때 정상적인 행위인지 아니면 당뇨병으로 나타난 증상인지 구별하기가 어렵다. 그리하여 과잉보호나 과도관심으로 환아를 대하는 경우가 많아 정서적인 발달을 해칠 수 도 있다.

결론적으로 3세 미만의 당뇨병 환아들은 다른 당뇨병 환아에 비해 인슐린에 민감하며 저혈당증에 빠질 위험이 많다. 또한 저혈당증으로 뇌손상 위험도가 높아 혈당의 조절범위를 상향시켜 저혈당증이 초래되지 않도록 하여야 한다.

◆ 청년기에서의 당뇨조절

청년기란 사춘기가 막 지난 시기로 15 내지 16세 이후를 말한다. 이러한 청년기 남녀의 당뇨병의 조절은 다른 시기의 당뇨병 조절과 차이가 있다. 즉 청년기 자체가 내분비적, 신체적으로, 심리적으로 많은 변화가 있는 시기이다. 더욱이 당뇨병이 함께 있을 경우 복합된 심리상태를 보이며 혈당조절에 영향을 미친다. 청년기 당뇨병의 효과적인 치료를 위해서는 우선 청년기의 정상적인 발달과정을 이해하여야 한다. 청년기는 소아에서 성인으로 이행되는 과정으로 4가지 기본적인 변화가 있다. 즉 (1)정신적으로 부모나 가까운 친척어른으로부터 분리되어 독립심을 갖게 되며 (2)경제적인 자립심을 갖게 되며 (3)심리상태가 성숙되어 자제력을 갖게 되며 (4)후기에 사회에 적합한 안정된 성인상을 갖게 된다. 이러한 발달이 잘 이뤄지지 않으면 완전한 성인이 되지 못하여 혼자서 어떠한 문제점을 해결치 못하고 부모나 다른 사람의 도움만 기다리는 의존적인 성인이 되고 만다. 이러한 청년기에 당뇨병이 함께 있을 경우 혈당조절을 정상화시키기 위해 추가적인 심적 부담이 생기며 일상생활에 있어 운동이나 식이요법 등으로 제약이 있다는 점을 이해하고 받아들여야 한다. 청년기는 초기, 중기, 후기로 구분되며 각각 발달과정은 아래와 같다.

1.정상인의 정년기 현회

1)청년기 초기

　심리적으로 부모나 가까운 친척 어른들로부터 떨어져 나와 해방되고 싶은 욕구가 있다. 그리하여 가족들을 멀리하며, 소년시기에 추구하고 흥미가 있었던 것을 싫어하며 부모나 다른 어른으로부터 충고받기를 싫어한다. 독립심을 추구하는데 양면성이 있다. 즉 때로는 부모로부터 충고가 있기를 고대하면서 때로는 어느 사람한테서도 충고받기를 싫어한다. 여자인 경우 여자친구 혹은 남자친구를 지나치게 좋아하는 감정이 생긴다. 선생님이나 코치 등을 영웅으로 여기며 존경하는 경우도 있으며 우울증에서 환희에 빠지는 감정까지 기분의 변화가 상당히 심하다. 부모들은 청년기의 자녀가 충고나 말을 듣지 않는 것에 대해 불쾌감을 느끼곤 하지만 청년기의 발달과정 중 일부라는 개념을 갖게 될 때 이해가 가능해진다.

2)청년기 중기

　친구끼리 그룹을 만들기를 좋아하며 그룹들은 각 개인별 생각의 근본이 된다. 그룹 이외의 사람 즉 부모나 다른 사람들의 충고나 도움받기를 싫어한다. 각 서클 그룹은 다른 그룹과는 완전히 단절되어 의사소통이 거의 없어진다. 또한 변덕스러운 행동, 반사회적 행동, 격렬한 운동, 위험한 행동, 환각제 복용을 하게 되는 시기이다.

3)청년기 후기

　책임감을 느낄 수 있는 성인으로 전환되기 위한 전 단계로 신체의 발달단계는 거의 끝난 안정된 상태이며, 경제적으로 자립이 생기며 윤리와 도덕개념이 다시 생겨 사회에 도움이 되는 성인이 되기 위한 준비단계이다.

2. 당뇨인의 청년기 변화

1)청년기 초기

　청년 초기의 일차적인 목표는 독립이다. 이 시기는 독립심과 자유 감을 갖기를 원한다. 만약 이 시기에 당뇨병이 발병하면 행동제약으로 청년기의 특전인 자유 감을 갖는데 정상인에 비해 감소된다. 혈당이 조절되지 않는 원인을 규명해 보면 부모가 너무 간섭을 많이 하거나 영향력이 크기 때문인 경우가 많다.

　청년 초기의 당뇨인에게 당뇨조절에 필요한 사항들에 어느 정도 책임감을 주는 것이 좋다. 얼마나 많은 책임을 맡길 수 있는가는 소아연령의 책임감이나 태도에 따라 다르다. 당뇨조절에 필요 한 모든 사항을 다 일임하는 것이 반드시 좋지만은 않다. 부모, 주치의, 환자와 서로 협의하여 책임범위를 정하는 것이 좋다. 청소년 초기에는 양면성이 상당히 강하다. 즉 당뇨병 환아들은 일정한 시기 동안 당뇨조절에 필요한 사항들을 잘 하다가 어느 시점부터는 전혀 하지 않으려 한다. 이러한 심리적 변화상태와 스트레스로 인해 몸에서 카테콜아민의 분비가 증가하여 혈당은 정상 범위를 벗어나 높아진다. 또한 성 호르몬이 왕성하게 분비되어 혈당을 증가시켜 당 조절이 더욱 어려워진다.

　청년기 초기는 사실들을 논리적으로 생각하지 못한다는 것이 또 다른 특징 중 하나이다. 당뇨조절이 잘 되지 않아 생기는 합병증에 관해 진지하게 생각하지 못한다. 당 조절이 되지 않을수록 미래에 심각한 후유증이 생긴다는 사실을 생각치 못하고 당조절에 필요한 사항들을 잘 지키지 않는다.

2)청년기 중기

독립심이 형성되기 시작하면서부터 어느 정도 형성될 때까지 말하며 친구끼리 그룹을 만들게 되며 각 그룹의 구성원이 되는 것이 청소년 중기의 특징이다. 그리하여 이 때의 행동은 동료그룹의 친구들에 의해 크게 영향을 받는다. 왜냐하면 이러한 그룹은 청년기에 정서적 지주가 되기 때문이다. 그룹의 동료들에게 인정받기 위해 동료들이 행동하는 대로 하게 된다. 그리하여 어떤 때는 당뇨조절에 나쁜 영향을 미치는 행위를 하기도 한다. 예를 들면 청소년 중기의 식사습관은 상당히 변덕스럽다. 즉 식사를 불규칙적으로 하게 된다. 오랫동안 먹지 않다가 갑자기 많이 먹기도 하며 콜라나 사이다 같은 청량음료수와 햄버거 같은 고칼로리 음식을 좋아한다. 식사를 규칙적으로 하라고 권유해도 그룹 동료와 함께 행동하므로 실천하지 않아 효과가 없다. 그러므로 적절한 식이요법을 위해서 자주 섭취하는 음식을 나열하여 식사량과 질을 평가하여야 한다.

　청년기 중기의 또 다른 특징은 신체활동이 상당히 많고 그에 따른 에너지 소모도 많다. 많은 운동으로 에너지 소모가 많이 되어 저혈당증이 초래되기 쉬우므로 자주 먹어야 한다. 자주 음식을 먹어야 한다는 사실을 알지만 실제적으로 동료에게 눈에 띄지 않으려고 먹지 않아서 저혈당증이 초래된다. 친구한테 당뇨병이 있다는 사실을 숨기려고 고의로 동료 앞에서 단 음식이나 음료수를 마시는 과장 행위를 하기도 한다. 그러나 실제로 자신이 당뇨병이란 사실을 이야기할 때 의외로 친구들이 이해를 잘하며 도와준다. 어떤 경우는 동료들이 과잉보호하여 오히려 친구들 사이가 불편해질 수도 있다.

　청년기 중기에는 실험적인 행동을 많이 한다. 자기는 죽지 않는 불사조라고 착각하여 위험스러운 행동을 하기도 한다. 자신이 진정으로 인슐린을 매일 주사하여야 하는지를, 혈당이나 소변검사를 의사선생님이 지시한 대로 꼭해야 되는지를 알고 싶어하며, 주사나 검사를 시행치 않고 무슨 일이 생기는지 관찰하고 싶어한다. 이러한 위험스러운 행위로 인해 당 조절이 잘되지 않거나 케톤성 산독증에 빠지게 된다. 청년기에 이런 위험스러운 행위 이외에 알코올이나 약물로 실험적 행위를 하고 싶어한다. 당뇨인이 알코올(술)을 마실 경우 당대사에 나쁜 영향을 끼치며 각성제인 텍스트로 암페타민을 혹은 환각제인 마리화나 LSD를 접하고 싶은 욕구가 생겨 복용하면 혈당이 증가된다. 그러므로 청년기에서는 식사를 규칙적으로 하지 않거나, 혈당 및 소변검사를 시행하지 않고 술이나 약물을 복용하여 당 조절이 잘되지 않는 경우가 많다.

3)청년기 후기

　청년기 후기의 주된 변화는 가족이란 핵에서 분리되어 완전한 책임감을 갖는 시기이다. 이러한 변화는 놀랍고 위험을 느끼게 하는 경험을 수반한다. 과거에 당뇨조절에 신경쓰지 않고 무관심하던 청소년 당뇨병 환아들은 이 시기에 접어들면 당뇨병을 가졌다는 사실을 인정하고 당 조절에 필요한 조치를 잘하게 된다.

　청년기 초와 중기에 당 조절에 관심이 없어 당 조절이 잘되지 않았던 당뇨인들은 후기에 접어들면서 책임감을 느껴 당 조절에 적극적으로 협조한다. 드물게는 책임감이 완전히 생기지 않아 혈당조절에 무관심한 경우가 청년기나 성인에 이르기까지 지속될 수 있다. 청소년 시절의 문제점이 해결되지 않고 성인이 될 때까지 지속될 경우 집 밖에 혼자 나오는 것을 무서워 하며 직장을 구하는데 어려움이 많으며 원만한 사회생활을 하지 못한다. 많은 청소년 당뇨인들은 자기가 당뇨병을 갖고 있다는 사실을 남자친구 혹은 여자친구에게 말하기를 두려워한다. 청년기 후반에 접어든 여자들은 당뇨병으로 인해 임신 중 태아에 미치는 영향에 관해 관심을 가지며 당뇨병이 유전병으로 인해 초래된다고 잘못 이해하는 경우도 있다. 그러므로 청소년 후기 당뇨인에게 추가적으로 결혼과 임신에 대해 교육할 필요가 있다. 피임방법의 종류가 많으나 당뇨병이 있을 경우 경구 피임약보다는 피임기구를 사용하는 방법을 추천한다. 그 이유는 피임약이 혈당을 증가시키는 경향이 있기 때문이며 특히 당뇨병이 발병한지 15년이 넘었거나 망막병변이 있을 경우 피임기구를 더욱 권장한다.

　청년기 당뇨병 환아들은 주로 소아 내분비 의사에 의해 지도를 받았으나 후기 내지 청년기에서는 내과로 서서히 전과를 시도하는데 일부 당뇨인들은 계속 소아내분비 의사의 지도를 받기를 원한다. 만약 가족으로부터 떨어져 나와 독립심을 갖게 되는 과정 중에 문제점이 있으면 당분간 소아과 내분비 의사에게 지도 받는 것이 좋다. 당뇨인이 감당하기 어려울 정도로 갑자기 너무 많은 변화가 생길 경우 또 다른 스트레스로 당 조절이 안 될 수 있다. 그러므로 수개월이 지나 자신감이 생겼을 때 내분비내과로 전과시키는 방법이 좋다.

3. 부모와 주치의의 상호협력

1)청년기 부모의 심정

건강한 10대 연령의 부모들은 그들 자녀들이 청년기가 되면서 말을 듣지 않고 반항하는 태도에 화가 나며 스스로 이해하려고 하여도 힘든 경우가 많다. 당뇨병을 가진 청소년의 부모들은 청년기 자체의 어려움에다 당 조절에 필요한 조치가 첨가되어 더욱 힘들다. 부모들은 당뇨병으로 진단된 청소년을 설득시켜 당 조절을 정상적으로 하기 위한 식이요법, 인슐린주사, 운동요법을 하도록 이해 시켜야 한다.

부모 자신도 그들 자녀가 당뇨병을 가졌다는 사실을 인정하는데 어려움이 있으며 어떤 때는 죄의식을 느끼거나 화가 나기도 하며 좌절감을 느끼기도 한다. 부모는 당뇨조절을 위한 행위를 청소년이 되면 전부 할 수 있다고 생각하지만 실제로 그렇지 못 한 경우가 많다. 청소년들은 가정으로부터 독립하기 위해 심적 부담이 많다는 사실을 이해해야 한다. 청년기 심적 변화과정을 부모들께 설명하여 청년기 자녀들의 반항적인 행동이 정상적인 발달과정의 일부임을 이해하여야 한다. 그리하여 부모가 주치의와 청소년 자녀와 함께 서로 논의하여 치료방향을 결정할 필요가 있다. 청소년 자녀들이 당 조절에 필요한 사항들이 너무 복잡하고 많을 경우는 적을 경우보다 더 지키지 않을 가능성이 많다. 그러므로 명확하고 간결한 규칙을 가르쳐 주며 지키지 않을 경우 나쁜 결과가 초래된다는 사실을 알게 한다. 청년기에서는 본인 스스로 인슐린 주사와 적절한 식이요법을 해야 한다는 최소한 책임을 갖게 하며 혈당이나 소변검사와 운동을 하게끔 하는 책임까지 주어질 경우 더욱 좋다. 청소년 중기에는 위험스러운 행동을 좋아하여 당 조절이 안될 수도 있다. 불행하게도 이러한 행동을 막으려고 해도 불가능하다. 부모나 의사들은 이러한 위험한 행동을 그냥 묵과하여서는 안되며 타일러 이해시켜 기본적인 규칙을 따르도록 유도한다.

부모가 모든 것을 다 하려고 하면 당뇨병 환아는 더욱 반항심이 생겨 당 조절에 필요한 조치에 더욱 무관심하게 되며 오히려 콜라 같은 음료수를 마시며 반항하여 더욱 혈당조절이 되지 않는 경우도 있다. 부모는 단지 청소년 당뇨 환아가 정상 당 조절상태에서 벗어나고 있는지 아닌지를 세심하게 관찰하여야 한다. 청소년들은 당 조절을 잘하기 위한 부모의 잔소리를 싫어하지 않는다. 혈당조절이 잘되지 않을 때 부모는 청소년 환아의 심리적 상태를 판단하고 필요하면 자녀와 함께 의사와 상의하여 그 원인을 찾아 치료하여 당 조절이 정상화되도록 한다.

청년기 후기에 접어들면 당뇨조절에 필요한 모든 조치를 스스로 취하게 되면 부모는 완전한 자유 감을 느끼게 된다. 그러나 대부분 당뇨병 환아에서는 청소년 중기가 지속되어 모든 검사와 인슐린주사를 부모가 하기를 기대한다. 이럴 경우 부모들은 그들 자녀가 너무 의존적인 정신상태가 아닌가 걱정하게 된다. 당뇨병 같은 만성병을 가진 경우 심적 발달단계가 정상인에 비해 비교적 늦으며 청소년 후기가 지나 청년기에 도달한 이후에서도 부모의 관심과 도움이 필요한 경우도 있다. 일반적으로 가정에서 자녀의 건강에 대해 책임감을 느끼며 돌보아 주는 사람은 대개 어머니이다. 어머니로서 자녀의 건강에 대해 염려하고 걱정하게 되며 책임감을 크게 느낀다. 특히 어머니 자신이 직장인일 경우 스트레스가 더욱 많다. 의사는 어머니가 지나치게 스트레스를 받지 않는지를 세심하게 관찰하며 적절한 조치를 취하여야 한다. 부모가 함께 당뇨교육 프로그램에 참여하여 당 조절에 필요한 사항들을 부부가 서로 분담하도록 권장한다. 부모 각자 따로 상담할 경우 문제점을 파악하기가 더욱 좋으며 부모들의 모임을 만들거나 당뇨환아와 부모가 함께 참가하는 당뇨교실이나 캠프는 이러한 스트레스나 갈등을 해소하는데 도움이 된다. 또한 치료레크레이션 협회에 가입하여 서로 의견을 교환하며 레크레이션으로 생활에 웃음을 갖게 될 때 청소년 당뇨병 환아는 물론이며 부모들까지 스트레스가 경감되어 전전한 사회생활로 돌아갈 수 있다.

 2)당뇨치료팀원들의 이해
　당뇨치료팀원들은 청년기의 초, 중, 후기에 따른 정상 발달과정을 이해하여야 하며 만약 이러한 정상발달 과정을 이해하지 않고 당뇨병 환아를 성공적으로 치료하기는 힘들다. 당뇨치료팀 활동의 중요한 목적 중 하나는 청소년들 자신의 건강을 위해 스스로 책임감을 갖도록 하는 것이다. 청소년 당뇨인에게 교육을 시킬 때 환자는 청소년 본인이지 부모가 아니라는 것을 분명히 인식해야 한다. 때로는 부모 없이 혼자서 병력과 진찰을 받도록 하게 하여 스스로 책임감을 느끼도록 해준다.
　청소년 환아가 치료팀원에게 이야기한 내용들 중 건강상 좋지않을 수 있는 부분은 특별한 경우를 제외하고는 부모에게 알리는 것이 좋다. 환아는 때로는 부모와 함께 있을 때 말하기를 꺼리는 경우도 있으므로 환아와 부모를 따로 상담하면 도움이 된다.
　대개 의사들은 당뇨병을 가진 청소년을 대할 때 권위주위로 군림하는 경우가 많다. 청소년들은 높은 위치에서 자기를 지배하려고 하면 별로 협조하지 않는다. 치료에 관해 자세한 내용을 설명하며 이해시킬 때 당 조절은 더욱 잘된다.
　주치의 또한 청년기의 정상발달 과정을 이해한 후 청소년 당뇨인을 접할 때 화를 내거나, 좌절감 혹은 죄책감을 비교적 덜 느낀다. 청소년 당뇨병 환아가 인슐린주사를 고의적으로 맞지 않아 의사로 하여금 심한 분노를 느끼게 할 때 정상발달 과정 중 인슐린 주사를 거부하고 싶은 충동을 느낀다는 것을 이해하면 화가 덜 나게 된다. 그러나 주사를 놓지 않거나 식이요법을 하지 않는 것을 무조건 이해하고 묵과해주라는 뜻은 아니다. 이러한 행위들은 상당히 위험하며 정상 건강상태를 유지하기 위해서는 바람직하지 못하다는 것을 가르쳐 주며 설득해야 한다.

3) 결과를 조작하는 행위

　자신에게 유리한 결과로 조작하는 행위는 소아기부터 배운 것으로 무엇인가를 갈망할 때 흔히 사용하는 방법 중 하나이다. 청소년 당뇨인이 인슐린 주사를 싫어하거나 혹은 자주 혈당검사를 하지 않기 위해 결과를 조작한다. 때로는 부모로부터 관심을 많이 받기 위해 나쁜 결과로 조작하기도 하며 또한 많은 자율권을 갖기 위해서, 당 조절의 책임감을 줄이기 위해서, 부모를 화나게 만들기 위해서 결과를 고의로 조작한다. 부모나 의사는 결과조작의 가능성을 빨리 알도록 노력하여야 한다. 그 이유는 조작된 결과인 줄 모르고 결과만 보고 좋다고 칭찬할 때 당뇨병 환아는 목적과 목표를 달성하였다고 생각하여 결과조작을 계속한다. 해결방안은 부모나 의사가 결과에 대해 반응을 보이지 않으며 무시해 버린다. 처음에는 인슐린 주사를 맞지 않고 식이요법을 하지 않아 피곤해지며 산독증에 빠지게 된다. 그 후 당뇨병이 나빠진 이유를 스스로 경험을 통해 알게 된다. 산독증으로 입원하게 될 경우 가능한 빨리 퇴원하도록 하며 입원기간 동안 입원실에만 머무르게 하며 병원 내 오락실 등에 가지 못하게 한다.

　부모들도 가끔 결과를 조작하는 경우가 있다. 즉 청소년 당뇨병 환아가 혈당조절이 정상화되어 독립심을 갖는 정상적인 발달과정이 일어나지 않도록 결과를 조작한다. 부모의 지시나 감독상태에 그들 자녀가 남아 있기를 원하기 때문이다. 부모들 품속에서 떨어져 나가는 것을 두려워한다. 이러한 경우 해결방법은 당뇨병 환아의 증상과 혈당조절이 정상으로 되었을 때 검사결과 등 에 관해 이야기를 해주면 결과를 조작하지 않게 된다.

4. 불안한 청년기 당뇨병

　일부 청년기 당뇨인은 당뇨치료에 잘 적응하지 못해 케톤성 산독증으로 자주 입원하게 되는 경우가 있다. 주치의는 당 조절이 잘되지 않게 하는 생활의 스트레스가 얼마나 큰가를, 또한 무엇 때문에 생긴 것인지를 파악하여야 한다. 문제점이 많은 행동을 하는 청소년은 주치의사나 행동전문가와 상담하면 도움이 되며 일부 청소년에서는 어떠한 도움도 받지 않으려고 하여 도와 줄 수가 없다. 도움을 받지 않으려고 하는 청년기 환아를 위해 많은 시간을 소비해도 도움이 되지 않는다. 도움을 필요로 할 때 언제든지 도와줄 수 있다는 것을 가르쳐 준다. 예를 들면 의사는 청소년 당뇨병 환아에게 "너는 당뇨병이란 특수한 병을 갖고 있다. 내가 당 조절을 정상화할 수 있는 치료방법을 가르쳐 주는데 만약 그대로 하지 않을 경우 자주 피곤하고 케톤성 산독증에 빠져 생명에 위험까지 느낄 것이다. 당뇨병 치료를 위해 내가 도움을 줄 수 있으며 케톤성 산독증에 빠질 경우 입원하여야 할 것이다. 상담이나 도움이 필요할 경우 언제든지 찾아올 수 있도록 방문을 열어 둘 것이다."라고 이야기를 한다. 도움이 필요할 때 와서 상의할 경우 해결해 줄 수 있다는 것을 가르친다.

결론적으로 청년기 당뇨병 환아를 치료하는데 있어서 청년기의 정상적인 발달과정을 이해하며 당 조절에 필요로 하는 사항들 및 계획에 관해 부모, 주치의, 당뇨병 환아가 함께 협의하여 결정하면 더욱 효과적이다. 이런 협의 모임의 목적은 당 조절을 적절히 하게 하며 또한 당 조절에 필요한 인슐린주사, 혈당검사, 식이요법, 운동요법을 스스로 할 수 있는 책임감을 갖게 하는데 도움이 된다.

◆ 당뇨병에서의 성장 및 사춘기 발달상태

인슐린이 당뇨병 치료제로 사용되기 이전에는 성장이나 사춘기발달에 대한관심은 거의 없었으며 오직 죽음만 기다렸다. 인슐린치료를 시작한 후 1930년대에 Mauriac씨는 10세 된 여아에서 당 조절이 잘되지 않아 키가 작으며 간비대증, 복부팽만, 지방이 복부와 양 어깨에 축적되어 있는 것을 처음으로 보고하였다. 이 환아는 자주 케톤성 산독증을 앓았으며 사춘기 발달도 지연되어 있었다. 이를 나중에 Mauriac증후군으로 명명하였다. 1953년까지는 이러한 경우가 많았다. 1973년에 Tattersall 및 pyke는 당뇨환아들의 성인 신장치가 정상인에 비해 2.5인치가 작으며 여자에서는 초경이 4~5년 늦게 시작되는 것을 알아냈다.

인슐린치료와 당뇨치료의 기본적인 방법이 개선됨에 따라 Mauriac 증후군의 발생은 대단히 드물지만 성인신장치가 작다는 보고와 사춘기 발달이 지연된다는 보고들이 있다.

1. 당뇨병 진단시 신장

20년간 당뇨병 환아들을 관찰해 보면 진단시 신장치는 상당히 다양하다. 어떤 경우에는 정상인에 비해 오히려 크며 어떤 경우에는 신장이 작기도 하다. 그러나 일반적으로 볼 때 당뇨병 진단시 신장은 정상인에 비해 차이가 없거나 오히려 약간 큰 정도이다.(+0.29SD)

2. 당뇨병 진단 후 신장의 변화

당뇨병으로 진단된 후 3-4년 동안은 신장표준편차가 감소된다는 보고들이 많다. 신장의 표준편차의 감소는 당뇨병의 기간보다는 진단시 연령과 밀접한 관계가 있다. 즉 5-10세 사이에 진단된 경우에 신장이 작을 가능성이 많으며 진단시 키가 클수록 작게 성장될 가능성이 있다.

3. 사춘기 시절의 성장 속도

사춘기 시절의 성장속도는 여아에 있어서는 항상 감소되어 있으나 남아에서는 거의 정상이다. 사춘기의 급성장이 늦게 나타난다는 보고도 있으나 oxford 보고에서는 사춘기 시작과 기간이 정상인과 거의 같다고 하였다. 사춘기 급성장은 사춘기 직전에 당뇨병이 발병된 여아에서 성장둔화가 가장 많다는 보고도 있었으나 다른 보고자는 5세 미만에서 발병된 당뇨병 환아에서 사춘기 급성장이 가장 적었다고 한다. (다음의 그래프).

4. 당뇨환아들의 성인 신장치

당뇨환아들이 성인이 되었을 때 신장치가 작을 것이라고 많이 추측하였으나 성인 신장 치에 대한 연구는 많지 않다. 1973년 Tattersall 등은 신장치가 작다고 하였으나 1984년 Jackson보고에 의하면 정상이라고 하였다.

옥스포드에서는 지난 10년간 80명의 당뇨환아들이 성인이 되었을 때 신장을 측정하였더니 신장표준편차가 -0.06으로 정상범위에 속하므로 당뇨병으로 인하여 신장장애는 거의 없다고 하였다. 표 19-1은 진단시 신장의 표준편차와 성인이 되었을 때 성인신장 치의 표준편차를 진단시 연령별로 관찰해 보았다. 진단시 연령이 5세 미만에서는 5세 지나서 진단된 것에 비해 신장이 작았다.

5~10세 때 진단된 당뇨환아들은 진단시 신장은 비교적 큰 편이나 성인에 가서 신장치는 거의 평균수치였다. 그러나 5세 미만에서 진단된 경우에서는 진단시에서도 그렇게 크지 않았으며 사춘기 급성장도 적어서 성인 신장치가 많이 작았다.

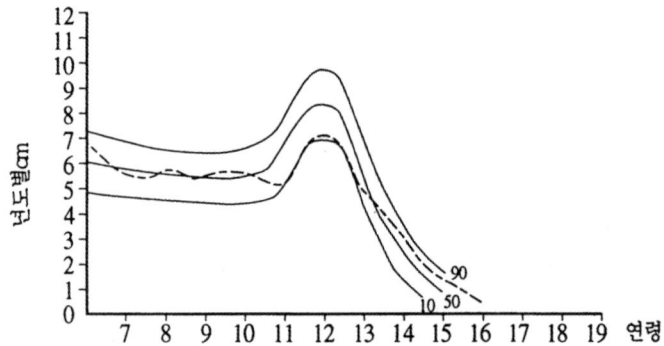

소아당뇨병 여아에서 사춘기 전후 신장증가속도
(———) 10백분위, 50백분위, 90백분위의 정상 신장성장속도
(- - -) 소아당뇨병에서 신장성징속도(oxford연구보고)

당뇨병 발병시 연령과 성인 신장 차와의 관계		
진단시 연령	진단시 신장표준편차	성인신장 표준편차
<5세	0.02	−0.74
5~10세	0.46	0.00
10세	0.22	0.09

5. 당뇨환아들의 체중의 변화

당뇨환아들의 체중에 관한 연구는 신장보다 더더욱 적다. 최근에 독일의 연구보고에 의하면 진단 후 3년 이 내에서는 정상인 에 비해 신장 발달은 적고 체중은 더 많이 증가하는 경향이 있다고 하였다. 당뇨환아들이 사춘기 및 청년기 동안에 정상인에 비해 더 많이 체중이 증가되는 경향이 있다.

6. 당뇨환아들의 사춘기 발달상태

과거에는 당뇨환아들에서 사춘기 발달이 지연된다는 보고들이 있었으나 최근 보고에 의하면 거의 정상이다. 1984년 보고에서는 초경이 약 6개월 정도 지연된다는 보고가 있었으나 옥스포드 보고에서는 거의 같다고 하였다.

당뇨환아들에서 월경불순은 상당히 많다.(다음의 표) 24명의 당뇨환아와 연령이 거의 같은 정상인과 비교한 결과에서 당뇨인에서 초경의 연령은 거의 같았으며 월경불순이나 지속적으로 무 월경이 있을 빈도는 훨씬 많았다. 또한 2차적 무 월경이나 임신율이 떨어지는 경향도 있었다.

7. 혈당조절상태외 성장 및 사춘기 발달과의 관계

지난 50년간에 걸쳐 당뇨인의 성장과 사춘기 발달과의 상관관계를 보면 상당히 발전된 것을 알 수 있다. 혈당조절이 잘되고 못 되고 한 상태에서 성장과 비교하기가 상당히 힘들다. 당화혈색소로서 당뇨조절상태를 평가 잣대로 이용할 경우 당화혈색소 %와 성장과는 상관이 없었다. 당화혈색소가 13%이상 되었는데 성장이 잘 되는 그룹이 있고,

당뇨인에서 초경, 체질량수, 월경불순율을 정상인과 비교

	당뇨환아	정상인	의미도
연령	15.8세	15.9세	차이없음
초경연령	12.9세	12.8세	차이없음
체질량지수	22.3	20.7	차이있음
규칙적인월경	45%	79%	차이있음
불규칙적월경	54%	21%	차이있음
무월경	21%	4%	차이있음

당화혈색소가 10% 근방인데도 성장이 잘 안되는 그룹이 있다. 유전적 요소가 성장에 중요한 영향을 미치지만 어느 정도인지 아직까지 연구 중이다. Mauriac증후군은 인슐린 의존성 당뇨병에서 성장장애가 초래된 극단적인 모델이지만 당화혈색소 %와는 일치되지 않는다. 성장에는 성장호르몬과 인슐린량 성장인자 −1축과 밀접한 관계가 있다. 이러한 축은 인슐린 농도와 밀접한 관계가 있다.

Mauriac 증후군에서 인슐린치료를 함으로써 성장이 촉진됨을 알 수 있다. 인슐린량을 증가시키고 칼로리 섭취를 증가시킬 경우 Mauriac증후군에서도 성장이 촉진되었다. 그러므로 당뇨병 환아들에게 적극적인 인슐린치료를 할 경우 신장속도가 보다 증가할 것이다.

8. 당뇨환아들에서 호르몬의 변화

1)성장호르몬 및 인슐린량 성장인자 측에서 변화

소아연령과 사춘기연령에서의 성장은 주로 성장호르몬의 농도에 따

라 결정된다. 성장호르몬은 장골의 연골에 직접 작용하여 성장을 시키기도 하지만 주로 간에서 인슐린양 성장인자가 형성되어 성장을 하게끔 한다. 일반적으로 혈중 인슐린양 성장인자의 농도는 성장호르몬의 농도를 반영하므로 성장호르몬이 결핍된 경우에는 감소하고 성장호르몬의 분비가 과잉일 때 증가된다.

　인슐린 의존성 당뇨병에서는 성장호르몬의 농도와 인슐린량 성장인자-1의 농도와는 서로 일치하지 않는 부분이 초래된다. 즉 혈중 성장호르몬의 농도는 증가되지만 인슐린양 성장인자 -1의 농도는 감소한다. 성장호르몬 농도의 증가는 분비가 증가되어 나타날 수도 있으며 체외로 배설되는 것이 적어 혈중 농도가 증가되기도 한다. 많은 연구를 보면 성장호르몬 분비의 중추역할을 하는 시상하부에 성장호르몬에 예민한 부위가 있어 당뇨병에서 혈당증가가 성장호르몬의 분비를 증가시키게 하는 역할을 할 수도 있다. 또한 성장호르몬의 분비를 억제시키는 소마토스타틴의 분비를 억제시킴으로 결과적으로 성장호르몬의 분비가 증가된다는 연구보고도 있다. 인슐린양 성장인자 -1의 혈중농도가 작거나 낮은 정상범위에 머무는 기전은 아직 잘 모르나 성장호르몬 결합 단백의 농도가 당뇨인에서 감소되어 있기 때문이라고 한다. 그러나 간에서 작용되는 인슐린의 농도와 인슐린양 성장인자 생성은 밀접한 관계가 있다. 정상인에서는 췌장의 도세포에서 인슐린이 분비되어 간에 직접 작용하지만 인슐린 의존성 당뇨병에서는 도세포에서 인슐린 분비가 작거나 거의 되지 않으므로 외부로부터 인슐린을 주사하면 흡수되어 정맥을 통해 심장에 갔다가 그 후 간에서 작용되는 인슐린 농도는 정상인에 비해 적다. 그러므로 인슐린양 성장인자 -1의 생성이 적다. 또한 인슐린은 인슐린양 성장인자의 결합 단백농도를 조절하여 작용활성도 와도 관계가 있다. 당 조절이 잘되지 않은 당뇨병에서 이러한 인슐린양 인자결합 단백의 농도가 증가되어 작용이 잘 못 일어나게 한다. 종합적으로 당뇨병에서 인슐린양 성장인자가 감소하고 결합 단백 농도까지 증가되어 혈중 성장호르몬의 농도가 증가된다. 이렇게 증가된 성장호르몬은 인슐린작용을 덜 일어나게 하는 인슐린저항성을 초래하여 혈당이 잘 조절되지 않는다.

2) 당뇨병에서 성호르몬의 분비

당뇨환아들에서 사춘기 시작은 정상인에 비해 지연되지 않는다. 남자나 여자에서 성호르몬의 농도에는 정상인에 비해 차이가 없다. 그러나 성호르몬 결합단백의 농도는 감소되어 있어 직접 작용하는 유리 테스토스테론의 농도가 증가된다. 이 의미를 아직 잘 모르나 장기적인 관찰이 필요하다.

여장에게 월경 불순이 많은 이유가 성호르몬 결합단백의 농도가 감소된 것과 관계가 있다는 연구보고도 있다.

결론적으로 인슐린을 당뇨병 치료제로 사용한 지난 50년동안에 당뇨환아들의 성장과 사춘기 발달에 괄목한 효과를 나타내어 성장장애는 거의 나타나지 않는다. 당뇨조절상태를 평가하는데 이용되는 당화혈색소%와 성장과는 직접적인 상관관계가 보이지 않으며 성장호르몬/인슐린량 성장인자의 축에서 이상이 초래되어 성장과 발달에 영향을 미칠 것으로 추측된다. 췌장기능검사로 사용되는 씨펩타이드(C-peptide)농도와 적극적인 인슐린치료 방법은 혈중 인슐린량 성장인자의 농도를 증가시키고 또한 성장을 촉진시킨다. 혈당조절이 잘 되지 않을수록 혈중 성장호르몬의 농도가 증가되어 인슐린주사에 대한 저항성이 초래되어 혈당조절이 더욱 안되며 월경 불순을 초래하며 더 나아가 미세혈관 병변을 일으켜 당뇨병 합병증의 발병을 촉진시킨다.

◆ 소아 및 사춘기 연령에서의 2형 당뇨병 (인슐린 비의존성 당뇨병)

인슐린 비 의존성 당뇨병이란 초기에 혈당조절을 위해서 인슐린을 사용할 수 있으나 생존을 위해서 지속적으로 인슐린 주사를 꼭 할 필요가 없는 당뇨병을 말한다. 인슐린 의존성 당뇨병에서 흔히 나타나는 케톤성 산독증이나 췌장에 대한 항체는 거의 없다.

췌장기능검사 상에서 인슐린 의존성 당뇨병은 C-peptide분비가 공복 시 0.6m/ml이하, Sustacal(인슐린분비를 증가시키는 약물)투여 후 90분에 1.5m/ml 이하로 나타난다. 인슐린 비 의존성 당뇨병에서는 공복 시와 투여 후 90분에 C-peptide분비가 인슐린 의존성 당뇨병의 경우보다 증가된 것이 진단 후 2년까지 지속되는 경우를 말한다.

　소아와 사춘기연령에서 발생된 인슐린 비 의존성 당뇨병은 크게 2가지가 있다. 한 가지는 체 염색체 우성으로 유전되는 당뇨병으로 주로 25세 이전에 많이 발병되는 것으로 일명 MODY(Ma-turity Onset of Diabetes of Youth)라 부른다. 식이요법이나 경구 혈당강하제로서 치료될 수 있다. 다른 하나는 성인에서 많이 발병되는 비만증과 연관된 비 의존성 당뇨병이다. 경제발달에 따라 식생활이 호전되어 비만증이 많이 생기면서 이러한 형의 당뇨병이 증가하는 추세이다. 이번 장에서는 주로 비만증과 관련된 인슐린 비 의존성 당뇨병에 관해 언급고자 한다.

1. 발병빈도

　미국에서는 20~74세 사이에 6.6%가 발병되며 65~74세 사이에는 17.7% 발병보고로 나이가 많아짐에 따라 당뇨병의 발병률이 점차로 증가한다. 소아연령에서 발병된 당뇨병의 대부분은 의존성 당뇨병이며 단지 2~3%만이 비 의존성 당뇨병이었으나 최근에 비만증이 많아짐에 따라 증가하는 추세로 1994년 미국 통계에 의하면 소아연령에서도 16~33%정도 되어 소아연령 당뇨병에서 1/3이 비 의존성 당뇨병이라고 한다.

　연령이 주로 12~14세에서 많이 발병되며 사춘기에 성장호르몬이나 성호르몬들이 인슐린작용에 대한 저항성을 나타내므로 많이 발병되는 것이라고 설명한다.

2. 발병원인

　당뇨병이 초래되는 원인은 혈중 인슐린이 주로 작용되는 근육과 지방조직에서 인슐린작용에 대한 저항성이 생기거나 간에서 당 생성이 왕성하게 일어나거나 인슐린분비가 감소되어 나타난다. 소아나 성인에서 나타난 인슐린 비 의존성 당뇨병은 위의 3가지 병합된 것으로 비만증으로 인슐린에 대한 저항성과 그것을 보상하기 위해 인슐린분비가 많이 일어나지 못해 고혈당이 초래된 것이다. 체내에서 혈당이 증가하면 인슐린이 주로 작용하는 부위인 근육과 지방조직에 악영향을 끼쳐서 인슐린작용을 방해하여 인슐린 저항성이 더욱 증가된다(glucose toxic effect). 또한 췌장 도세포의 당에 대한 감응력을 감소시켜 인슐린분비를 감소시켜 혈당이 더욱 높아진다.

○ 비 의존성 당뇨병의 발병빈도가 많은 경우는
○ 비만증
○ 비 의존성 당뇨병이 있는 가족
○ 흑갈색 반점이 있는 경우
○ 태아기에 고 인슐린 혈증이 있는 경우
○ 태아발육 부전증으로 출생한 아이

인슐린 비 의존성 당뇨병이 발병된 당뇨환자들에서 50~92%는 비만증이 있으며 38%는 고도 비만증을 갖고 있다. 그러므로 비만증이 당뇨병을 초래시키는 주된 원인이 된다.

부모 중 한 사람이 당뇨병이 있으면 당뇨병 발병률은 25~50%이며 두 사람이 당뇨병이 있을 경우 75% 정도에서 당뇨병이 발병되므로 유전성이 상당히 강하다. 특히 어머니가 당뇨병이 있으면 아버지인 경우보다 유전성이 강하다. 비만증이 있으면서 유전성이 함께 있을 경우 당뇨병의 발병률은 더욱 상승효과를 나타낸다.

임신 성 당뇨병이나 산모가 당뇨병이 있어 당 조절이 잘 되지 않으면 산모의 고혈당이 태아로 넘어감에 따라 태아에서 인슐린 분비가 많아진다. 이러한 태아 고 인슐린 혈증이 있는 경우에는 후에 당뇨병의 발병률이 증가된다. 마치 고 인슐린 혈증 현상이 태아에 도장을 찍은 듯이 고혈당증이 기억되어 후에 당뇨병이 발병된다는 연구 보고도 있다.
  태아발육 부전으로 임신 수 주에 비해 현저히 작은 체중과 신장으로 출생한 아이는 후에 당뇨병이 많이 발병된다는 연구 보고도 있다.

3. 당뇨병의 치료
  인슐린 비 의존성 당뇨병의 치료의 근간은 식이요법과 운동을 통해 체중조절을 하여 혈당조절을 시도하며 잘 되지 않을 경우 혈당강하제를 투여한다. 초기에 혈당조절을 위해 인슐린주사를 하기도 한다.

1)식이요법과 운동요법
  저칼로리 식이요법과 운동 프로그램으로 체중감소를 유도한다. 칼로리를 제한하여 초기에는 간에서 포도당 생성이 억제되며 후기에는 지방조직 감소로 인하여 인슐린에 대한 반응 도가 증가된다. 불행하게도 체중감소가 오래 지속되지 못하고 다시 비만해지는 경우가 많으며 단지 소수만이 지속적으로 식이요법과 운동으로 혈당조절이 잘 된다.

2)경구혈당강하제
  경구혈당강하제제는 인슐린분비를 증가시키거나, 인슐린의 작용을 증가시키거나, 간에서 당 생성을 억제시키거나, 음식을 통한 칼로리 섭취를 감소시켜서 혈당을 감소시킨다.

  (1)설포닐우레아 계통약물
  인슐린분비를 증가시키는 약물로서 가장 많이 사용되고 있다.
   1세대 계통 약물: 톨부타미드, 크롤르프로파미드, 아세토헥사미드
   2세대 계통 약물 : 글리부리드, 글리피지드, 글리퀴돈
  일반적으로 큰 부작용 없이 사용되며 드물게 구역질과 복통을 호소할 수 있다. 발진과 간기능검사 장애 등이 보고되는 정도이다. 약물복용으로 저혈당증이 초래되는 것이 가장 큰 문제점이다.

(2)메트포르민

주로 인슐린이 작용되는 근육과 지방조직에서 인슐린에 대한 반응도를 증가시키거나 간에서 당 생성을 억제시켜서 혈당을 감소시키는 작용을 나타낸다. 또한 체중을 감소시키고 지방을 감소시키는 효과를 나타낸다. 가장 큰 부작용은 식욕부진, 구역질, 설사이다.

(3)아카르보스

탄수화물의 흡수를 지연시켜서 식후 혈당의 증가를 억제하는 작용을 한다. 단독으로 사용하거나 설포닐우레아 계통약물과 병용투여 방법으로 사용한다.

3)인슐린치료

인슐린 의존성 당뇨병 치료에서는 인슐린치료로 혈당강하 효과는 크지만 인슐린 비 의존성 당뇨병에서는 인슐린 저항성 때문에 하루 100단위 이상 필요한 경우도 있다. 식이요법이나 운동과 함께 경구혈당강하제를 사용하더라도 혈당조절이 되지 않을 경우에 인슐린으로 치료한다.

인슐린은 주로 중간형 인슐린으로 아침과 저녁에 하루에 2번 혹은 취침 전에 투여하는 방법 등이 있다. 또한 인슐린과 설포닐우레아와 함께 투여시 인슐린 주사량이 적게 되며 혈당조절이 더욱 잘 된다.

4. 제 2형 당뇨병환자 치료제 분류

1)인슐린분비 촉진제

◇설폰요소제 : Glibenclamide(다모닐,유글루콘), Glipizide(다이그린), Gliclazide(디아미크롱), Glimepiride. 식전 30분 전에 하루에 1번 혹은 2번 복용하며 Gliclathizide나 Glimepride는 작용시간이 길어 하루에 1번 복용. 당화혈색소 1.5~2% 감소

◇Metglitinide :

2)α Glucosidase inhibitors : 탄수화물의 소화 흡수를 지연시키는

작용으로 식사시작과 함께 복용.
　◇Acarbose(25~100mg/식사)
　◇Boglibose(0.2~0.3mg/식사) 당화혈색소 0.5~1%감소, 30%에서 복부팽만감, 설사 등 발생
　3)인슐린감수성 증강제
　◇Metformin : 간 당신생성 감소, 식욕감소,당 흡수억제, 근육당 흡수 증가. 500~2500mg을 2~3회 나누어 식사 전 혹은 식사 시에 복용, 공복 혈당을 60~70mg감소, 당화 혈색소 1.5%감소. 30%에서 소화계부작용, 유산혈증
　◇Thiazollidinedione계 약물 : PPAR-x수용체와 결합하여 당대사, 지방대사에 관여하는 수송체 또는 효소들의 유전자 발현을 조절하여 간 당신생성의 감소, 지방 분해감소, 간당흡수 증가, 근육 당 흡수 증가 등 부작용. 당화혈색소 1~1.5%감소, 중성지방 감고, HDL-C증가.
　◇Rosiglitazone(4~8mg/d 1~2회 분복) - 아반디아
　◇Pioglitazone(15~45mg/d 1회) - 액토스

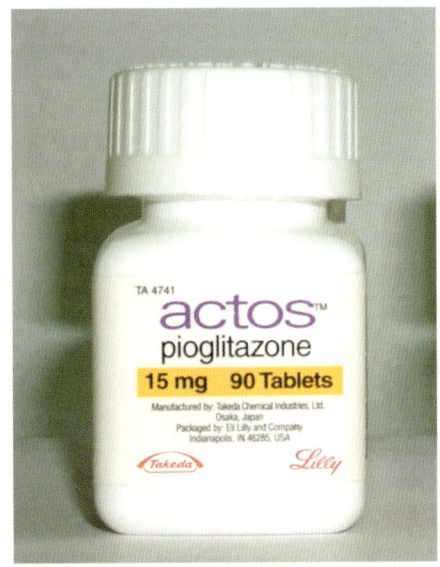

액토스

5. 고지혈증의 치료

1) 목표 :
총 콜레스테롤 < 200mg/dl,
HDL-C > 35mg/dl
LDL-C < 100mg/dl

2) 치료제 :
◇담즙산 생성을 촉진시켜 콜레스테롤 감소 - Cholestylamine
◇Statin계 : Atorvastatin(리피토), Pravastatin(메바로친), Simbastatin(조코, 리페코)
◇Fibrinates계 : Gemfibrizol, Clofibrate
◇Nicotinic acid
◇Cholesterol absorption inhibitors
◇Miscelllaneous : antioxidant vitamins, anti-inflammatory

◆ 소아당뇨병의 근본적인 치료방법

소아 당뇨병의 대부분은 인슐린 의존형 당뇨병으로 췌장 도세포의 파괴로 인해 인슐린의 분비가 거의 되지 않아 우리 몸에서 대사작용에 꼭 필요한 인슐린을 매일 주사하여야 한다. 어쩌면 췌장이 재생되지 않은 이상 일생 동안 인슐린을 주사하여야 하며 먹고 싶은 아이스크림이나 음료수를 먹지 못하고 많은 운동을 하더라도 당뇨병이 발병한 지 수년이 지나면 신장, 심장, 눈에 합병증이 초래된다. 이러한 합병증이 생기지 않게 하기 위하여 인슐린을 하루에 3-4번 주사하며, 하루에 3-4번 혈당검사를 하여야 하는 적극적 인슐린 치료방법을 사용하면 좋다는 것을 알지만, 이제 더 이상 혈당검사를 위해 채혈하기도 힘들어 지고 피부가 딱딱해져서 더 이상 인슐린 주사를 할 장소도 없을 정도가 되어 당뇨환아나 부모 가족들은 몸과 마음이 지칠 대로 지친 경우가 많다.

그러나 이러한 당뇨병이란 굴레에서 해방되어 건강한 사람과 똑같이 생활하는 당뇨인의 생활이 가까운 미래에 오리라 기대하여도 좋을 것 같다.

인슐린 의존형 당뇨병을 근본적으로 치료하기 위해서는 파괴된 베타세포를 재생시키거나 베타세포 역할을 하는 장치를 부착하는 방법이다. 구체적인 방법으로는 유전공학법에 의해 유전자조작으로 베타세포를 재생시키거나 베타세포를 증식시키는 방법과 췌장을 이식시키는 방법과 인공췌장기 부착하는 방법 등을 들 수 있다. 유전공학에 의해 베타세포를 증식시키는 방법은 상당히 이상적이나 아직 실용단계에 이르기까지는 상당한 시간과 노력이 필요하다. 그리하여 현재까지 많이 발전되어 거의 실현단계에 있는 췌장이식과 인공췌장기에 관해 말하고자 한다. 췌장이식은 다른 사람의 장기를 이식하며 면역억제제를 계속해서 투여하여야 하는 단점이 있다. 인공췌장기란 인슐린 펌프에 혈당 감지장치가 있어 고혈당이 되면 감지장치에서 인슐린을 주사하도록 자극을 주며 저혈당에서는 인슐린이 주사되지 않도록 하는 인슐린 펌프를 말한다.

1. 췌장이식 방법

당뇨병의 치료는 1921년 반팅과 베스트씨에 의해 인슐린 주사요법이 처음으로 시행되어 인슐린 의존형 당뇨병 치료에 획기적인 전환점이 되었다. 인슐린 주사 자체만으로 당뇨병을 근본적으로 치료하기 힘들며 합병증을 근본적으로 막지 못한다는 한계를 느낀 후 당뇨병을 근본적으로 치료하기 위한 방안으로 췌장이식을 생각하게 되었다. 1966년 미네소타 대학의 Lillihei교수가 사체 공여자에서 부분 췌장이식술을 시행한 것이 처음이며 그 후 전 세계적으로 시행되어 1993년 말에는 5000례 정도 시행되었다. 췌장이식은 체내 인슐린 분비가 결핍된 인슐린 의존형 당뇨병의 치료에 있어서 인슐린주사로부터 독립할 수 있는 방법 중 하나로써 이식된 췌장이 살아있는 동안은 혈당과 당화혈색소가 정상으로 된다. 단지 이식된 췌장이 거부반응이 일어나지 않게 하기 위하여 면역억제제를 사용하여야 하는 문제점이 있다. 심장이나 간 이식수술 때는 생명을 유지하기 위해 필수 조건이나 췌장이식수술은 생명연장을 위해 절박한 것은 아니며 인슐린 주사로 당 조절은 가능하지만 근본적인 당뇨병 치료방법으로 대두하게 되었다. 췌장이식수술은 크게 3가지로 구분된다. 즉 췌장이식 수술만 하는 경우, 췌장이식과 신장이식수술을 같이하는 경우, 신장이식 수술 후 췌장이식수술을 하는 경우이다. 신장기능이 아직까지 많이 떨어지지 않은 환자가 췌장이식 수술만 할 경우 거부반응을 억제시키는 면역억제제를 사용하는데 따른 문제점과 혈당조절이 정상화되는 이점을 서로 따져야 한다. 면역억제제는 감기나 모든 질병에 대한 면역이 억제되기 때문에 감염성 질환으로 사망할 수도 있기 때문에 췌장이식수술만 하는 경우는 거의 드물다. 그러나 신장기능장애로 신장 이식 수술을 받아 이미 면역억제제를 사용하고 있는 당뇨병 환자에서는 췌장이식수술은 효과면 에 있어서 상당히 좋다. 이미 신장이식수술시 면역억제제를 사용하기 때문이며 췌장이식상태를 평가하기 위해 신장조직검사로 알 수가 있기 때문에 상당히 편리하다. 면역억제제 사용에 따른 부작용과 췌장이식수술로 갖는 장점과 단점을 고려하여야 한다. 췌장이식은 전 췌장 또는 부분 췌장 이식방법이 있으며 또한 도세포만 추출하여 이식하는 방법도 있다.

1) 전 췌장이식 혹은 부분췌장이식

　전 췌장이식은 사체에서 췌장을 떼어 이식하는 방법이며 부분 췌장이식은 생체나 사체에서 췌장 일부를 떼어내 이식하는 방법이다. 생체 공여자로서의 조건은 신장이식에서와 같이 수여자와 혈액형이 일치하고, 조직교차반응으로 공여자와의 세포항원에 대한 항체반응이 음성이며, 간염항원이 없고 일반적인 수술에서 요구되는 건강상태이면 공여자로 적합하다. 사체공여자로서의 조건은 전 뇌의 기능을 소실한 뇌사자로서 당뇨병이 없고 췌장에 직접손상을 받지 않은 경우면 모두 가능하다. 생체 공여자에서 췌장 일부 적출술은 췌장의 좌측부위 약 40%를 절제해 낸다. 수술 후 췌장을 제공한 공여자에서 당뇨병의 발생은 거의 없으며 그 이유는 췌장의 기능이 10% 이상이면 나타나지 않으므로 부분절제로는 당뇨병이 초래되지 않는다. 실제로 미네소타 대학병원에서 70여 명의 췌장 공여자를 조사한 결과 당뇨병 발생은 거의 없었다. 뇌사자에서는 췌장 전부나 일부를 적출하여 사용한다. 췌장이식의 성적 및 효과는 각 대학병원마다 다소 다르나 이식장기의 1년 생존율은 70% 정도 된다. 이식장기의 생존율은 수술기법의 차이와 신장이식여부에 따라 다르다. 신장과 췌장을 동시에 이식한 경우 69%. 신장이식 후 췌장이식을 한 경우 췌장만 단독으로 이식한 경우 43% 정도 된다. 미네소타 대학병원에서 1978년 이후 이식된 췌장기능이 1년 이상 지속되었던 환자 35명을 조사한 결과 이미 생겼던 신 합병증이 호전되었으며 다발성 신경염도 호전되었으나 안 합병증은 별로 호전되지 않았다. 우리 나라에서도 1992년부터 췌장이식수술을 시행하고 있으며 주로 뇌사자로부터 췌장을 공급받았다.

　국내 시술결과로 보더라도 이식된 췌장이 그 기능을 잘 유지하면 혈당이 정상범위 내로 조절되고 당뇨병의 합병증이 소실되어 건강을 회복할 수 있음이 관찰되었다. 수술 후 장기거부반응이 일어나지 않기 위하여 면역억제제를 사용하여야 하기 때문에 면역억제제 사용에 의한 부작용 등이 초래될 수 있다.

　국내에서 수술 후 이식장기의 생존율은 43%로 2-3년 이후에는 장기이식 수술을 다시 시행하여야 하는 어려움이 있으나 최근에 면역억제제의 개발과 수술기법의 개선 및 효율적인 환자관리로 췌장이식은 신장, 간 및 심장이식과 같이 이식장기가 오랫동안 생존이 가능하도록 많은 연구를 하고 있다.

2) 도세포이식

　인슐린을 분비하는 도세포를 돼지의 췌장에서 추출하여 문맥 간으로 삽입하여 간에서 도세포들이 증식하여 인슐린을 분비한다. 체중 kg당 4,000~5,000도세포가 되도록 하여 간정맥에 주사한다. 도세포를 좀 더 많이 거두기 위해서는 온도를 낮추어 영하 이하로 낮춘다. 그리하여 Cryopreservation을 사용할 경우 도세포를 좀 더 많이 거둘 수 있다. 도세포를 이식하더라도 면역억제제를 계속해서 사용하여야 한다. 가능한 면역반응을 줄이기 위하여 미세캡슐을 사용하거나 도세포를 삽입하거나 혈관 내 장치를 하거나 Hollow fiber를 사용한다. 미세캡슐에 도세포를 넣어 백혈구는 거의 들어오지 못하게 하여 혈당을 측정하여 혈당이 높을 경우 인슐린을 자동적으로 분비한다. 앞으로 미세 캡슐을 이용한 도세포 이식방법을 많이 이용하게 될 것이다. 최근에 의학 발달과 함께 도세포를 미세 캡슐에 넣은 후 특수 처리 방법을 이용하여 이식할 경우 도세포의 생존을 위해 면역억제제를 투여하지 않아도 거부반응이 일어나지 않는 방법을 연구 중이다. 즉 돼지의 췌장에서 도세포를 분리하여 미세 캡슐에 넣어 간정맥 혹은 흉선이나 신장에 이식하였을 때 면역억제제를 사용하지 않아도 거부반응 없이 이식된 도세포에서 인슐린이 분비되어 혈당이 정상적으로 조절된다는 실험연구 결과가 나왔다. 지금까지는 동물실험으로 좋은 결과를 얻었지만 실제로 인체에 적용했을 때의 결과는 아직 장담하지 못하지만 좋으리라 예상된다.

2. 인공췌장기

인공췌장기는 인슐린펌프의 일종으로 혈당에 대한 센서가 부착되어 있어 혈당범위를 설정하여 혈당이 높을 때만 인슐린이 자동적으로 주입되며 혈당이 낮을 때는 인슐린이 주입되지 않아 마치 우리 몸의 췌장 기능을 한다고 하여 인공췌장기라 불리게 되었다. 혈액 내로 센서를 넣을 경우 혈액응고와 감염의 위험이 있다. 이들을 감안하여 피하에 넣는 장치가 있다. 초창기에는 비교적 크고 무게가 무거워 단지 병실에서만 케톤성 산독증으로 의식불명에 빠진 환자에게 컴퓨터 프로그램에 의해 혈당범위를 선정하여 혈당감지 센서에 의해 인슐린주사량이 자동적으로 조절되어 짧은 기간 동안 혈당조절을 잘하여야 하는 특수한 경우에서만 사용되었다. 병실에서 당뇨환자에게 인공췌장기를 설치하여 혈당범위를 선정해 놓을 경우 그 범위 이상에서는 인슐린이 자동적으로 투입되며 그 범위 아래에서는 자동적으로 인슐린 투입이 중단되는 폐쇄형 인슐린펌프이다. 현재까지는 이러한 폐쇄형 인슐린펌프는 단지 부피와 무게가 크기 때문에 병원 안에서만 당뇨환자가 수술을 받기 전이나, 수술 후 회복시까지나 당뇨병 산모가 아기를 분만할 때 혈당조절을 잘하여야 하는 경우에 국한하며 사용되어 왔다.

그 후 점차적으로 휴대할 수 있을 정도로 부피와 무게가 작아져 모든 당뇨인이 사용하게 되어 혈당조절을 잘 되게 하는 것이 당뇨인의 꿈으로 부상하게 되었다. 담뱃갑 정도의 크기와 무게로 항상 휴대하여 다닐 수 있어 혈당범위를 설정해 놓은 후 혈당이 증가하면 자동적으로 인슐린이 주사되고 혈당이 정상범위보다 떨어질 경우 자동적으로 인슐린 주사가 중지된다. 혈당을 측정하는 센서와 인슐린을 투입하면 된다. 앞으로 해결하여야 하는 문제점은 혈당변화의 감지자(센서)가 생체와 면역학적으로 일치하여야하며 혈당 이외의 조직수액에 대하여 반응이 일어나지 않아야 한다. 기술이 점차적으로 발전됨에 따라 크기와 무게가 적고 휴대하기가 편리하고 혈당을 정확히 감지하여 적절히 인슐린을 투입하여 고혈당과 저혈당이 초래되지 않고 혈당이 항상 정상범위에 머물러 당뇨병으로 인한 합병증이 없는 시대가 곧 오리라 생각된다.

결론적으로 당뇨병을 근본적으로 해결하기 위해서는 인슐린을 분비하는 도세포를 이식하여 인슐린을 분비하여 췌장기능이 회복되어 혈당이 자동적으로 조절되거나, 인공췌장기라는 센서와 인슐린펌프가 함께 있어 설정된 혈당범위에서 인슐린 분비가 자동적으로 조절되는 것이다. 의학의 발달과 함께 당뇨병을 갖은 환자들이 매일 인슐린 주사와 혈당검사를 해야 하는 당뇨병의 굴레에서 벗어나 건강한 삶이 가까운 시일 내 오리라 생각된다.

◆ 소아 당뇨병의 치료현황 및 전망

금세기 동안 당뇨병 치료의 발전상은 과히 기적에 가까웠다. 인슐린이 발견되기 전에는 인슐린 의존형 당뇨병의 유일한 치료는 당 성분을 가능한 한 적게 하기 위해서 굶기는 방법이었으며 결국 감기나 독감으로 케톤성 산독증에 빠져 거의 다 죽게 되었다. 1921년 반팅이 인슐린을 발견하여 소아당뇨병의 치료의 근원을 만들었다. 인슐린 의존형 당뇨병 환아에서 인슐린을 주사함으로써 근본적으로 당뇨병을 치료할 수 있어 소아 당뇨인들이 거의 정상적인 삶을 갖게 되었다. 그러나 당뇨병이 발병한지 10~20년 후 신장, 심장, 신경, 눈 합병증이 초래되어 건강한 삶을 갖지 못하는 경우도 많았다.

1980년대에는 당뇨병의 치료에 있어서 조용한 혁명이 일어난 시기라 할 수 있다. 그 이유는 자가혈당측정기가 개발되었고 보다 순수한 인슐린제제를 생산할 수 있게 되었으며 2~3개월 동안 혈당조절 상태를 알 수 있는 당화혈색소(HbAiC)측정이 가능하기 때문이다. 집에서 혈당을 자주 측정할 수 있어서 혈당을 정상 범위로 유지하면서 운동과 식사를 자유롭게 하여 정상인과 유사한 삶을 누리게 되었다. 더욱 순수한 인슐린제제로 사용하게 되어 인슐린 주사부위에 지방위축으로 인해 움푹 파고드는 현상이 나타나지 않게 되었으며 인슐린의 작용시간이 또한 정확해졌다.

혈당은 운동이나 음식섭취에 따라 순간적으로 변화되나 당화혈색소는 최근 2~3개월 동안 혈당조절 상태를 반영하는 것으로 합병증의 발병과 밀접한 관계가 있다.

또한 당뇨병으로 인한 합병증의 치료에 있어서도 상당한 발전을 하였다. 즉, 눈의 합병증으로 초래되는 시력소실의 빈도가 레이저 치료를 통해 많이 감소하였으며 복막투석, 혈액투석, 신장이식수술은 신장합병증으로 죽어 가는 생명을 살리게 되었다. 심장질환에 대한 새로운 약제개발로 또한 수술을 시행하여 많은 사람들이 자기의 수명까지 살게 되었다. 동맥경화증 같은 혈관질환의 위험인자들을 규명하게 되어 가능한 위험 인자 특히 콜레스테롤 같은 지질대사와 고혈압에 대해 관심이 높아져 가능한 혈관 질환이 초래되지 않도록 예방할 수 있게 되었다. 당뇨병에 관한 교육은 단순히 치료의 보조적인 수단이 아니라 인슐린주사, 식이요법, 운동요법 같이 치료의 근본적인 부분이라 할 수 있다.

현재까지 당뇨병의 치료가 눈부시게 발전하였지만 소아당뇨인 입장에서 볼 때 아직도 발전되어 할 부분이 너무나 많다. 소아당뇨인의 궁극적인 목표나 희망은 당뇨병이란 굴레에서 벗어나 몸과 마음이 건강한 상태로 천수의 수명대로 사는 것이라고 할 수 있겠다.

인슐린 의존형 당뇨병의 발병을 예방

인슐린 의존형 당뇨병의 발병원인이 무엇이며 어떤 과정을 거쳐서 당뇨병이 발병되는 것인지에 대해 많은 연구를 하여 왔지만 확실한 기전을 아직까지 발견하지 못한 실정이다. 그러나 조직적 합항원형(HLA형 : 혈액형이 A,B,O,AB등으로 구분되듯이 조직은 항원으로 구별함)이 DR3, DR4에서 당뇨병이 발병이 잘 되며 DQ부위에 아스파르산이 없는 경우에 발병이 잘되기 때문에 유전인자와 관계가 있다는 사실을 알게 되었다. 그러나 이러한 조직접합항원이 있는 모든 사람들에서 당뇨병이 발병되지 않기 때문에 유전인자 이외에 다른 요인이 첨가될 것으로 추측할 정도이며 확실한 원인은 아직까지 규명되지 못한 상태이다.

그러나 인슐린 의존형 당뇨병의 증상이 나타나 진단된 경우 인슐린을 분비하는 베타세포가 90% 이상 파괴되어 췌장의 기능이 본래의 10% 미만으로 감소된 상태이다. 그러므로 인슐린 의존형 당뇨병이 발병된 가정의 형제 및 자매에서 도세포항체 (ICA, ICSA)나 항 인슐린 항체(IAA)가 양성인 경우 당뇨병이 발병될 가능성이 매년 11% 이상 증가한다. 항체가 양성으로 나온 사람에서 더 이상 췌장이 파괴되어 당뇨병이 발병되기 이전에 췌장을 보호해 주는 것이 이상적이다. 그리하여 정맥당부하검사를 시행하여 인슐린의 분비 능력(1분과 3분)을 측정하여 낮을 경우 당뇨병이 발병할 가능성이 확실히 많으므로 면역억제제인 사이클로스포린(산디문) 혹은 부신피질호르몬 제제를 투여한다.

항체가 나타나지 않으면 당뇨병으로 발병하는 경우는 비교적 적다. 이미 당뇨병으로 발병한 경우라도 비교적 초기인 6 주 이내에 면역억제제를 사용하면 췌장 베타세포가 더 이상 파괴되지 않아 인슐린 비의존형 당뇨병과 같이 인슐린 주사가 필요없거나 인슐린의 주사량을 상당히 줄일 수가 있다.

이러한 면역억제제를 투여함으로써 인슐린을 분비하는 베타세포를 보존하는 것이다. 실제적으로 면역 억제제를 투여하여 효과를 보는 경우도 있으나 장기간 투여하여야 한다는 점과 이 약제로 인한 부작용이 또한 문제가 된다.

◆ 적극적인 인슐린 치료

일반적으로 인슐린 치료는 고식적 치료방법과 적극적인 치료방법으로 구분된다. 고식적인 방법은 하루 1~2회 주사하는 방법이며, 적극적 치료방법은 하루 3~4회 주사하거나 혹은 인슐린펌프를 사용하는 방법을 말한다. 적극적인 치료방법은 매 식사 전에 혈당을 측정하여 혈당 정도에 따라 속효성 인슐린을 주사하는 방법으로 혈당을 155mg/dl이하 범위에 머무르게 한다. 또한 당화혈색소(HbAiC)를 7.2% 정도 되게 하여 당뇨병의 합병증(망막증, 신장장애, 신경합병증) 발생을 최대한 억제하는 것이 목적이다. DCCT(Diabetes Control Complication Trials) 연구보고에 의하면 미국, 캐나다, 지역에서 1,441명의 당뇨병 환자를 7년간 고식적 치료방법과 적극적 치료방법으로 당 조절을 한 후 서로 비교 연구한 결과 적극적인 치료방법 군에서는 당화혈색소가 감소되며 당뇨병의 합병증이 60%정도 감소되었다.

적극적인 인슐린 치료방법이 필요한 사람은 고식적인 방법으로서는 혈당조절이 잘 되지 않아 고혈당과 저혈당이 빈번하게 나타나거나 생활 자체가 불규칙적이어서 자주 여행을 하거나 식사시간을 지킬 수가 없는 직업을 가진 경우이다. 적극적 치료방법은 저혈당 위험이 3배 이상 많아 2세 이하나 노인들은 제외하여야 하며 2~7세 사이는 주의를 요한다.

적극적인 인슐린 치료방법을 시행하기 위해서는 당뇨 전문가와 교육자가 한 팀을 이뤄야 하며 환자 자신도 인슐린 작용시간, 고혈당 및 저혈당을 평가할 수 있어야 하며 하루에 3-4번 혈당을 측정할 수 있어야 한다. 하루 3~4번 혈당을 측정한다는 것은 대단한 인내심을 요한다. 다행히 근래에 와서 적외선 혈당측정장치가 개발되어 손가락을 넣으면 채혈 없이 혈당측정이 가능해졌다.

인슐린을 하루에 3~4번 장기적으로 주사하는 것도 상당히 힘들기 때문에 가능한 통증이 적은 인슐린 주사방법들이 필요하다.

1) 인슐린 펜(Insulin Pen): 휴대하기 쉬우며 쉽게 주사할 수 있다.

2) 압력 주사기(Jet injector): 주사 바늘이 없이 압력으로 인슐린을 주입하는 방법으로 인슐린이 효과적으로 들어가지 않는 경우도 있다. 피하주사보다 작용시간이 빨라 저혈당증이 자주 올 수 있다.

3) 테프론 부착: 테프론 카테타 한쪽에는 찰고무막으로 되어 있어 고무부위로 주사하는 방법으로 한번 삽입한 카테타는 4~5일 사용함으로 통증 없이 사용할 수 있다.

4) 비강투여: 비강은 얇은 상피세포로 구성되어 모세혈관이 많아 인슐린을 흡수촉진제와 함께 줄 때 흡수가 잘 일어난다고 하나 코막힘 증상으로 얼마나 오래 사용할 수 있는지가 문제이다.

◆ 소아 및 청소년 비만증과 당뇨병 예방 정책

1. 아기가 태어나서 최소한 6개월 이상은 모유를 먹이도록 한다.
2. 수유중간에 주스보다는 물이 좋다.
    주스는 칼로리가 많이 포함되어 있다.
3. 이유식은 생후 6개월부터 시작한다.
    조기에 시작할 수록 비만증이 잘 생긴다.

4. 식사는 지정된 시간에 온 가족이 즐겁게 하도록 한다.
5. TV나 컴퓨터게임을 하루 1시간 이내로 정하고, 어린이 침실에 TV를 설치하지 않도록 한다.

맺음말

  경제적사정이좋아지고, 생활이 편리할수록 또한 운동을 할 여건들이 줄어들게 됨에 따라 성인에게만 발병했던 비만증과 당뇨병들이 소아 및 청소년연령에서도 발병되기 시작하였으며, 날로 증가하고 있는 추세입니다.

  비만증은 단순히 비만으로 끝나는 것이 아니고 심혈관계 질환, 신장 질환계 질환, 위장관계 질환, 정신적질환 등, 전신에 걸쳐 복합적으로 일어나기때문에 2004년 미국 당뇨병 학뢰레서는 성인 비만증을 망국병으로 규정하였으며, 또한 성인 비만증의 뿌리는 소아에서부터 시작된다고 하여 소아비만과의 전쟁을 선포하기도 하였습니다.

  우리나라에서도 이러한 비만증이 증가되고 있어 비만증의 실태와 예방을 위해 책을 쓰기로 마음을 먹었으며, 이해하기쉽고 지루하지않게 글과 만화 형식을 택하였습니다.

  소아당뇨병은 원래 인슐린주사를 맞는 1형 당뇨병이 대부분이었으나, 비만증으로 2차적으로 초래되는 성인형 당뇨병이 점차로 증가되고 있습니다. 이 책에는 1형 당뇨병에 관한 내용도 포함되었지만, 주로 소아 성인병 당뇨병에 관한 내용을 많이 포함시켰습니다.

  이 책이 자라나는 소아 및 청소년들께 조그마한 도움이 되었으면 하는 바람을 가지면서 이 책 순서를 접겠습니다.

지은이 올림

좋은날, 제일출판사 도서 목록

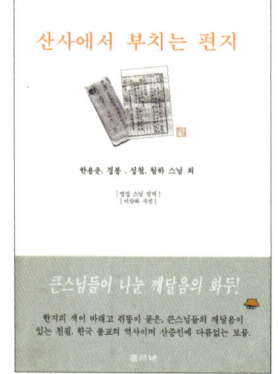

산사에서 부치는 편지
명정스님 편저

한용운 스님의 일제 옥중편지, 33인의 한사람인 용성 스님의 친필서한, 을사보호조약 때 한일합방의 슬픔을 이기지 못하고 〈시일야방성대곡〉이라는 글을 발표 대성 통곡했던 장지연 선생의 편지, 성철 스님의 불교에 대한 자신의 생각을 외국인 교수에게 보낸 편지, 득도를 위해 끊임없는 만행을 떠나는 스님들의 마음들이 담긴 편지 등 진리를 깨우쳐주는 큰스님의 말씀에서부터 스님들이 수행하며 겪는 인간적 고뇌가 곳곳에 스며있는 편지들을 한국 불교의 큰스님이신 경봉 스님이 고관하고 있던 것을 현재 통도사 극락선원 방장인 명정 스님이 3년 동안 정리하여 세상에 내놓은 진리를 깨쳐주는 삶의 화두들이다.

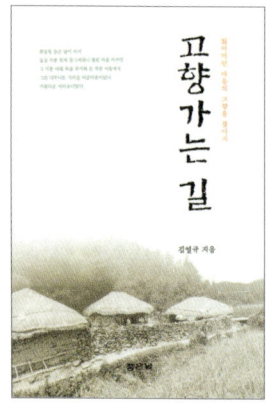

고향 가는 길

울이 있기는 하되, 늘 넘치고 퍼지고 그래서 드디어는 동구 안 모든 존재들을 감싸 안는 넓으나 넓은 품이던 우리들의 공간, 마당. 그게 없어지면서 우리들의 마음도 남을 위한 품이기를 그만 두었다. 우리들 누구나 "칸막이의 마음"을 철옹성처럼 굳히고 살아가고 있다. 이 한 권으로 엮어진 글들은 서로 문여는 소리를 듣고 들려주자는 뜻을 담고 있다. 서로 맞잡은 손과 손들 사이에서 훈김이 되자는 소망을 간직하고 있다.

영혼의 동반자
리처드 바크 지음/ 류시화 옮김

「갈매기의 꿈」「환상」의 작가 리처드 바크. 쌩떽쥐베리, 칼릴지브란과 함께 감동과 희망의 이름으로 불리워지는 리처드 바크! 그가 「영혼의 동반자」로 우리 앞에 새롭게 다가선다.

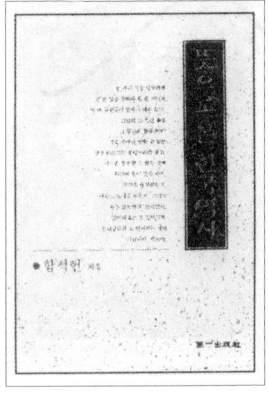

뜻으로 본 한국역사
함석헌 지음
신국판, 392쪽, 8,500원

한국 사람으로서 한국 사람인 것을 발견하는 것보다 더 급하고 더 필요하고 더 절실한 문제는 없다. 한국 사람이 한국 사람인 것을 발견하는 가장 현명한 방법은 한국의 역사를 정당히 이해하고 올바른 사관을 세우는 일이라 하겠다. 우리나라에도 많은 역사서가 있으나 대부분 표면적으로 기록한 데 대해 이 책에는 역사적 성격과 본질을 깊이 파고 들어가 높은 시야에서 통찰하고 다시 앞으로 전개될 이 민족의 미래에 대해 예견하는 사관을 기록하고 있다.

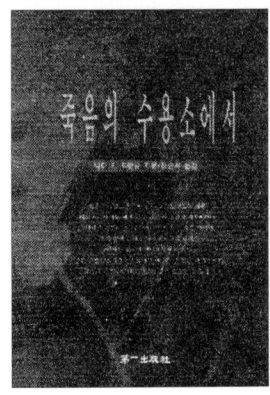

죽음의 수용소에서
빅터 E. 프랑클 지음
정순희 옮김
신국판, 256쪽, 7,000원

이 책은 나치 강제수용소에서의 체험의 기록과 그 심리적 분석을 통해서 가장 깊은 인간문제에 초점을 둔 극적인 이야기의 보석들이 실려있다. 당사자이면서도 관찰자로서 극한 상황에 처한 인간의 심리를 분석하여 삶과 존재의 이유를 추구한 철학적이고 문학적인 글이다. 그는 이것을 로고데라피라고 부른다.

레오나르도 다 빈치
프로이트 지음 / 피세진 옮김 / 신국판, 123쪽

우리는 이 책에서 藝術家이며, 畵家이며, 엔지니어요 科學者인 萬能天才 레오나르도 다 빈치의 예술충동과 과학충동 사이의 갈등의 원인을 발견하게 될 것이다. 그리고 또한 모나리자의 신비스러운 웃음의 의미를 찾아내는 精神分析學의 위대함에 놀라게 될 것이다. 프로이트는 천재의 한 사람으로서 가장 위대한 천재인 레오나르도에 대한 정신분석학적 傳記硏究로도 유명하다.

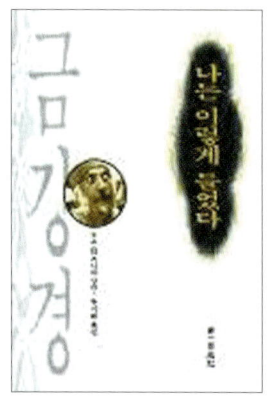

금강경
오쇼 라즈니쉬 강의
류시화 옮김

완전히 깨달은 자란 누구인가? 결코 움직이지 않고 변하지 않는 내면의 하늘을 안 자이다. 시간을 초월한 영원을 안 자다. 진리를 안 자다. 진리는 언제나 똑같다. 꿈이 변하지 진리는 변하지 않는다.

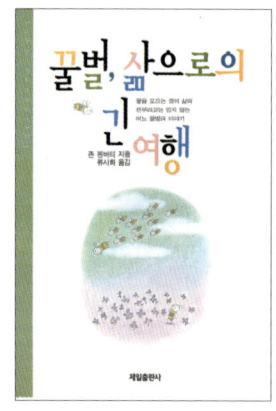

꿀벌, 삶으로의 긴 여행
존 펜버티 지음
류시화 옮김

여기 꿀을 모으는 것만이 인생의 전부라고 믿지 않는 한 꿀벌의 이야기가 있다. 깨달음과 지혜와 삶의 깊은 통찰력이 아름답게 묘사되고 있다.

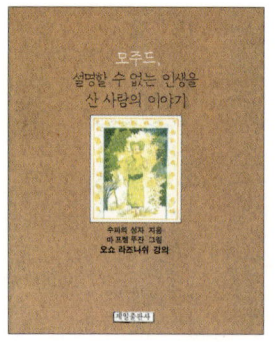

모주드
설명할 수 없는 인생을 산 사람 이야기
수피의 성자 지음 /마 프렘 프렘 그림
오쇼 라즈니쉬 강의 / 옮긴이 류시화

평범한 관리로 살아가던 모주드는 어느 날 내면의 안내자를 만나면서 설명할 수 없는 인생을 살아가게 된다. 이 책은 내면의 목소리에 충실한 삶을 산다는 것이 무엇인가를 우리에게 보여주고 있다.

엄마와 함께 읽는 만화 소아비만과 소아당뇨
초판인쇄 2007년 1월 15일
초판발행 2007년 1월 20일

지은이 김덕희
그린이 안승용
펴낸이 최정헌
펴낸곳 좋은날
주소 서울시 서대문구 충정로 3가 8-5동 아파트 103호
등록일자 1995년 12월 9일
등록번호 제13-444호
전화 02) 364-1424

가격 15,000원
ISBN 978-89-86894-98-1

*저자와의 협의에 의해 인지를 생략합니다.

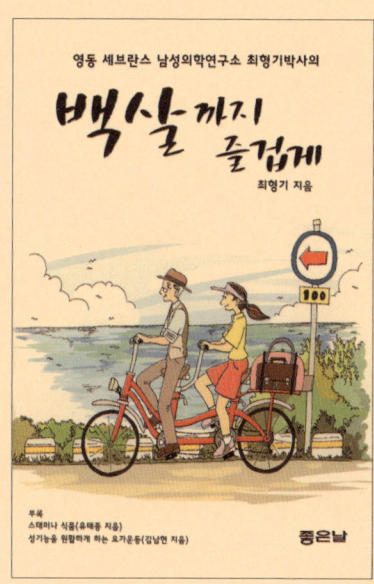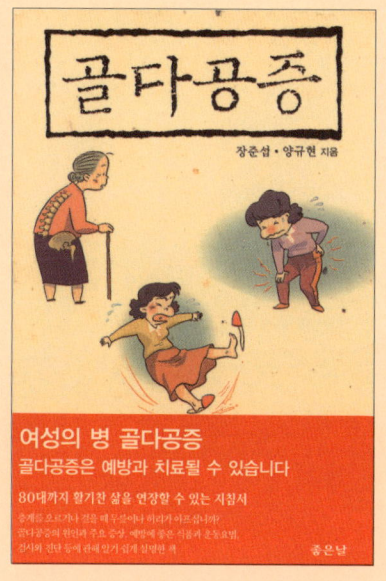

백살까지 즐겁게
최형기 지음

40대 이후 남성의 40%정도가 의학적인 도움을 필요로 하는 갱년기 증상을 겪는 것으로 추정되는데 남성 갱년기의 대표적인 증상의 하나는 성기능 저하다.
이 책에서는 남성 갱년기, 성기능 장애의 약물치료, 현재 사용되고 있는 약에 대하여 추천하고 스테미너 식품, 그리고 성기능을 증진시키는 요가운동을 알기 쉽게 사진을 첨부하여 설명하였다.

골다공증
장준섭, 양규현 지음
신국판 컬러, 216쪽, 12,000원

골다공증은 우리의 수명이 길어짐에 따라 증가하고 또 예방과 치료가 되지 않으며 쉽게 골절이 일어나게 된다. 따라서 의학적인 면뿐만 아니라 사회적인 면에서도 많은 문제를 낳고 있다. 이제 오래 사는 것도 중요하지만 건강하게 오래 사는 것이 더욱 중요하다. 이 책에서는 골다공증이란 무엇이며, 갱년기로 접어들면서 손목뼈의 골절, 고관절 골절이 왜 생기고, 왜 쉽게 부러지는가에 대해 자세하게 설명되어 있다.

인터넷 교보문고에서
백살까지 즐겁게 최형기 지음 ₩18,000
골다공증 장준섭 양규현 지음 ₩12,000
위 두 도서 set로 ₩25,000 구입할 수 있습니다.
www.kyobo.co.kr
인터넷 교보문고 한정수량 판매